科学出版社"十四五"普通高等教育本科规划教材

# 中医基础理论

### 第 2 版

主　　编　严　灿　朱爱松

副 主 编　崔姗姗　吴元洁　王　彤　张　挺　袁卫玲　李翠娟

编　　委（按姓氏笔画排序）

王　彤（北京中医药大学）　　　　王　颖（浙江中医药大学）

成映霞（宁夏医科大学）　　　　朱爱松（浙江中医药大学）

刘芳芳（山西中医药大学）　　　严　灿（广州中医药大学）

李　佳（辽宁中医药大学）　　　李翠娟（陕西中医药大学）

吴元洁（安徽中医药大学）　　　张　挺（上海中医药大学）

周　丽（福建中医药大学）　　　周　岚（南京中医药大学）

郑　红（山东中医药大学）　　　骆欢欢（广州中医药大学）

袁卫玲（天津中医药大学）　　　崔姗姗（河南中医药大学）

章　莹（江西中医药大学）

学术秘书　骆欢欢（兼）　王　颖（兼）

科 学 出 版 社

北　京

# 内 容 简 介

中医基础理论是一门研究和阐释中医学基本理念、基本思维方法及基本理论的学科，是中医学课程体系中的主干课程和专业基础课。主要内容包括绪论、中医理论体系的基本特点与主要思维和方法、中医学的哲学基础、藏象、精气血津液、经络、体质、病因、发病、病机以及养生与防治原则。

本教材编写秉持"以学生学习发展为中心"的教学理念，注重中医基础理论知识体系的完整性、系统性和有序性。在对传统理论继承学习的基础上，注重体现课程的"两性一度"（高阶性、创新性和挑战度）。对本教材的学习，会为继续学习中医学其他课程奠定坚实的基础。

本教材不仅适合全国高等中医药院校中医学、中药学、中西医临床医学等专业（本科）使用，而且可供针灸推拿学、骨伤学（本科）等专业使用。

**图书在版编目（CIP）数据**

中医基础理论 / 严灿，朱爱松主编. —2 版. —北京：科学出版社，2022.5

科学出版社"十四五"普通高等教育本科规划教材

ISBN 978-7-03-072173-0

Ⅰ. ①中… Ⅱ. ①严… ②朱… Ⅲ. ①中医医学基础–高等学校–教材 Ⅳ. ①R22

中国版本图书馆 CIP 数据核字（2022）第 073226 号

责任编辑：刘　亚 / 责任校对：申晓焕
责任印制：霍　兵 / 封面设计：蓝正设计

科 学 出 版 社 出版

北京东黄城根北街 16 号
邮政编码：100717
http://www.sciencep.com

天津市新科印刷有限公司印刷
科学出版社发行　各地新华书店经销

*

2017 年 6 月第 一 版　开本：787×1092　1/16
2022 年 5 月第 二 版　印张：14 1/4
2025 年 2 月第十二次印刷　字数：329 000

**定价：48.00 元**

（如有印装质量问题，我社负责调换）

# 前　言

课程是专业建设的核心内容，是一流本科教育建设的重要基础。作为课程内容的重要载体，教材是课程标准的具体化，其内容和表现方式决定着教学的质量和效率。

中医基础理论是一门研究和阐释中医学基本理念、基本思维方法以及基本理论的学科，是中医学课程体系中的主干课程，更是进一步学习中医学其他课程必备的专业基础课。

本教材编写秉承"以学生学习发展为中心"的教学理念，注重对学生知识、能力和素质的全方位培养。在科学出版社"十三五"规划教材的基础上，充分汲取各种普通高等教育中医基础理论行业规划教材的精华，结合参编者教学实践经验，精心编写而成。

本教材具有以下特色：

1. 在"立德树人"这一高等教育根本任务的要求下，对中医基础理论教学内容进行全方位细致梳理，充分挖掘思政教育元素，将思政元素与专业知识融为一体，发挥课程育人功能。

2. 充分考虑教学对象的特点，注重知识体系建构的完整性、系统性和有序性，注重对教学对象中医原创思维的培养和训练。

3. 参考多种中医基础理论教材，更加注重概念阐述的准确化、名词解释的标准化以及语言陈述的精炼化。

4. 在对中医基础理论继承学习的基础上，注重体现课程的"两性一度"（高阶性、创新性和挑战度）。在部分章节增设"知识拓展"版块，内容包括知识背景、概念阐发、理论深度拓展等，注重阐述理论对临床的指导价值，体现课程的高阶性和挑战度。

5. 在教材中更新中医药科研进展内容（二维码），培养学生对中医药研究的兴趣和创新意识，增强对中医药的认同和自信，体现课程的创新性。

此外，每一章均以二维码的形式提供该章完整的 PPT 课件。

本教材不仅适用于全国高等中医药院校中医学、中药学、中西医临床医学等专业（本科）使用，而且可供针灸推拿学、骨伤学（本科）等专业使用。

本教材的编写者来自 15 所全国高等中医药院校，是具有丰富教学经验和高级职称的一线教师。编写者本着认真负责、严谨求实、精益求精的态度，集思广益、同心并力完成了本教材的编写。本教材绪论由朱爱松、严灿编写；第一章由严灿、骆欢欢、朱爱松编写；第二章由王彤、章莹、严灿编写；第三章和第十章由崔珊珊、郑红、周丽、严灿编写；第四章和第五章由袁卫玲、李佳、王颖、严灿、朱爱松编写；第六章和第八章由李翠娟、成映霞、朱爱松编写；第七章由吴元洁、周岚、严灿编写；第九章由张挺、刘芳芳、朱爱松编写。全书由严灿、朱爱松、崔珊珊、吴元洁、王彤、张挺、袁卫玲、李翠娟统稿并修改。

本版教材是在科学出版社"十三五"规划教材的基础上修订编写而成，衷心感谢上版教材主编张光霁教授率领全体编委所做出的贡献。

由于专业水平和写作能力有限，本教材难免存在不足之处，诚恳期盼同行专家以及使用本教材的师生和其他读者批评指正，以期不断修订完善，从而更好地服务于一流课程、一流专业和一流本科建设。

编　者

2022 年 2 月

# 目　录

# 绪　　论

中医药学是中国人民长期同疾病作斗争的原创性经验总结，是中国优秀文化的一个重要组成部分。在长期的医疗实践中，它逐步形成并发展成为独特的医学理论体系，为中国人民的卫生保健事业和中华民族的繁衍昌盛做出了巨大的贡献。中医药学也是世界医学科学的一个组成部分，与西方医学一样，同属于现代生命科学的范畴，同样承担着促进生命科学不断前进和创新的使命。

## 一、中医学的概念及学科属性

中医学是以中医药理论与实践经验为主体，研究人体的生理、病理、疾病诊断和防治，以及养生康复等的一门传统医学科学。

中医学理论体系是以中国古代哲学中的气一元论、阴阳五行学说等为科学方法论，以整体观念为指导思想，以人体脏腑经络的生理、病理为核心，以辨证论治为诊疗特点的中国传统医学理论体系。

中医学具有明确的医学科学特性，属于自然科学的范畴；同时，由于受到中国传统文化与古代哲学思想的影响，中医学尤其重视人的社会属性以及由此引起的一系列有关健康和疾病的医学问题，因此中医学又具有人文社会科学的属性。

## 二、中医学理论体系的形成与发展

### （一）中医学理论体系的形成

#### 1. 形成基础

（1）环境基础：特殊的自然、社会与学术环境是中医学理论的形成基础与条件。在中原地区，一年四季鲜明的自然气候变化是中医学理论形成的自然环境基础。春夏秋冬，循环往复的变化，是生物生、长、化、收、藏的重要条件之一，但是有时也会成为生物生存的不利因素。人类适应自然环境的能力是有限度的，如果气候剧变，环境过于恶劣，超过了人体正常调节机能的一定限度，或者机体的调节功能失常，不能对异常的自然变化做出适应性调节时，就会发生疾病。

战国时期是我国社会大变革的时期，生产关系的改变及生产工具的改进，促进了生产水平的提高，因而在西周时期形成的以农为本的经济结构，在战国以后得到进一步的巩固和发展。与农业相关的科学技术也得到了相应的发展，天文、历算、农学也有许多创新。战国时期已有多种历法，如黄帝历、夏历、殷历、周历、鲁历等，天文历算的发展，有关自然现象的科学解释，对运气学说、病因学说的发展有一定的促进作用。

春秋战国时期，社会急剧变化，政治、经济、文化、科学技术的显著发展是中医学形成的学术环境基础。根据现存的文献资料和史学界的考据与推断，一般认为中医学理论体系在战国至秦汉时期已初步形成。春秋战国时期的学术思想的交流融合，促使了对自然知识和社会知识的概括和总结，形成了当时人们对整个世界，包括自然界、社会和思维的根本观点的认识体系，其中所产生的朴素的唯物主义和自发的辩证法，使当时丰富的医疗实践经验从感性认识上升为理性认识，为较为系统、完整的医学理论体系形成提供了理论方法和思想基础。

此外，中医学理论在形成过程中，与当时的宇宙观、自然观密切相关。公元前221年秦统一中国，建立了封建社会制度，统一文字和度量衡等，亦为中医学的交流提供了良好的环境。

（2）医学基础：古代的解剖学知识、药物学知识，以及不断积累的医疗实践经验，是中医学理论体系形成的重要医学基础。

解剖学是医学知识形成的重要基础。早在原始社会时期，人们通过祭祀宰杀动物和战争中的角斗杀戮，对动物和人体的内部器官有了最早的观察和了解，这是解剖学的滥觞，也是人们认识人体的发端。但是那时解剖动物和对人体进行观察还不是自觉的医疗实践活动。随着人类的发展以及治疗疾患的需要，人们对动物和人体内脏的观察逐渐变成比较自觉的认识活动。如《灵枢·经水》所说："若夫八尺之士，皮肉在此，外可度量切循而得之；其死可解剖而视之。其脏之坚脆，府之大小，谷之多少，脉之长短，血之清浊，气之多少，十二经之多血少气，与其少血多气，与其皆多血气，与其皆少血气，皆有大数。"

作为"解剖"与"度量"的具体表现，《黄帝内经》中可见"骨度""脉度"，以及各经脉气血多少的详细记载。《素问·骨空论》对骨之上的"孔"均有论述，《灵枢·肠胃》对消化道的长度与容积测量，最为突出，如其言："唇至齿长九分，口广二寸半；齿以后至会厌，深三寸半，大容五合。……肠胃所入至所出，长六丈四寸四分，回曲环反，三十二曲也。"虽然古今尺度不一，但研究者据食管与肠道长度的比例计算，知其所载是符合客观实际的。在血液循环方面，《素问·痿论》提出了"心主身之血脉"的观点。

通过对人体的解剖和直接的观察，即从形态上了解了部分人体内脏的组织器官的位置和结构，并在一定程度上认识到这些组织器官的主要功能及其对机体生命活动的意义。如心主血、肝藏血的功能，胃肠之所以被称为"府"，正是依据其"传化物而不藏，实而不能满"的形态与功能。《灵枢·玉版》曰："人之所受气者，谷也。谷之所注者，胃也。胃者，水谷气血之海也。"《素问·灵兰秘典论》曰："小肠者，受盛之官，化物出焉""大肠者，传道之官，变化出焉""膀胱者，州都之官，津液藏焉，气化则能出矣"。可见古人对这些器官功能的描述无一不是通过解剖观察得来的。

自然药物知识的积累也是中医学理论体系形成的重要基础之一。药物是起源于饮食的，最初人们只是发现在其所吃的食物中有一些具有治病作用，随着饮食和医疗经验的不断积累，这些食物才被当作药物流传了下来。如我国历史上第一部诗歌总集——《诗经》，书中不仅收集了西周初年至春秋中叶之间的民间诗歌，还涉及大量植物，包括苍耳、车前、芍药、枸杞等，这些植物在当时是作为食物加以采集的，在人们食用这些食物的过程中，发现了这些食物的治病功能。随着经验的不断累积，这些植物就被作为药物流传下来。酒的使用也说明了这一点。酒一开始只是作为饮料使用，随后人们在生活实践中发现了酒的医疗作用，并将其用于疾病的治疗。当人类文明发展到一定程度时，人们才开始有目的地寻找专门治疗疾病的药物，"神农尝百草，一日而遇七十毒"即属于有目的的医疗实践。伴随经验的积累，有治疗作用的药物知识流传下来并不断扩充。如在《淮南子·修务训》《诗经》《山海经》《离骚》等书中，已记载了丰富的药物学资料，在《五十二病方》中所用药物（包括植物药、矿物药和动物药等）就多达247种。

长期医疗经验的积累和总结是中医学理论体系形成的实践基础。根据殷代甲骨文的考证，当时已有了病名的记载，如专病名称，癌、疥、蛊、龋等；或以症状命名的耳鸣、下利、不眠等；还有以人体患病部位命名的疾首、疾目、疾耳、疾鼻等。从"耳""鼻""目"等人体器官的名称看，当时人们对人体生命活动的认识，起初是与解剖学观察分不开的。根据我国已故著名甲骨学家、史学家胡厚宣的研究，"殷人之病，凡有头、眼、耳、口、牙、舌、喉、鼻、股、足、趾、尿、产、妇、小儿、传染等十六种……"（《甲骨学商史论丛初集·殷人疾病考》）。至西周及春秋战国时期，对疾病的认识又有了进一步的发展，如古代文献《山海经》中就记载了38种疾病，其中以专用病名来命名者，有疽、痹、风、瘕、癃、疥、疯、疫等23种；以症状为病名者，则有腹痛、嗌痛、呕、聋等12种。1973年底，在长沙马王堆三号汉墓出土的战国时期著作《五十二病方》中，除载有病症52种以外，文中还提到不少病名，总计约103种。而在古籍《诗》《书》《易》等十三经文献中，据不完全统计，其所载有关病症的名称，则已达180余种。这些充分说明了当时对于疾病的认识已经相当深刻，并已积累了较为丰富的医疗实践经验，从而为医学规律的总结和理论体系的整理，提供了资料，奠定了基础。

此外，在治疗方法上，还创造了针砭、艾灸、醪醴、导引等疗法。另据《周礼·天官》所载，从周代起我国即有了初步的医学分科，《左传》所记载的医和、医缓等人，即是专门以治病为职业的著名医生。

（3）文化基础：纵观中国传统文化，包括儒家思想在内的中国传统思想文化中的优秀成分，以及脱掉宗教外衣的东方文化，对铸就中医理论产生了深远的影响。回溯中国传统文化之儒、道、释及易经的发展史，可以看到它不仅是中国古代封建王朝的精神支柱，更是中医理论发生发展的"根"和"源"。诸多儒、道、释等对天文历法、医学养生等优秀的学术造诣为中医理论发生发展而立言彰教，影响炎黄后裔养生文化于百世。

1）儒学：儒家学术思想发端于春秋战国，以孔孟为代表。自西汉著名思想家、政治家董仲舒提出"罢黜百家，独尊儒术"后，儒学一度成为中国封建社会的文化主流。儒士本身有格物致知的发展倾向和追求实用的价值取向，于是医学被认为是实现儒家理想的途径之一。"不为良相，即为良医"一时成为旷世流风、儒士箴言，李时珍、张元素、刘完素、朱丹溪、喻昌、吴鞠通等均"弃儒从医"，成为在医学发展史上做出杰出贡献的名家。与此同时，儒家思想也渗透到医学伦理之中，中医学"医乃仁术"的道德境界源于儒家的"仁爱精神"。清代医家喻昌曰："医，仁术也。仁人君子必笃于情。"医书冠以"仁"字为名者亦颇不少，诸如《仁斋直指方论》《仁斋小儿方论》等。此外，儒家的孔孟心学开创了身心并重的养生之道，为中医"治未病"养生原则的确定奠定了坚实的理论基础。儒家所推崇的"中庸"之美，其温良平和的特点与中医强调的"阴平阳秘，精神乃治"真谛相似，而儒家的"天人合一"思想与中医学的整体观念相得益彰。

2）道教：论中医药者皆云渊源于道家。世上任何一种宗教莫如中国道教关注人的生命存在，重视身体与精神的发展统一，自古有"医道同源"之说。如道教最早的经典《太平经·不用大言无效诀》曰："凡天下人死亡，非小事也……人居天地之间，人人得一生，不得重生也。"大凡修道之士，都精通医理，以医术高明著称于世。从东汉到西晋涌现出一批著名的养生家、方士。如华佗、葛洪、左慈等，而中国传统养生术的三大流派——导引、房中、服食三家在东汉时已经形成。西晋时期葛洪系统地总结了自战国秦汉以来的方士养生修炼之术，将熙养、房中、行气、导引、服食等各类方法融会贯通。两晋南北朝时期的《黄庭经》将道教的养生与医家的脏腑经络功能有机结合，而齐梁时期陶弘景将道家思想与佛家思想融汇，精通医学、药学、炼丹，更是一代养生大师。直至隋唐，医道更加紧密结合，著名医家孙思邈强调"抑情养性"，并在其著作中提出适度运动、调节情绪、节制嗜欲、注意个人身心健康等养生观念，提倡导引行气之术，为中医药养生学的建立奠定了基础。

3）佛教：起源于印度，古印度很早就注重养生，对饮食起居、衣着沐浴等均有定规，还有类似中国气功导引的瑜伽术。自汉末传入我国后很快本土化，并与原有的文化思想融合。在魏晋南北朝时期，佛学的修正方法提倡安般守意的禅定法门，禅定对中医养生有一定的影响，如注重清静调神等。佛教的参禅实为一种佛家气功，历代医家也从佛家气功中汲取了很多积极有益的内容。北宋释道诚编辑的《释氏要览·躁静》中正式提出佛学七情，如喜、怒、忧、惧、爱、憎、欲，虽与中医七情相异，但甚有相同之处。此外，佛教对中医在饮食起居方面的养生有着积极的影响，中医学在吸收佛教医药的某些内容后变得更加丰富，特别是在中医主流医药外，出现了一些别开生面的新疗法、新技术，对民间医药风俗影响尤大。如源于《天竺眼论》的针拨内障术，成为古代中医眼科不可或缺的技术。

4）易学：《周易》对我国传统文化影响颇深。医家论"易"的观点，散见于历代医著之中。在《黄帝内经》形成的过程中，一批批古代医家吸收了《周易》的精华，作为构建《黄帝内经》理论框架的来源之一。首先，《黄帝内经》杰出的成就之一是把阴阳哲学融合于医学，使之成为中医理论的基础，这堪称医理与哲理交融的典范；其次，《黄帝内经》法《周易》之象，创造了独特的中医藏象学说，为中医基础理论的形成和发展奠定了基石；再次，在《周易》太极阴阳气化理论的基础上，《黄帝内经》发展了运气学说和气机升降学说。此外，《周易》卦的六位、阴阳、变化等还成为《伤寒论》六经辨证体系的先导。故孙思邈倡"不知《易》，不足以言太医"之言，为后世医家所尊崇。而《黄帝内经》校注名家王冰、林亿等应用易理发展医理，亦颇有成就。

（4）科学技术基础：古代其他自然科学技术的形成、发展及对中医学的影响，是中医学形成的基础。如当时的冶炼技术为针灸和外科学的发展提供了治疗用的针具和手术的刀具。又如医和提出的"六气致病说"，反映了当时医家汲取农学和物候学理论，开始认识自然界气候的异常变化对人体健康的影响。再如在认识脉搏的正常变化规律时，《黄帝内经》提出"冬至四十五日阳气微上，阴气微下；夏至四十五日，阴气微上，阳气微下，……脉亦应之"。这里的"冬至""夏至"纯粹是天文历法里的知识。相同的例证在中医典籍《黄帝内经》一书中俯拾皆是。因此，中国当时高度发展的天文学、历法学、气象学、地理学、物候学、声学、农学、数学、兵法以及生理学、解剖学等自然科学各个门类的知识，被医家们用作研究人体生命现象和疾病防治的技术和手段是显而易见的。有一些还被吸收、移植和融合，均为中医学理论体系的形成奠定了科学基础。

（5）哲学基础：中国古代哲学思想是中医理论体系形成的思想理论基础。自然科学是关于物质运动规律的理论知识体系，而哲学则是关于世界观和方法论的学说。任何一门自然科学的形成和发展都离不开哲学，必然要受到哲学思想的支配和制约。尤其在自然科学不发达的古代，医家们在整理长期积累的医疗经验，分析归纳其各种规律特性时，必然会采用逻辑思维推演等思辨的模式。而当时哲学中朴素的唯物论和辩证法观点，为医学理论研究提供了思维的框架。尤其是当时盛行于自然科学领域，含有朴素唯物辩证思想的自然观和生命观的气一元论思想、阴阳五行学说，为中医理论体系的形成奠定了基础，确立了生命是物质的，其生长壮老已的生命过程是一个阴阳对立统一、运动不息的发展变化过程，疾病是可防可治的；为中医学确立采用整体综合的研究方法，通过宏观的、动态的、联系的观点去认识自然、认识生命、构建独特的中医学理论体系，为阐明生命本质、人与社会、人与自然、健康与疾病等重大理论问题奠定了基础，从而对散在的、零碎的医疗经验的整理、归纳、总结和研究有了基本的标准和纲领，逐步系统化、规范化，进一步升华为比较完整的中医学理论。

**2. 中医学理论体系形成的标志** 战国至秦汉时期的《黄帝内经》《难经》《神农本草经》《伤寒杂病论》等医学典籍的问世，标志着中医学理论体系的基本确立。

中医学理论体系初步形成的标志，是经典医学巨著《黄帝内经》的问世。该书总结了春秋战国以前的医疗经验和学术理论，并吸收了秦汉以前有关天文学、历算学、生物学、地理学、人类学、心理学，以及哲学等多种学科的重要成就，确立了中医学独特的理论体系，成为中国医药学发展的理论基础和源泉。而且这一理论体系，至今仍在卓有成效地指导着中医的临床实践。

《黄帝内经》，简称《内经》，为中医学现存最早的经典著作。包括《素问》和《灵枢》两部分，共18卷162篇。约成书于战国至秦汉时期，非一人一时之作，东汉至隋唐仍有修订和补充。该书以整体观念为主导思想，用以阐释人体内在活动的规律性及人体与外在自然、社会环境的统一性。对人体的解剖形态、脏腑经络、生理病理，以及关于疾病的诊断和防治等，都作了比较全面系统的阐述。结合当时的解剖知识，构建了藏象学说，较详细地描述了脏腑的生理功能，并建立了以五脏为中心的功能系统。同时，创立了经络学说，在疾病防治上提出"治未病"的观点。此外，对当时哲学领域中一系列重大问题，诸如气、天人关系、形神关系等进行了深入的探讨。《黄帝内经》以医学内容为中心，把自然科学与哲学理论有意识地结合起来，进行多学科统一的考查和研究，因而其中许多理论内容已具有较高的水平，对当时的世界医学做出了重大的贡献。

《难经》，相传系秦越人（扁鹊）所作。该书内容简要，辨析精微。全书所述以基础理论为主，涉及生理、病理、诊断、病证、治疗等各个方面，尤其对脉学"寸口脉诊"有较详细而系统的论述和创见，对经络学说以及藏象学说中命门、三焦的论述，则是在《黄帝内经》的基础上有所阐扬和发展，与《黄帝内经》同为后世指导临床实践的重要理论性著作。

《神农本草经》，简称《本草经》或《本经》，成书于东汉，是中国现存最早的中药学专著。全书集秦汉时期众多医家搜集、整理、总结药物学经验成果的精华，载药365种，根据养生、治病和药物毒性分为上、中、下三品。上品之药无毒，主益气；中品之药有毒或无毒，主治病、补虚；下品之药有毒，主除病邪、破积聚。根据中药功效分为寒、凉、温、热四性，以及酸、苦、甘、辛、咸五味，为中药学"四气五味"的药性理论奠定了基础。同时，该书提出单行、相须、相使、相畏、相恶、相反、相杀等"七情和合"的药物配伍理论，为中药组方提供了重要理论依据。

《伤寒杂病论》的问世，开创了中医辨证论治的理论先河。该书为东汉张机（字仲景）所著，后经王叔和将其分为《伤寒论》与《金匮要略》两部分。前者以六经辨伤寒，后者以脏腑论杂病。该书总结了东汉以前的医学成就，提出了"观其脉证，知犯何逆，随证治之"的辨证论治原则，使中医学的基础理论与临床实践紧密结合起来，创立了对外感、内伤疾病的辨证纲领和治疗方剂。该书所载方剂，配伍严谨，疗效确凿，被奉为"经方"和"医方之祖"，为临床医学的发展奠定了坚实的基础。

综上所述，秦汉时期这四部医学巨著的问世，标志着当时的医家们不但构筑了中医学的理论框架，而且能够有效地运用药物、针灸等技术方法，在实践中，整理总结原先零散的医学知识和医疗经验，并不断地加以丰富和发展，从而建立了独特的，融理、法、方、药于一体的中医药学理论体系。

### （二）中医学理论体系的发展

中医学理论体系的建立，促进了医学在理论与实践方面的发展。随着社会的发展与科学技术的进步，医学理论不断创新，治疗技术不断提高。中医学在汉代以后进入了全面发展时期。

**1.魏晋隋唐时期**　魏晋南北朝，历隋、唐至五代，前后七百余年。医学理论与技术，随着这一时期政治、经济、文化的发展而有了新的提高，出现了众多名医名著，推动了中医学理论体系的发展。

晋代王叔和编撰的《脉经》，是我国第一部脉学专著。该书首次从基础理论到临床实践，对中医脉学进行了全面系统的论述：提倡"寸口诊法"，明确了左寸主心与小肠，左关主肝胆，右寸主肺与大肠，右关主脾胃，两尺主肾与膀胱的三部脉位；描绘了浮、芤、洪、滑、数、促、弦、紧等24种病脉的脉象形态及其所主病证，推动了寸口脉诊法的普遍应用。

晋代皇甫谧编撰的《针灸甲乙经》，是我国现存最早的针灸学专著。该书论述了藏象、经络、腧穴、标本、九针、刺法、诊法、病证、治法等内容，是集魏晋以前针灸经络理论之大成，对后世针灸的发展贡献很大。

隋代巢元方编撰的《诸病源候论》，是我国第一部病因病机证候学专著。该书以1729论分述内、外、妇、儿、五官、皮肤等诸科病证的病因、病机和症状，尤重于病源的研究，如指出疥疮是由疥虫所致，寸白虫（绦虫）病是由吃不熟的牛肉造成，"漆疮"的发生与体质有关，某些传染病是由自然界的"乖戾之气"引起，并有"转相染易"的特点等。

唐代孙思邈编撰的《备急千金要方》和《千金翼方》，可称我国第一部医学百科全书。两书详述了唐以前的医学理论、方剂、诊法、治法、食养等，代表了盛唐的医学发展水平。他提出了"大医精诚，止于至善"的医理格言，明确了医生在医德方面的要求和所要达到的境界，可谓开中国医学伦理学之先河。

**2.宋金元时期**　是我国科学技术发展较快、成果较多的时期。随着科学文化的发展，医学也有长足的进步。宋代及金元时期，医学发展迅速，且流派纷呈，建树较多，对后世医学的发展影响很大。

南宋陈言（字无择）著成《三因极一病证方论》一书，简称《三因方》。全书共18卷，将病因归纳为三大类：外感六淫为外因；七情内伤为内因；而饮食所伤、叫呼伤气、虫兽所伤、跌打损伤、中毒、金疮等为不内外因。该书以病因与病证相结合的方法，系统阐述了三因理论。陈言的病因三分法，是对宋代以前病因理论的总结，对其后病因学的发展，影响极为深远。

金元时期的刘完素、张从正、李杲、朱震亨等，创新论，立新法，著新书，各有创见，从不同角度丰富了中医学理论，为中医理论的发展做出了重要贡献，后人尊称为"金元四大家"。

刘完素（字守真，后人尊称刘河间），创河间学派，倡导火热论。他认为"六气皆从火化"，化火化热是外感病的主要病机，而内伤病中"五志过极皆为热甚"。百病皆因火热，故在治疗中力主以寒凉清热，后人称其为"寒凉派"。著有《素问玄机原病式》《素问病机气宜保命集》等。

张从正（字子和，号戴人），师从刘完素，提出邪非人身所有，"邪去正自安"，不可滥用补药的新见解，治病以汗、吐、下三法攻邪为主，后人称其为"攻邪派"。著有《儒门事亲》等。

李杲（字明之，号东垣老人），师从易水学派的创始人张元素（字洁古），强调胃气对发病的决定性作用，倡言"百病皆由脾胃衰而生也"，善用温补脾胃之法，后人称其为"补土派"。著有《脾胃论》《内外伤辨惑论》等。

朱震亨（字彦修，号丹溪翁，后人尊称朱丹溪），传河间之学，创造性地阐明了相火的常变规律，认为相火有"生生不息"的功能，"人非此火不能有生"，而相火妄动，即属邪火，能煎熬真阴，从而得出"阳常有余，阴常不足"的结论。治疗上倡导"滋阴降火"，后人称其为"滋阴派"。著有《格致余论》等。

**3. 明清时期**　是中医学理论的综合汇通和深化发展阶段，既有许多新的发明和创见，又有对医学理论和经验的综合整理，编撰了大量的医学全书、丛书和类书。

明代命门学说的形成与发展，为中医藏象理论增添了新的内容。张介宾（字景岳）、赵献可（字养葵）等医家，对刘完素、朱震亨的学术观点持不同见解，反对以寒凉药物攻伐人体阳气，强调温补肾阳和滋养肾阴在养生康复与防治疾病中的重要性。如张介宾提出了"阳非有余""真阴不足"的见解，主张补养肾阳与肾阴。赵献可认为命门为人身之主，特著《医贯》一书强调了"命门之火"在养生、防病中的重要意义。命门学说对中医学理论和临床各科的发展产生了较大影响，尤其对养生防病以及慢性疾病和老年病的康复治疗，至今仍有重要的指导意义。

明清时期，温病学说的形成和发展，是中医学理论的创新与突破，是中医发展史中的又一重要里程碑。温病是由温邪引起的以发热为主症，具有热象偏重，易化燥伤阴等特点的一类急性外感热病的统称，多具有传染性和流行性。温病学说源于《黄帝内经》《难经》及《伤寒杂病论》，后经历代医家的不断补充和发展，至明清臻于成熟。在温病学说的形成与发展过程中，明代的吴有性及清代的叶桂、薛雪、吴瑭等都做出了卓越的贡献。

吴有性（字又可）著《温疫论》，创"戾气"说，对温疫病的病因有卓越之见。他指出，温疫病的病因为"戾气"，而非一般的六淫邪气；戾气多"从口鼻而入"，往往递相传染，形成地域性大流行，症状、病程多类似；不同的疫病有不同的发病季节；人与禽畜皆有疫病，但多各不相同。在细菌和其他微生物被人类发现之前200余年，吴有性对传染病的病因有如此深刻的见解，确是难能可贵的，是中医病因理论的重大创见。

叶桂（字天士，号香岩）著《温热论》，阐明了温热病发生发展及其传变的规律——"温邪上受，首先犯肺，逆传心包"，创建了温热病的卫气营血辨证理论，对清代温病学说的发展起着承前启后的作用，后世尊之为"温热大师"。

薛雪（字生白）著《湿热条辨》，对湿热病（温病中之一类）的病因、症状、传变规律、治则治法等，作了简要阐述，提出了"湿热病以阳明太阴为多。中气实则在阳明，中气虚则在太阴"的发病观念，丰富和充实了温病学内容，对温病学的发展做出了一定的贡献。

吴瑭（字鞠通）著《温病条辨》，创立了温热病的三焦辨证理论，指出："凡病温者，始于上焦，在手太阴""上焦病不治则传中焦，胃与脾也""中焦病不治，即传下焦，肝与肾也"，使温病学的辨治体系以及有关温病传变规律的研究得到了进一步发展，并逐渐走向系统与完善。

另外，清代医家王清任（字勋臣）著《医林改错》，改正了古医籍中在人体解剖方面的某些错误，肯定了"灵机记性不在心在脑"，并发展了瘀血理论，创立了多首治疗瘀血病证的有效方剂，对中医学气血理论的发展做出了一定贡献。

**4.近代与现代**　近代时期（鸦片战争后），随着社会制度的变更，西方科技和文化的传入，中西文化出现了大碰撞，中医学理论的发展呈现出新旧并存的趋势：一是继续走收集和整理前人的学术成果之路，如20世纪30年代曹炳章主编的《中国医学大成》，是一部集古今中医学大成的巨著；二是出现了中西汇通和中医学理论科学化的思潮，以唐宗海、朱沛文、恽铁樵、张锡纯为代表的中西汇通学派，认为中西医互有优劣，但殊途同归，主张汲取西医之长以发展中医，如张锡纯所著的《医学衷中参西录》，即是中西汇通的代表作。

现代时期（新中国成立后），国家大力提倡中西医结合，继而倡导以现代多学科方法研究中医。因而此时期中医学理论的发展主要呈现出三方面的趋势：一是中医学理论经过梳理研究而更加系统、规范，如20世纪60年代编写的全国统编教材《内经讲义》，发展为70年代的《中医学基础》，再分化为80年代《中医基础理论》，即为其重要标志；二是用哲学、控制论、信息论、系统论、现代实证科学等多学科方法研究中医学，大量的专著和科研成果相继出现；三是对中医学理论体系构建的思维方法进行研究，探讨中医学理论概念的发生之源与继续发展、创新之路。

60余年来，随着中医药事业的发展，中医基础理论的整理和研究亦取得了相当的成绩。特别是近十年来，中医学基础理论已经成为一门独立的基础学科，在理论的系统整理和实验研究等方面都取得了一定的成果。实践将证明，中医基础理论的发展，势必将促进和推动整个中医学的发展和中医理论体系的不断完善，为生命科学研究的深入和发展做出重要的贡献。

## 三、中医基础理论的学科性质及其在中医学中的定位

根据《辞海》中的释义，"基础"泛指事物发展的根本或起点。"理论"是指概念、原理的体系，是系统化了的理性认识，具有全面性、逻辑性和系统性的特征。中医基础理论是指关于中医学的基本概念、基本原理、基本规律、基本思维方法的学科，其形成和发展有着深刻的科学和文化背景。它以临床实践为基础，融汇了自然、社会、生物、心理等多方面的知识和学说。作为基础研究学科，以认识自然现象、探索自然规律为目的，认识生命和疾病规律以及探索疾病防治的理论与方法，为临床学科提供理论支持。考虑到中医学不仅具有医学性质和自然科学的属性，而且还具有人文社会科学的属性的特点，中医基础理论学科尚需深入揭示其中医学文化内涵、文化特征、哲学思想、人文价值等。在其学科建设中不仅涉及自然科学要素的整合与取舍，还涉及人文社会科学相关因素的借鉴与连接。

每一门科学的发展主要体现在其基础理论的突破和创新、技术手段的创新等，只有上升和回归到基础理论上的突破才能起到关键作用。中医基础理论学科作为中医学的前沿学科，

其研究水平直接对中医学的整体发展产生重大影响。

## 四、中医基础理论的主要内容与学习方法

中医基础理论主要阐述人体的生理、病理、病因、发病、病机、养生与防治原则等基本理论知识，主要内容包括：中医学的思维模式、中医学的哲学基础、中医对正常人体的认识、中医对疾病的认识、中医养生与防治原则。

中医学是中国优秀传统文化的代表；中医学源远流长，博大精深，生命力持久旺盛，因此，学习中医学首先要有文化自信和专业自信，要有民族自豪感和爱国情怀，要有坚定继承和弘扬中医药学的理想信念。在学习过程中要始终做到医德并修，不断提高自身的医学人文素养和职业素养，要以求真务实、不畏困难的科学精神继承、创新和发扬中医药学。

中医基础理论课程是中医药高等教育的入门课程和核心主干课程，是进一步学习和研究中医学其他课程必备的专业基础课。学习中医基础理论，应坚持以辩证唯物主义和历史唯物主义为指导，综合运用诸如理解记忆、整体联系、对比、取象比类、归纳总结、练习复习等学习法，强化中医思维，不断加深理解中医基础理论的内涵及其临床指导意义，并为后续各门课程的学习打下坚实的基础。

# 第一章 中医学理论的基本特点以及中医学主要思维和方法

## 第一节 中医学理论的基本特点

中医学理论的基本特点：一是整体观念，二是辨证论治。

## 一、整 体 观 念

所谓整体，即是指事物的统一性和完整性。中医学非常重视人体本身的统一性、完整性，以及其与自然界的相互关系。中医学认为人体是一个有机的整体，构成人体的各个组成部分之间，在结构上不可分割，在功能上相互协调、相互为用，在病理上则相互影响。同时，中医学也认识到人体与自然环境具有密切关系，人类在能动地适应自然和改造自然的斗争中，维持着机体的正常生命活动。这种内外环境的统一性和机体自身整体性的思想，称为整体观念。

人与自然、社会的关系不仅是个重要的哲学问题，更是一个深刻的科学问题。大自然为人类的生存提供了一切必需之品，作为农业民族，华夏先民靠天吃饭，对大自然的灾害无法预测和掌控，因此，以生存为前提，加之对自然的仰赖和敬畏，使古人逐渐形成了"天人合一"的思想观念。

"天人合一"观念是中国传统文化的基质，是中国思想史的一个基本信念，也是中国哲学的基本精神，它集中反映了中华民族传统的世界观和人生观。秉持"天人合一"的观念，中医将人与天地联系起来，从人体本身以及人与自然和社会的关系去考察生命的运动规律，从而形成了自身独特的生命观、健康观、疾病观和防治观。这一思想观念就是中医学所特有的"天、地、人三才一体"的整体医学观。整体观念是中国古代唯物论和辩证法思想在中医学中的体现，并且贯穿于中医学的生理、病理、诊法、辨证以及防治等各个方面。

 **知识拓展**

### 天 人 合 一

"天人合一"是古人感受、认识、理解自然的一种朴素的宇宙观和方法论。中医学中的"天人合一"思想主要包括以下几方面内容：一是天人一气。古人认为，气是天地万物生成的本原，人与天地万物统一于气（宇宙世界的物质统一性）。《素问·宝命全形论》曰："人以天地之气生，四时之法成。"二是天人一理。人与天地万物同源于一气，也必然遵循着共同的规律（理）。中医学中的"理"主要是指气、阴阳、五行等的运动变化及其规律。《素问·八正神明论》曰："月始生，则血气始精，卫气始行；月郭满，则血气实，肌肉坚，月郭空，则肌肉减，经络虚，卫气去，形独居，是以因天时而调血气也。"三是天人相应相参。古人将天、地、人联结成一个统一的系统，天地是个大宇宙，人体是个小宇宙，因而天、地、人之间存在着对应关系。参，即参验。由于天人之间存在着一定的共性（普遍规律），因而可以相互验证，可以通过对天地变化的观察来认识人体的生理病理改变。《灵枢·岁露》曰："人……与日月相应。"《黄帝内经太素·三虚三实》曰："人之身也，与天地形象相参。身盛衰也，与日月相应也。"《灵枢·顺气一日分为四时》曰："夫百病者，多以旦慧昼安，夕加夜甚……朝则人气始生，病气衰，故旦慧；日中人气长，长则胜邪，故安；夕则人气始衰，邪气始生，故加；夜半人气入脏，邪气独居于身，故甚也。""参"又是相互的，人法天地而可以参赞造化。《素问·四气调神论》曰："故阴阳四时者……逆之则灾害生，从之则苛疾不起。"

"天人合一"思想属于唯物辩证法范畴，不仅蕴含着深邃的哲理，而且富有科学内涵。以"天人合一"思想为指导，中医学运用精气学说、阴阳学说、五行学说论述了生命起源、人体的生理病理以及疾病发生发展的一般规律，形成了自身独具特色的生命观、健康观和疾病观，并广泛地运用于防病治病和养生的实践当中。此外，天人合一思想也为准确理解、把握中医学理论精髓提供了方法学指导。

中医学的整体观念包括三个方面的内容：①人体自身的整体性；②人与自然的统一性；③人与社会环境的统一性。

## （一）人体自身的整体性

1.**人体结构、生理功能和病理变化的整体性** 人体由若干脏器和组织器官等构成，中医学以五脏为中心，通过经络系统"内属于脏腑，外络于肢节"的联络作用，把六腑、形体、官窍等联结成一个有机的整体（五大系统），并通过精、气、血、津液的作用，来完成人体统一协调的功能活动（图1-1）。这种以五脏为中心的结构与功能相统一的观点，即为中医学中的"五脏一体观"。

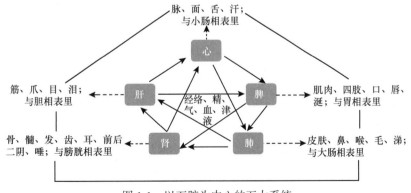

图 1-1 以五脏为中心的五大系统

形体和精神是生命的两大要素，两者相互依存、相互促进又相互制约。中医学认为正常的生命活动是形体和精神两者统一健全的体现，因此，中医学有关人体自身整体性的另一个重要观点是"形与神俱"（"形神合一"）。在藏象学说中，中医学认为精神活动由五脏精气所化生和充养，故而将精神活动分属于五脏。

 **知识拓展**

### 形 与 神 俱

《素问·上古天真论》曰："上古之人，其知道者，法于阴阳，和于术数，……故能形与神俱，而尽终其天年，度百岁乃去。""形"包括了脏腑、形体、官窍以及精、血、津液等，而"神"主要是指人的精神心理活动，"俱"即在一起的意思。在整体观念指导下，中医学特别强调"形与神俱"，认为形与神虽然是相对独立的，但又是相互依附不可分割的，且相互为用。

《类经·针刺类》曰："形者神之体，神者形之用；无神则形不可活，无形则神无以生。"形衰则神无所主，神乱则形有所伤。形与神之间存在着密切关系：①由于气是构成人体的基本物质，因而形和神皆为气运动变化的产物。②形是神的府邸或场所，神依附或寄居于形体。《灵枢·经脉》曰："人始生，先成精，精成而脑髓生。"《灵枢·决气》曰："五脏安定，血脉和利，精神乃居。"《素问·阴阳应象大论》曰："人有五脏化五气，以生喜怒悲忧恐。"③神为形之主。神对形具有掌控和调节作用，中医学认为"得神者昌，失神者亡"（《素问·移精变气论》），"主明则下安""主不明则十二官危"（《素问·灵兰秘典论》）。④形与神俱。《灵枢·天年》曰："血气已和，荣卫已通，五脏已成，神气舍心，魂魄毕具，乃成为人。"人是形神相依的统一体，形与神相互依存，相互为用，和谐统一才是健康"人"的表征。若形神失谐或分离，则预示着疾病，甚至死亡。《素问·五常政大论》曰："神去则机息。"《类经·针刺类》曰："神去离形谓之死。"

总之，中医学在实践中非常重视对形神的整体调摄，提倡形神共养的养生观。强调既要注意对形的养护，又要注重对神的摄养，使形体健壮，精神充沛，身体与精神处于和谐统一的生命过程，也只有这样，才能达到身心健康。

五脏一体观认为人体各个组成部分和功能活动是相互关联的，而不是孤立的。表现在生理活动上的相互联系和协调平衡；在病理上的相互影响和传变。

各种脏腑组织器官虽然有着不同的生理功能，但就整个生命活动而言，它们之间又是相互影响、相互依存、相互制约和相互为用的。人体的某一个功能看似由一个脏或一个腑完成，但实际上是多个脏腑共同协调作用的结果。比如，中医理论认为，"肺主气""肾主纳气""肝主疏泄"，因此，人体正常的呼吸运动不仅需要依靠肺主气的功能，还必须要有肝、肾功能的配合。再如，中医理论认为"肝主谋虑""胆主决断"，因此，处理事情需要做出正确决策时，就必须依靠肝胆的密切配合，正如《类经·藏象类》所言："胆附于肝，相为表里。肝气虽强，非胆不断。肝胆相济，勇敢乃成。"

某一脏腑功能正常发挥，也必须依赖其他脏腑的配合。比如，人体对饮食物的消化吸收主要依靠脾胃功能，但脾胃功能的正常发挥又必须依赖肝对气机的调节。如果脏腑间的协调关系遭到破坏，就会产生各种病证。某一脏腑出现病变也势必会影响到其他脏腑，可谓"牵一发而动全身"。再如，脾虚引起气血不足进而会导致肺虚，机体免疫力下降，容易感冒；脾虚日久又会导致肾精不足而引起肾虚等。所以中医理论认为，如果一脏之病不及时治疗，久之就会导致五脏皆病。

**2. 诊断治疗的整体性**　由于人体的内外上下都是一个整体，所以五脏的生理功能可以通过外在的形体官窍等表现出来；病理变化也同样可以通过外在的组织器官反映出来。比如，肝血不足，可出现视力下降、视物昏花等症状；肾虚则可出现腰酸、耳鸣、牙齿松动等症状。

人体的局部和整体也是辩证的统一。人体的每一个局部都是整体的缩影，当然这个"局部"必须是一个相对独立的系统。比如，中医学中虽然有"肝开窍于目"的理论，但又将目的不同部位分属到五脏，后世医家将其归纳为"五轮学说"，用于指导中医眼科临床的诊疗（图1-2）。

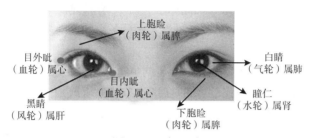

图 1-2　目与五脏

由于各脏腑、经络、形体、官窍等的生理和病理是相互联系，相互影响的，所以中医在诊察疾病时，可通过观察形体、官窍、舌脉等外在的病理表现，来分析推测内在脏腑的病理变化，从而做出诊断。《灵枢·本脏》曰："视其外应，以知其内藏，则知所病矣。"比如，舌是全身脏腑的一个缩影。舌尖部的变化可以反映心肺的功能，舌根部的变化可以反映肾的功能，舌中部的变化可以反映脾胃的功能，而舌体两侧的变化则可以反映肝胆的功能。脉象也是全身脏腑、气血、阴阳的综合反映。脉象不仅反映心的功能，也同样反映肺、脾、肝、肾等脏腑的功能。不同部位的脉象变化可以反映不同脏腑的气血阴阳状况。具体而言，部位与脏腑的对应关系是：左手，寸部对应心和小肠，关部对应肝和胆，尺部对应肾；右手，寸部对应肺和大肠，关部对应脾和胃，尺部对应肾。

中医对疾病的治疗也同样立足于整体观念，强调在整体层次上对局部病变的治疗。比如，心开窍于舌，心与小肠相表里，所以可采用清心泻小肠火的方法治疗口舌糜烂。《黄帝内经》中提出的"以右治左，以左治右""病在上者下取之，病在下者高取之"等，都是立足于整体观念所提出的治疗原则和方法。

## （二）人与自然界的统一性

**1. 自然环境对人体生理的影响**　人类生活在自然界之中，自然界存在着人类赖以生存的必要条件。自然界的变化必然会直接或间接地影响人体。所以人体内在的生理活动与自然环境之间存在着既对立又统一的辩证关系。中医学非常重视人与自然环境之间的关系，认为"人与天地相应也""人与天地相参也，与日月相应也"。人类要维持正常的生理活动，就必须顺应自然界的变化规律，《素问·四气调神大论》中指出"故阴阳四时者，万物之终始也，死生之本也。逆之则灾害生，从之则苛疾不起"。人类的生理活动，必须随着外界环境的变迁而进行不断地调节，这就是生理功能上的一种能动的自我调节机制，以适应自然规律来维持人体生理功能的协调平衡。

生物钟是指生物、生命对外界周期性影响的一种节律性的应答反应，包括日钟、月钟和年钟。生物钟是生物、生命体的一种适应现象，其机制主要是适应天体的运动变化。比如，日钟是生物对日节律的一种适应性反应，其特点是以阴阳的盛衰消长为规律。正如《灵枢·营卫生会》所言："夜半为阴陇，夜半后而为阴衰，平旦阴尽而阳受气矣。日中为阳陇，日西而阳衰，日入阳尽而阴受气矣。"一年之中，春夏秋冬四时更替，产生风、寒、暑、湿、燥、火不同气候，形成万物生、长、化、收、藏的不同程序。人与自然相应，脏腑、经脉、气血津液的功能活动可以产生与四时更替同步的相应变动。在春夏季节，人与自然相应，阳气舒发，气血就容易趋向于体表，皮肤表现为松弛，容易出汗；同样的道理，到了秋冬季，气血趋向于里，皮肤表现为致密，人体少汗而多尿。人体四时的脉象随着气候的变化，也会发生着某些适应性的变化。明代李时珍《濒湖脉学》曰："春弦夏洪，秋毛冬石，四季和缓，是谓平脉。"这就是说春夏季人体的脉象多见浮大，秋冬季脉象则多见沉小，但这些都是因季节变化而出现的正常改变。

**2. 自然环境对人体病理的影响** 四时寒暑的更迭、昼夜晨昏的变化对人类疾病的发生具有重要的影响。中医温病学中提出的"四时温病"，实际上就是指出了不同季节可以发生不同的温热病。许多传染病的流行，有着一定的季节性；而像中风、痹证、哮喘等诸多慢性病的加剧和发作，也多与气候的急剧变化和季节转换有关。

除了季节气候和昼夜晨昏，地域环境的不同，包括地域性气候、人文地理、饮食习惯、民风民俗等的不同，都会在一定程度上影响所处人群的生理和病理。不同的地理环境因其阴阳二气变动的不同，可对人的体质、疾病、寿命等产生直接的影响。不同地域的人群，体质有所不同。西北地处高原，阴气相对较盛，冬长夏短，气候以寒燥为主，所以西北之人的腠理较为致密；而东南则地势低下，阳气相对较盛，夏长冬短，气候以湿热为主，所以东南之人的腠理较为疏松。南北方人易地而居则会出现所谓的"水土不服"，但一般而言，人体会通过自身的调节机制，逐步适应这些改变。

**3. 自然环境与疾病的防治** 中医学不仅充分认识到季节气候、昼夜晨昏以及地域环境对人体的影响，而且将这种观念带入到对疾病的预测和治疗当中。

昼夜晨昏的变化对疾病的病情具有一定的影响。《灵枢·顺气一日分为四时》曰："夫百病者，多以旦慧昼安，夕加夜甚。"说明人体的阳气随着昼夜变化会出现生、长、收、藏的相应变化进而影响着病情的轻重。

在整体观念思想的指导下，中医对病症的治疗非常讲求因时制宜和因地制宜。《素问·六元正纪大论》曰："用寒远寒，用凉远凉，用温远温，用热远热，食宜同法。"这句话是基于年节律对治疗的影响而提出的，充分体现了中医"因时制宜"的思想。也就是说，季节不同，气候也不同，即使是同一种病症，治疗上也有着不同的顾忌，即《素问·五常政大论》所言"必先岁气，无伐天和"。比如春夏季节，气候由温渐热，阳气生发，人体腠理变得疏松开泄，那么，即使是外感风寒，也不宜过用辛温发散的药物，以免肌肤开泄太过，耗伤气阴。在秋冬季节，气候由凉变寒，阴盛阳衰，人体腠理变得致密，阳气内敛，此时，若非大热之证，当慎用寒凉药物，以防伤阳。此外，夏天自然界阳气旺盛，人体的阳气也达到鼎盛，那么在这个时期治疗阳虚阴盛的病症或一些在冬季寒冷之时容易发作和加重的疾病，往往会取得良好的疗效，即中医所谓的"冬病夏治"。

"因地制宜"就是根据地理环境（包括地域性气候、人文地理、饮食习惯、民风民俗等）的不同来考虑治疗用药。《素问·异法方宜论》曰："医之治病也，一病而治各不同，皆愈何也？……地势使然也。"

### （三）人与社会环境的统一性

社会环境主要包括经济和政治地位、文化、宗教、习俗、人际等。人不仅具有自然属性，还具有社会属性。在人类社会中，任何一个人都具有一定的政治和经济地位，生活在一定的群体和习俗之中。社会环境是人类精神文明和物质文明发展的象征。远在帝尧时代人们已经开始凿井汲水而饮，到了春秋战国时期，人们已经制订出清洁饮水的公约。所以，社会环境的改变必然影响到人类的健康和疾病。

生物–心理–社会医学模式最早是由美国恩格尔博士于 1977 年提出的。恩格尔博士认为，为了理解疾病的决定要素以及达到合理的治疗和卫生保健模式，医学模式必须考虑到患者、患者生活的环境和社会因素来对付疾病的破坏作用。其实，相比之下，几千年前中医在"天人合一"思想指导下所倡导的医学模式：自然（环境）–社会（心理）–生物–个体医学模式则更为全面和更加科学。

医学对社会的关注实际上体现了对"人事"的重视，它所侧重的对象是社会人群。所谓"人事"，反映的就是人与社会的关系。社会因素可以直接或间接地影响自然因素而导致疾病的发生，也可以通过心理因素而致病。

《黄帝内经》中强调医生在诊疗疾病的过程中应该重视社会环境对病人的影响，要"上合于天，下合于地，中合于人事"。《素问·疏五过论》论述到："凡欲诊病者，必问饮食居处，暴乐暴苦，始乐后苦，皆伤精气，精气竭绝，形体毁沮。"也就是说，人的社会属性是客观存在的，人能影响社会，社会同样也能影响人，社会地位和生活条件的变化都会对人体健康产生影响。由此告诫医生，诊治疾病时，一定要问病人的饮食和居住环境，以及是否有精神上的突然欢乐，突然忧苦，或先乐后苦等情况，因为突然苦乐的变化都会损伤精气，使精气耗竭，形体败坏。

## 二、辨　证　论　治

### （一）证（证候）、疾病、症状、体征的基本概念

证是证候的简称。证（证候）是中医学中最基本、最常用的概念之一。《中华大字典》释："证，候也。"《辞海》曰："症，证俗字，病征也""证候，谓病状也，亦作症候"。中医历代医籍中有关证候的含义主要涉及以下几方面：①指疾病的现象或临床表现。《难经》曰："是其病，有内外证。""病证"一词首见于《伤寒论》，用来指称疾病及其相关形证。"证候"联用，则首见于晋代王叔和撰写的《伤寒例》，是指临床表现。②指某种具体的疾病。如"痹证""喘证""痿证""厥证"等。

目前对证候的概念一般表述为：证是机体在疾病发展过程中的某一阶段的病理概括。它包括了病变的部位、原因、性质，以及邪正关系，反映出疾病过程中某一阶段的病理变化的本质。

现代医学认为，疾病是指有特定病因、发病形式、病理机制、病变部位、临床表现以及发展规律和转归的一种完整的过程。中医学所论的疾病，或以病因为病名，或以证候为病名，或以症状为病名，或以部位为病名等，如内伤发热、痹证、咳嗽、头痛、胃脘痛等，其概念内涵与现代医学所论之疾病不尽相同。症状是指患者主观感受到不适或痛苦的异常感觉或某些客观病态改变。体征是指医师客观检查到的患者身体方面的异常改变。症状和体征是证候

的外在表现或组成部分，是辨识证候的向导，并能为最终诊断提供重要的线索。

证候是中医病理学中的概念，临床上证候所提供的信息是极其丰富的，包括症状、体征（舌象、脉象等）、禀赋（遗传背景）、体质、精神状态、病因（如外感、内伤等）、病位（如表里、脏腑、经络等）、病机（如虚实、寒热等）等。证候反映了病变过程中机体所表现在整体层次上的反应状态及其运动变化，而且具有时相性和动态性，所以能较为全面、深刻、准确地揭示病变的本质。因此，传统中医在临床上尤其重视对患者证候的辨析。

### （二）辨证论治的概念

辨证是将四诊（望、闻、问、切）所收集的资料、症状和体征等，通过分析、综合，辨清疾病的原因、性质、部位，以及邪正之间的关系，从而概括、判断为某种性质证候的过程。论治又称施治，是根据辨证分析的结果进而确定相应的治疗原则和治疗方法的过程。

辨证和论治，是诊治疾病过程中相互联系、不可分割的两个方面。辨证是论治的前提和依据，论治则是对辨证是否正确的实际检验。所以，辨证论治的过程，实质上就是中医学认识疾病和治疗疾病的过程。

### （三）辨证与辨病

"辨病"是对疾病整个发展过程的一种纵向的宏观认识，有利于抓住疾病的基本病理变化；而"辨证"则是对疾病发生发展过程中某一阶段的一种横断面式的微观认识，有助于掌握疾病在特定时期的内在病机和主要症结。辨证与辨病相结合，在辨病的基础上进一步辨证，既有全局观念和整体认识，又能形成阶段性、现实性和灵活性的认识，从而可以极大地提高诊疗效果。比如，在临床上见到有鼻塞流涕、打喷嚏、发热、恶寒、咳嗽、头痛、全身不适等症状的病人，初步诊断为感冒，这是辨病；但如何治疗，则必须进行辨证。只有明确了是风寒证还是风热证，或是暑湿证等，进而相应地采用辛温解表法，或辛凉解表法，或清暑祛湿解表法进行治疗，才能真正取得好的疗效。

"同病异治"和"异病同治"是辨病与辨证相结合在治疗中的具体运用。所谓"同病异治"，是指同一种疾病，由于发病的时间、地区及患者机体的反应性不同，或处于不同的发展阶段，所表现的证不同，因而治法也不同。所谓"异病同治"，是指不同的疾病，在其发展过程中，由于出现了相同的病机，因而也就可以采用同一种方法来治疗。

比如同为黄疸病，有患者表现为湿热证，有患者表现为寒湿证，对前者的治疗应清热利湿，对后者则应治以温化寒湿，此即同病异治。再如，泄泻、哮喘、胸痹等在各自病理发展过程中，都有可能进入到以肾阳虚衰为本质特点的阶段，那就都可以用温补肾阳的方法进行治疗，此即异病同治。

## 第二节　中医学主要思维和方法

思维是指理性认识或理性认识过程，是人脑对客观事物能动的、间接的和概括的反映。思维的方法包括抽象、归纳、分析与综合等。在中国古代哲学思想的影响下，以中国传统文化为根基，中医学构建了自身独特的理论体系，对健康与疾病的认识也形成了其独特的思维方法。

## （一）中医学的主要思维

**1. 意象思维**　意为人的主观意识，象为外在的物象、形象。意象思维是指运用带有感性、形象、直观的概念、符号表达事物的抽象意义，通过体悟，综合把握事物的意蕴、内涵、相互联系和运动变化规律的思维方法。意象思维以直观为基础，其思维结果由意象导向抽象，形成一种抽象的、理性的认识。中医临床运用望闻问切进行辨证的过程就有意象思维的反映。

**2. 抽象思维**　是人们在认识活动中运用概念、判断、推理等思维形式，对客观现实进行间接的、概括的反映的过程。概念性、逻辑性和语言符号性是抽象思维的基本特点。中医学中"气"的概念的形成以及"见肝之病，知肝传脾"的推理都是抽象思维的运用，而诸如气血、阴阳、脏腑、六淫等专门术语，则又是中医学进行科学抽象，构建理论体系所使用的基本语言符号。

**3. 整体思维**　是以普遍联系、相互制约的观点看待世界及一切事物的思维方式。《黄帝内经》注重整体，既强调人体自身的完整性，又强调人与自然、社会环境密切相关。如《素问·阴阳应象大论》以整体思维为指导，构建了"四时五脏阴阳"的人体生理病理体系。

**4. 辩证思维**　事物间的普遍联系和永恒发展是辩证思维的基本观点，辩证思维从运动、变化发展的角度去认识事物，对立统一思维法、质量互变思维法和否定之否定思维法都是辩证思维的具体体现。在中医阴阳学说和五行学说中，辩证思维得到了极大的运用。中医认为，正常的生命活动是机体阴阳双方既对立制约又互根互用所形成的"阴平阳秘"状态，也是阴阳在对立中达到一种动态平衡的体现。中医学运用辩证思维，以五脏为中心，构建了"五行-时空-五脏"体系，以五行之间的生克平衡说明五脏之间既相互资助又相互制约以维持人体生命活动的稳定有序。

## （二）中医学的主要思维方法

**1. 援物比类**　又称取象比类，是运用形象思维，根据被研究对象与已知对象在某些方面的相似或类同（援物、取象），从而认为两者在其他方面也有可能相似或类同（比类），并由此推导出被研究对象某些性状的逻辑方法。它与通常所说的"类比"方法有相似之处。

中医运用援物比类的思维创立了许多行之有效的治疗方法。如治疗火热证，上部热象明显，症见咽喉红肿疼痛、舌赤碎痛、口内生疮，大便干结时，与炉火正旺时抽掉炉底柴薪则火势自灭相类比，采用寒凉攻下法，通大便而使火热下行，则上部热象顿消，并将此法命名为"釜底抽薪"法。又如治疗阴虚肠中津液干枯，大便秘结时，与水能行舟相类比，采用滋阴增液，使肠中津液增多，大便通畅，并将此法命名为"增水行舟"法。

**2. 司外揣内**　是指通过观察外在表象，以揣测分析内在变化的认知方法。又称为"以表知里"。

古代学者认识到，事物的内部和外部是一个整体，相互间有着密切联系。《孟子·告子下》曰："有诸内必形诸外。"内在的变化可通过某种方式在外部表现出来，通过观察表象可在一定程度上认识内在的变化。中医藏象学说就是借助对外在生理病理现象的观察分析，来揣测判断内在脏腑的功能特点。例如，通过对脉象、舌象、面色及心胸部症状等外在征象和症状的观察分析，可以了解心主血脉功能的正常与否。《灵枢·本脏》曰："视其外应，以知其内藏，则知所病矣。"中医诊断学的内容大多是以此方法建立起来的，如望面色，若色淡白无华则可知血虚；色红赤则可知血热；色青紫则可知血瘀。《素问·阴阳应象大论》曰："以我知彼，以表知里，以观过与不及之理，见微得过，用之不殆。"充分肯定了这一方法在中医学中运用的普遍意义。

**3. 试探与反证**　试探，即对研究对象先作一番考查，提出初步设想，依据这种设想采取相应的措施，然后根据措施在对象身上所得到的反应，对原有设想作适当修改，以决定下一步措施的一种思维方法。中医在诊疗实践活动中经常运用试探法去审察病情，东汉张仲景《伤寒论·辨阳明病脉证并治》曰："若不大便六七日，恐有燥屎，欲知之法，少与小承气汤，汤入腹中，转矢气者，此有燥屎也，乃可攻之。若不转矢气者，此但初头硬，后必溏，不可攻之，攻之必胀满，不能食也。"这是用小承气汤试探有无燥屎的方法。

反证，是从结果来追溯和推测原因，并加以证实的一种逆向思维方法。试探与反证，这两种方法的相同之处，是它们都从结果来进行反推；不同之处，在于试探法要事先采取一定的措施，再观察结果，而反证法则不必采取措施。反证法在中医学中也运用得相当广泛，如肾虚病人容易出现耳鸣耳聋，用补肾药后，随着肾气的充盈，耳鸣和耳聋的症状亦随之减轻，或见痊愈。由此反证肾与耳有着密切的关系，认为"肾开窍于耳"。此外，中医在临床上诊断疾病，多数是根据临床表现来追溯原因，这种方法被称为"审证求因"。

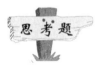 **小　结**

　　中医学的整体观念坚持"以人为本"，不仅认为人是生物人，注重人是一个有机的整体；而且认为人还是自然人、社会人，强调人与自然、社会环境的统一性。中医学以人为中心，以自然环境和社会环境为背景，研究生命、健康、疾病等重大医学问题，阐述了人与自然、人与社会、形体内部以及精神与形体的整体性联系（即五脏一体观和形神一体观），重视自然环境和社会环境对人体的各种影响，构建了自然–社会（心理）–生物–个体医学模式，在维护健康和防治疾病的过程中要求医者"上知天文，下知地理，中知人事"。

　　辨证论治是中医学特色的集中体现，是中医临床医学的精髓，是中医认识疾病和治疗疾病的基本原则，是中医学对疾病的一种特殊的研究和处理方法。中医着眼于患者个体差异进行诊治，以个体化诊治为临床操作的最高层次。

　　中医学立足宏观，以唯物辩证法思想对人体的健康和疾病进行研究，其主要思维包括意象思维、抽象思维、整体思维和辩证思维；援物比类、司外揣内、试探和反证为其常用的思维方法。

**思考题**
1. "以人为本"的价值观在中医整体观念中是如何体现的？
2. 如何理解中医临床辨证与辨病相结合的重要意义？

# 第二章　中医学的哲学基础

哲学是理论化、系统化的世界观和方法论，是关于自然界、社会和人类思维及其发展的最一般规律的学问。人类要探索和认知生命活动以及疾病的发生发展规律，就离不开世界观和方法论的指导。诞生于两千多年前的中医学，运用当时先进的中国古代哲学思想中探究宇宙物质性和变化规律的思维模式，通过总结归纳医学知识和临床实践经验，构建了自身独特的理论体系。中国古代哲学思想中的气一元论、阴阳学说和五行学说是中医学的主要哲学基础。

## 第一节　气一元论

气一元论，是研究气的内涵及其运动变化规律，并用以阐释宇宙万物的构成本原及其发展变化的一种古代哲学思想。先秦两汉时期正值中医学理论体系的形成阶段，气一元论渗透到中医学中，对中医学理论体系的形成，尤其对中医学中生命观和健康观的构建，产生了深刻的影响。

### 一、气的基本概念

气的概念源于"云气说"，"云气"是气的本始意义，《说文解字》曰："气，云气也。"这是古人运用观物取象思维所得到的结果。通过对现实的观察和切身的体验，古人产生了诸多联想和推理，认为天地间的一切变化都是在有形、无形的气的升降聚散运动中衍生变动，生生不息。在气的本义基础上，古人引申提炼出富有哲学意义，并具有抽象性的"气"的概念。其内涵包括：①气是存在于宇宙中的运动不息的极其精微物质（虽无形但是物质的实在）。②气是宇宙万物的本原或本体。③气是推动和调控宇宙万物发生发展变化的动力。

### 二、气一元论的基本内容

气一元论是关于宇宙万物生成及发展变化的一种古代哲学思想。它认为气是宇宙的本原，宇宙是一个万物相通的有机整体；人类作为宇宙万物之一，亦由气构成；气是存在于宇宙中的运动不息的物质，其自身的运动变化，推动着宇宙万物的发生发展与变化。

## （一）气是构成宇宙的本原

气一元论认为，宇宙中的一切事物都是由气构成的，宇宙万物的生成皆为气自身运动的结果，气是构成天地万物包括人类的共同原始物质。《庄子·知北游》认为"通天下一气耳"，《淮南子·精神训》曰："精气为人。"关于宇宙的本原，形而上者谓之"道"；形而下者，是指气只是"道生万物"或"太极生万物"的中间环节，是构成宇宙万物的直接质料或元素。到了两汉时期，"元气说"被提出。西汉哲学家董仲舒在《春秋繁露》中认为，"元者，始也""元者，为万物之本"，并产生于天地之前。东汉哲学家王充明确提出了"元气"为宇宙万物之本原的思想，在其著作《论衡》中认为，元气自然存在，产生天地万物和人的道德精神，气为万物之本原，故称为"元气"。元气是构成宇宙万物和人类形体以及道德精神的唯一本原，因而是中国古代哲学逻辑结构的最高范畴，此即古代哲学中的"元气一元论"。至宋代，理学创始人张载又创立了"气本体论"，认为气是宇宙的最初本原，是宇宙的本体，宇宙中的一切事物和现象，无论是有形物体还是运动于有形物体之间的无形的极其细微物质，都是气的存在形式。此即古代哲学中的"气一元论"或"气本原论"。

## （二）气的运动和产生的变化是推动宇宙万物发生发展的动力

1. **气的运动**　运动是物质的存在形式及固有属性，气是构成天地万物的本原物质，所以运动也是气的存在形式和固有属性。气的运动，称为"气机"。气的运动形式是多种多样的，但主要表现为升、降、出、入、聚、散六种形式。这其实是三对既矛盾又统一的形式。气的运动是否正常，就取决于升与降、出与入、聚与散之间的协调平衡。《素问·六微旨大论》曰："是以升降出入，无器不有""出入废则神机化灭，升降息则气立孤危。故非出入，则无以生长壮老已；非升降，则无以生长化收藏"。人的生命活动就是气的升降出入运动，气是生命活动的源动力。

气之所以是运动不息的，主要取决于气自身内在的矛盾，也就是阴阳的对立制约，这是不以人的意志为转移的。正是由于天地阴阳二气的升降相因、氤氲交感、相错相荡，才引发了天地万物的生成、发展以及变更、凋亡等。

气的运动是如何化生万物的呢？古代哲学家实际上构建了这样一种宇宙生成模式："气-阴阳-五行-万物"。《素问·天元纪大论》曰："神在天为风，在地为木；在天为热，在地为火；在天为湿，在地为土；在天为燥，在地为金；在天为寒，在地为水。故在天为气，在地成形，形气相感而化生万物矣。"这里所谓的"神"指的是阴阳，因为阴阳的变化神奇而莫测，故谓其"神"。气的自身运动变化，化生了阴阳二气，成就了天地。天气为阳，地气为阴。《素问·六微旨大论》曰："气之升降，天地之更用也……升已而降，降者谓天；降已而升，升者谓地。天气下降，气流于地；地气上升，气腾于天。故高下相召，升降相因，而变作矣。"阴阳二气又通过天气下降和地气上升（阴升阳降），实现了交合感应，产生了在天的风、热、湿、燥、寒五气和在地的木、火、土、金、水五行，进而化生了万物。阴阳二气交感，氤氲交错而化生万物，必须在"和"的状态下进行。所谓"和"是指阴阳之间要达到一种和谐共济、平衡稳定的状态。概而言之，气自身的运动变化化生了阴阳五行之气，阴阳二气的升降交感以及五行之气的挼杂和合，生成了宇宙万物。

2. **气化**　是指气的运动所产生的各种变化。宇宙万物在形态、性能以及表现形式上所出现的各种变化都是气化的结果。气的运动和产生的变化是推动宇宙万物发生发展的动力。正如《素问·五常政大论》所言："气始而生化，气散而有形，气布而蕃育，气终而象变，其致一也。"

气化是一种自然过程，《素问·天元纪大论》曰："物生谓之化，物极谓之变。"气化过程一般有两种类型：一是化。北宋张载《正蒙·神化》曰："气有阴阳，推行有渐为化。"此属于量变。二是变。《正蒙·神化》曰："化而裁之谓之变，以著显微也。"此属于质变。气化的表现形式有气化形、形化气、形化形、气化气。《素问·阴阳应象大论》曰："味归形，形归气，气归精，精归化，精食气，形食味，化生精，气生形。"人体内物质与能量的产生、转化和代谢过程就是气化，因此，气化是生命的基本特征。

### （三）气是天地万物相互联系的中介

中介，指不同事物或同一事物内部不同要素之间的交接联系，是客观事物转化和发展的中间环节，亦是对立双方统一的环节。

气分阴阳，以成天地；天地交感，以生万物。天地间的万物虽然是一个个相对独立的个体，但它们之间必然是相互联系、相互作用的。

由于气是生成天地万物的本原，天地万物之间又充斥着无形之气，这些无形之气还能渗入于有形的物质实体，并与已构成有形物体的气进行着各种形式的相互感应和交换。因此，气是天地万物之间相互联系、相互作用的中介性物质。

《易传·乾·文言》曰："同声相应，同气相求，水流湿，火就燥……"《吕氏春秋·召类》曰："类同则召，气同则合，声比则应。"说明宇宙万物之间的相互联系和相互作用，是以气为中介，通过相互感应而实现的。以气为中介，有形物体彼此之间以及有形之物与无形之气之间，不论距离远近，皆能产生相互感应，《二程遗书·卷十五》曰："天地之间只有一个感应而已。"诸如乐器的共鸣共振、磁石的吸引、日月吸引海水而形成潮汐，以及日月、昼夜、季节气候等变化对人体生理、病理过程的影响，都属于自然感应的范畴。

感应的形式主要有两种：一是异气相感，二是同气相感。异气相感是指异性事物之间的相互感应。比如，天地之气交感，磁石吸铁等都属于异气相感。同气相感是指性质相同的事物间的相互感应，又称"同气相求"。比如，一天内人体的阳气和阴气会随着自然界温热寒凉的变化而呈现出规律性的盛衰变化，此即同气相求。同气相求也是中医学中非常重要的一种思维方法，对中医整体观念的形成以及阐释病因、病理和临床诊治都具有深刻的影响。

### （四）天地之气化生为人

中国古代哲学家认为，天地之气是构成人体的本原物质。《素问·宝命全形论》曰："人以天地之气生，四时之法成""天地合气，命之曰人"。因此，人是天地二气相互感应交合的产物。由此，人的脏腑、经络、形体官窍、精、血、津液等都是由气所构成的。

精神是人类存在的作用和价值，不仅人的形体由气构成，人的精神意识思维活动也是气的活动。《素问·六节藏象论》曰："气和而生，津液相成，神乃自生。"《脾胃论·省言箴》曰："气乃神之主，精乃气之子。气者，精神之根蒂也，大矣哉！积气以成精，积精以全神。"因此，气、形、神三位一体，气既是生神的物质基础，又是形与神的联系枢纽。

《庄子·知北游》曰："人之生，气之聚也。聚则为生，散则为死。"人既然由天地之气凝聚而成，因而人的生死过程也就是气的聚散过程。

总之，气是存在于人体内极其细微的物质，是构成人体的本原物质，是生命活动的物质基础。《难经·八难》曰："气者，人之根本也。"

**知识拓展**

### "同气相求"理论在中医学中的运用

"同气相求"属中医学的重要思维方法之一，并贯穿于整个中医理论体系之中。有学者指出，同气，即通过对事物进行"取象"或"运数"的定性、定量分析而确定的同一类事物。相求的涵义有三：一是作用、性能上的相似性、亲和性、趋向性和相关性；二是转化发展过程中顺应协调相一致性；三是事物量的互补相助性等。同气相求，即指通过对事物进行"取象"或"运数"的分析而确定的同一类事物，在某一方面存在亲和召感、互补顺应、协调一致的联系和作用。

气是宇宙的本原，是天地万物相互联系的中介，因此，气一元论是同气相求理论的基础。对事物和现象的五行归类多采用取象比类法或推演络绎法，不同的事物有不同的五行归属，自然遵循了同气相求的规律。

以下举例说明同气相求理论在中医学中的运用。①论述病因病机。特定的时空产生特定的病邪，特定的病邪作用于特定的个体及特定的脏腑、组织、器官，影响人体特定的物质和功能，产生特定的疾病和传变。如"风伤肝，暑伤心，湿伤脾，燥伤肺，寒伤肾""风为阳邪易袭阳位，湿为阴邪易袭阴位"等。《素问·痹论》所论的"五体痹"，是因与其同气的五脏之相感而患疾。张志聪在《黄帝内经素问集注》中指出："皮肉脉筋骨，五脏之外合也，五脏之气，合于四时五行，故各以其时受病，同气相感也。"②用于疾病的诊断。如"五色内应五脏，青属肝木，白属肺金，黑属肾水，红（赤）属心火，黄属脾土"，此为五脏与五色同气相求。临床上症见面青，喜食酸味，脉见弦象，可以辨为肝病；面赤，喜食苦味，脉见洪数，可辨为心病；面黄，喜食甘味，脉见濡象，可辨为脾病等。③药性分析与治疗用药。如青黛色青入肝，丹参色赤入心，饴糖味甘入脾，桑叶味辛入肺等；如"皮以治皮，节以治节，核以治核……子能明目，藤蔓者治筋脉，血肉者补血肉，各以其类也"等。此外，中医常以动物之脏器来补人体之相应脏器，以达到治愈疾病的目的。如以猪肝治雀目，以黄狗肾治阳痿，用猪脬治遗尿等。升降浮沉是药物在人体的作用趋势，不同性质和质地的药物，其作用趋势也遵从了同气相求的规律。如麻黄"体轻清而浮升"，桂枝"体轻而上行"，石膏"体重而沉降"，杏仁"浊而沉降"（张元素《医学启源·用药备旨》）。一般而言，花叶皮枝等体轻之品，大都能升而浮，多用以治上焦疾病，或引气血而上行。子实及质重的药物大多沉降，多用以治下焦疾病，或引气血下行。④指导养生。中医养生重视顺应四时，倡导"法于阴阳""调于四时""春夏养阳，秋冬养阴"。

同气相求理论对中医学理论的形成、发展产生了积极深远的影响。实践表明，同气相求理论在认识论、逻辑学和方法论上都具有一定的科学性。但也有一定的局限性，需要在实践中不断地加以完善提高。

# 三、气一元论在中医学中的应用

中医学以气为中介，将人与天地联系起来，从人体本身以及人与自然和社会的关系去考察生命的运动规律，从而形成了独特的健康观、疾病观和防治观。

## （一）构建中医学的整体观

中医学的整体观念，即中医学对人体自身的完整性及人与自然、社会环境相统一的认识。它认为人体自身是一个有机整体；人生活在自然、社会环境中，必然受到自然与社会环境各种变化的影响，人类在适应自然与社会环境的斗争中维持着机体的生命活动。

中国古代哲学的气一元论认为，气的概念涵盖了自然、社会、人类的各个层面，气是自然、社会、人类及其精神活动的物质基础；气是宇宙万物的构成本原，人类为自然万物之一，与自然万物有着共同的化生之源；运行于宇宙中的气，充塞于各个有形物体之间，具有传递信息的中介作用，使万物之间产生感应。这些哲学思想渗透到中医学中，促使中医学形成了同源性的系统思维和相互联系的观点，构建了表达人体自身完整性及人与自然及社会环境统一性的整体观念。中医学认为，人与自然、社会环境之间时刻进行着各种物质与信息的交流。具体通过肺、鼻及皮肤，体内外之气进行着交换；通过感官而感受与传递着自然与社会环境中的各种信息。通过气的中介作用，人与自然、社会环境相统一；自然、社会环境的各种变化，对人体的生理、病理产生一定影响。剧烈的气候变化与社会动荡，则引致病邪的产生，侵犯人体而致病。中医学的整体观念强调从宏观上，即从自然与社会的不同角度，全方位研究人体的生理、病理及疾病的防治。

## （二）说明人体的生理功能

气一元论认为万物的本原是气，生命过程属于物质运动的范畴，这也决定着生命过程中各种生理功能的物质性。新生命的产生，乃是由于气之凝聚而成，同时，气亦维持着生命的全过程，故气一旦离散，则生命活动亦随之终止。《素问病机气宜保命集·原道论》曰："人受天地之气，以化生性命也。是以形者生之舍也，气者生之元也，神者生之制也。形以气充，气耗形病，神依气立，气纳神存。"说明了生命过程生理功能的物质性。

气一元论主要用以解释整个宇宙万物的现象和一般规律，中医学以气的运动变化来阐发人体的生命现象及其规律，并有专门的术语和概念来解释人体的物质组成和生理现象。如血气、谷气、胃气、先天之气、后天之气、脏腑之气、肾气等，都有特定所指，都是机体具有不同作用的某些具体物质。而精、气、血、津液等这些不同的具体物质之间，有时则是可以相互转化的，如精血互化、津血互化等。

不仅人体由气之聚合而形成，人体的各种生理功能，包括人的感觉、思维、情志等精神心理活动，同样亦由气的运动变化而产生和推动。气具有较强的运动能力，体内之气的升降出入，起到了沟通内外、协调脏腑、畅达气机、推动血运、布散精微，以及排泄废物等作用，从而保证了生命活动的正常进行；通过气的运动及其所产生的生理效应，促进着生命的生长、发育，并使机体充满着生命活力；随着气的由盛而衰，其运动功能逐渐衰退，所产生的生理效应亦会虚亏衰弱，于是人体的生命活力逐渐减退而衰竭。一旦气的运动停止，则可导致生命活动的终结；人的精神情志活动是脏腑生理活动的产物，而脏腑的生理活动又有赖于气的推动。《素问·阴阳应象大论》曰："人有五脏化五气，以生喜怒悲忧恐。"刘完素、张景岳等医家亦有"气中生神""气能生神"等论述。

人体物质代谢的全过程以及所有的生理功能活动，都可以视作气运动所产生的效应，是气发挥作用或参与其间的结果。

### （三）说明人体的病理变化

《素问·举痛论》曰："余知百病生于气也，怒则气上，喜则气缓，悲则气消，恐则气下，寒则气收，炅则气泄，惊则气乱，劳则气耗，思则气结。"气虚或气的运行失常，即气机失调，是导致多种疾病的最基本的病理机制。中医学运用古代哲学中"无（道）为有之本"的思维方法，认为人体内无形之气的运行不息是生命赖以维持的根本，而气的运行失常是生命活动失常的基本特征，是病证的基本病机变化。中医学将认识人体疾病的着眼点放在无形之气的运动及其产生的气化过程的正常与否上，放在无形之气如邪气与正气、阴气与阳气之间的相互作用所产生的盛衰变化上，从而建立了邪正盛衰、阴阳失调、气血津液失常等基本病机理论。

### （四）指导疾病诊断

辨证是中医学认识疾病的过程。《灵枢·本脏》曰："视其外应，以知其内藏，则知所病矣。"内脏的生理活动和病理变化，可通过气的感受和传递信息的作用表现于体表的相应组织器官，如《灵枢·五阅五使》曰："五气者，五脏之使也……五官者，五脏之阅也……五色之见于明堂，以观五脏之气。"《灵枢·脉度》曰："五脏常内阅于上七窍也。故肺气通于鼻……心气通于舌……肝气通于目……脾气通于口……肾气通于耳。"诊察和分析这些外在组织或器官可见的生理或病理征象，可测知内在脏腑的功能是否正常，并可根据病理征象的特点，分析和推断病变的部位、性质和病势的深浅。中医学通过"四诊合参"，将通过四诊收集到的症状、体征以及病情多种资料进行综合分析，辨明疾病的原因、性质、病位、病势以及邪正关系等，从而为治疗提供依据。

### （五）指导疾病防治

气一元论的理论构建了中医学的整体观，产生了人与自然界相统一的思想。人要保持健康长寿，必须顺应自然规律以保养生命。《素问·上古天真论》曰："其知道者，法于阴阳，和于术数。"《素问·四气调神大论》曰："春夏养阳，秋冬养阴，以从其根。"顺时摄养使人体的生理活动与自然界的变化周期同步，保持机体内外环境的统一，《素问·上古天真论》曰："虚邪贼风，避之有时，恬惔虚无，真气从之，精神内守，病安从来。"

人体之气无形而运行不息是中医治疗原则建立的理论基础。气的功能减退是导致邪气侵袭人体而发病的内在依据，气的运行失常又是人体自身发病的最根本的原因，因而调理气机而使之运行通畅，补养正气而使之充实形体，是中医治疗疾病的最基本的原则。《素问·阴阳应象大论》曰："形不足者，温之以气；精不足者，补之以味。"《素问·至真要大论》曰："调气之方，必别阴阳，定其中外，各守其乡。内者内治，外者外治。微者调之，其次平之，盛者夺之，汗之下之，寒热温凉，衰之以属，随其攸利。"调气的目的是使正气充足以祛邪，阴阳重建协调平衡，气机得以畅达有序，从而使机体恢复健康状态。诚如《素问·至真要大论》所曰："调其气，使其平也。"

## 第二节　阴 阳 学 说

阴阳学说，属于中国古代哲学思想中的唯物辩证观。阴阳学说认为，宇宙万物是由于阴阳二气的相互作用而产生，也是由于阴阳二气的相互作用而不断发展、变化。阴阳是宇宙的根本规律。《易传·系辞传上》总结性提出："一阴一阳之谓道。""道"，规律之意。

在殷商时期的甲骨文中出现了具有阴阳含义的文字，如"阳日""晦月"等，至春秋战国时期，阴阳学说逐步形成。诸子百家运用阴阳学说来解释自然和社会现象。战国至秦汉时期，阴阳学说被运用到各学科领域，《黄帝内经》运用阴阳学说阐述人体的生命活动，并指导临床诊断和疾病的防治。《素问·阴阳应象大论》指出："阴阳者，天地之道也，万物之纲纪，变化之父母，生杀之本始，神明之府也。"

# 一、阴阳的基本概念

## （一）阴阳的含义

阴阳，是对自然界相互关联的某些事物或现象对立双方属性的概括，并具有对立统一的内涵。阴和阳，既可以代表两个相互对立的事物或现象，又可以代表和用以分析同一事物内部所存在的相互对立的两个方面。《类经·阴阳类一》曰："阴阳者，一分为二也。"

阴阳学说属于中国古代唯物论和辩证法的范畴。阴阳学说通过分析相关事物的相对属性，以及某一事物内部矛盾双方的相互关系，从而认识并把握自然界错综复杂变化的本质原因及其基本规律。阴阳学说是对客观世界实际存在的许多特殊矛盾现象的概括。

## （二）阴阳的特性

一般而言，凡是静止的、内守的、下降的、寒冷的、有形的、晦暗的、抑制的都属于阴；凡是运动的、外向的、上升的、温热的、无形的、明亮的、兴奋的都属于阳（表 2-1）。

表 2-1　事物、现象阴阳属性归纳表

| 属性 | 空间（方位） | 时间 | 季节 | 温度 | 湿度 | 重量 | 性状 | 亮度 | 动态 |
|---|---|---|---|---|---|---|---|---|---|
| 阳 | 天、上、外、左 | 昼 | 春、夏 | 温、热 | 干燥 | 轻 | 清 | 明亮 | 动、升、兴奋、亢进 |
| 阴 | 地、下、内、右 | 夜 | 秋、冬 | 凉、寒 | 湿润 | 重 | 浊 | 晦暗 | 静、降、抑制、衰退 |

用阴阳来概括事物或现象的属性，必须具备以下四方面的特性，即相关性、规定性、普遍性及相对性。

1. **相关性**　所谓阴阳属性的相关性，是指某些事物或现象，必须是相互关联的。或其事物或现象是属于同一统一体中的相互关联的两部分，才能分属阴阳。例如，水与火，是相互关联而又相互对立的两种不同事物或现象。水性寒而下走，火性热而炎上，故水属阴，火属阳。再如人体的气和血，同是构成人体和维持生命活动的基本物质，但两者的性状和作用又有所不同。气具有温煦和推动作用，故气属阳；血具有营养和濡润作用，故血属阴。所以，阴阳学说中的阴阳，仅是抽象的属性概念，而不是指具体的事物，《灵枢·阴阳系日月》曰："阴阳者，有名而无形。"

2. **规定性**　所谓阴阳属性的规定性，是指用阴阳来分析事物和现象，不仅能概括其对立统一的两个方面，而且同时还代表着这两个方面的一定的属性。自然界中相互关联的事物或现象中对立的两个方面，本身就有着截然相反的两种属性，因而才可用阴或阳来概括。应当指出，事物或现象对立双方所具有的阴阳属性，既不能任意配属，也不允许随便颠倒或置换，而是在一定的条件下，按着一定的规则所划分。一般来讲，事物或现象相互对立两个方面的阴阳属性，是由这两方面相比较而言的，是由该事物或现象的性质、位置、趋势等因素所决定的。正如《素问·阴阳应象大论》所言："天地者，万物之上下也；阴阳者，血气之男女也；左右者，阴阳之道路也；水火者，阴阳之征兆也；阴阳者，万物之能始也。"

**3. 普遍性**　所谓阴阳属性的普遍性，并不局限于某一特定的事物，而是普遍存在于自然界各种事物或现象之中，代表着相互对立而又联系的两个方面。凡天地万物运动变化的现象和规律，均可以用阴阳来加以概括。《素问·阴阳离合论》曰："阴阳者，数之可十，推之可百，数之可千，推之可万，万之大，不可胜数，然其要一也。"古人已经认识到，宇宙万事万物的发展变化，尽管错综复杂，但究其根源，无不是阴阳相互对立、相互斗争的结果。也就是说，阴阳决定着一切事物的生长、发展、变化，以及衰败和消亡。因此，阴阳规律乃是宇宙万物运动变化的一种固有规律。

**4. 相对性**　所谓阴阳属性的相对性，是指对于具体事物或现象来说，其阴阳属性又并不是绝对的、不可变的，而是相对的、可变的。它可以通过与其对立面相比较而确定，并随着时间、地点等一定的条件的变更而发生改变。一般而言，阴阳的相对性主要体现在以下两方面：

（1）阴阳的相互转化：所谓阴阳相互转化，是指在一定的条件下，阴阳可以向其相反的方面转化，即阴可以转化为阳，阳可以转化为阴。例如在人体气化过程中存在的物质和功能的转化过程，物质属阴，功能属阳。两者在生理条件下是可以互相转化的，物质可以转化成能量，以推动功能活动；功能又可以通过气化将饮食水谷转化成营养物质。而且正是这种物质与功能之间的相互转化，才保证了生命活动的正常进行。

（2）阴阳的无限可分性：所谓无限可分性，是指事物或现象的阴阳两方面，随着归类或划分条件、范围之改变，可以无限地一分为二，即阴阳的每一方面又可再分阴阳。例如就白昼与黑夜而言，白昼为阳，黑夜为阴。但白昼与黑夜之中还可以再分阴阳，即白天的上午为阳中之阳，下午为阳中之阴；黑夜的上半夜为阴中之阴，下半夜为阴中之阳。

这种阴阳之中再分阴阳的情况，说明了阴阳的属性不仅普遍存在于一切事物或现象之中，而且每一事物或现象的阴阳又都是可以一分为二的。应当指出，这种阴阳属性的相对性，正反映了具体事物或现象阴阳属性的规律性和复杂性。而对于阴阳属性的这种灵活细致的分析，正反映了中医学对于客观事物或现象的错综联系和变动不居，有了较为深刻的认识。

综上所述，宇宙万物或现象可以概括为阴阳两大类，而事物的内部亦可以分为阴或阳两个方面，并且每一事物或阴或阳的任何一方面，又可以再分阴阳。所以，用阴阳学说的理论来概括或分析事物发生发展的运动变化，对于揭示事物或现象的矛盾本质及其规律，具有广泛的意义。

## 二、阴阳学说的基本内容

阴阳学说的基本内容，主要包括阴阳之间的相互关系，以及这种关系在宇宙万物的生长、发展和变化中的作用和意义。阴阳之间的关系主要表现在以下五个方面：即阴阳的交感互藏、对立制约、互根互用、消长平衡和相互转化等。

## （一）交感互藏

"交感"，即交互感应。所谓阴阳的交感，是指阴阳二气在运动中处于相互感应，即不断地相互影响、相互作用的过程之中。宋代周敦颐在《太极图说·上篇》中指出，（阴阳）"二气交感，化生万物"。《荀子·礼论》曰："天地合而万物生，阴阳接而变化起。"阴阳交感是万物化生和变化的根本条件，是万物生成和变化的肇始。人亦不例外，《易传·系辞传下》曰："天地氤氲，万物化醇。男女媾精，万物化生。"

阴阳交感是生命活动产生的根本条件。具体来说，宇宙万物的发生、发展规律亦确是如此。天之阳气下降，地之阴气上升，阴阳二气交感，形成云雾、雷电、雨露，化生出万物。阳光、空气和水相互交感，生命体方得以产生。在阳光雨露的沐浴滋润下，生物得以发育成长。在人类，男女媾精，新的生命个体得以诞生，代代相传，得以繁衍。所以，如果没有阴阳二气的交感运动，就没有自然界，就没有生命。

阴阳和谐是发生交感作用的前提。《道德经·四十二章》曰："道生一，一生二，二生三，三生万物，万物负阴而抱阳，冲气以为和。""冲气以为和"，说明阴阳二气在运动中达到和谐状态时，就会发生交感作用，从而产生万物。而运动中的阴阳和谐之气，即是老子所说的"冲气"。《管子·内业》曰："凡人之生也，天出其精，地出其形，合此以为人。和乃生，不和不生。"因此，"和"与"生"的关系，即阴阳和谐是发生交感的前提，故《类经附翼·医易义》曰："天地之道，以阴阳二气而造化万物。人生之理，以阴阳二气长养百骸。"

所谓阴阳的互藏，是指相互对立的阴阳双方中的任何一方都涵有另一方，即阴中藏阳，阳中藏阴，亦称"阴阳互寓""阴阳互合"。宇宙万物皆由天地阴阳二气氤氲聚合而化生，故自然界中的任何事物或现象，都涵有阴与阳两种不同属性的成分。也就是说，此事物或现象虽然属阴，但亦含有阳性成分；彼事物或现象虽然属阳，但亦含有阴性成分。《类经·运气类》曰："天本阳也，然阳中有阴；地本阴也，然阴中有阳。此阴阳互藏之道。"

自然界的万物，其性质不同而有别，其形态、色泽、动静、发展趋势、运动形式等表现亦有所不同，此皆由于万物所禀受和互含的阴阳之气的多少和差异所致。《春秋繁露·基义》曰："物莫无合，而合各有阴阳。阳兼于阴，阴兼于阳。"《朱子语类·卷九十四》曰："统言阴阳只是两端，而阴中自分阴阳，阳中亦有阴阳。乾道成男，坤道成女。男虽属阳，而不可谓其无阴；女虽属阴，亦不可谓其无阳。"因此，阴阳互藏也是宇宙万物普遍存在的规律。

事物的阴阳属性，是依据其所含阴性或阳性成分的比例大小而定。一般来说，表达事物属性的成分在整体事物中占有绝对多的比例，则呈显象状态。而被寓藏于事物或现象内部所占比例较少的成分，其属性虽不易被显露，但其作用却不可忽视。它对整体事物或现象本身的生长、发展和变化有着极其重要的调控作用，且能维持阴阳之间的协调与稳定。《四圣心源·天人解》曰："阴中有阳则水温而精盈，阳中有阴则气清而神旺。"

## （二）对立制约

所谓阴阳的对立，是指自然界中的一切事物，客观上都存在着相互对立的阴阳两个方面，这两个方面的属性是相反的、矛盾的。而且任何事物的运动变化，无不处于阴阳的对立统一之中，所以，阴阳之间的关系，具有矛盾对立统一之内涵。《素问·阴阳应象大论》曰："水为阴，火为阳；阳为气，阴为味。"《素问·阴阳离合论》曰："天为阳，地为阴；日为阳，月为阴。"其他如上与下、左与右、动与静、出与入、升与降，以及昼与夜、明与暗、寒与热等，皆具有相互对立之属性。

所谓阴阳的制约，是指相互对立的阴阳双方，大多存在着相互抑制和约束的特性。阴阳双方的相互制约，体现了对立事物或现象的调控作用，从而表现出事物间具有错综复杂的动态联系。《管子·心术上》曰："阴则能制阳矣，静则能制动矣。"《类经附翼·医易》曰："动极者镇之以静，阴亢者胜之以阳。"即是说动与静、阴与阳彼此之间存在着相互制约的关系。实际上，阴阳相互制约的过程，也即是相互斗争的过程，没有斗争就不能够制约。阴与阳相互制约、相互斗争的结果取得了统一，即是取得了动态平衡。所以，阴阳对立的两个方面，并非平静地各不相关地共处于一个统一体中，而是相互制约、相互斗争、相互调控地发生着相互作用。正是由于阴阳的这种不断对立和制约，才推动着事物的运动、发展和变化，并维持着事物发展的动态平衡。

以自然界四季的气候变化为例来分析，《素问·脉要精微论》曰："是故冬至四十五日，阳气微上，阴气微下；夏至四十五日，阴气微上，阳气微下。""四十五日"是指从冬至到立春，从夏至到立秋，均为三个"节气"四十五日而言。"冬至一阳生"，是指从冬至到立春，阳气逐渐上升，阴气逐渐下降，至夏季则阳气盛极，而阴气伏藏。"夏至一阴生"，是指从夏至到立秋，阴气逐渐上升，阳气逐渐下降，至冬季则阴气盛极，而阳气伏藏。一年四季春、夏、秋、冬有温、热、凉、寒的气候变化，春天之所以渐趋温暖，夏季之所以气候炎热，主要就是因为日地相对位置的改变使得北半球的暖流日趋加强，从而抑制了来自北方的寒流，暖寒流之间阴阳争斗的"峰线"向高纬度移进；秋天之所以渐趋寒凉，冬季之所以气候严寒，气温很低，则亦是由于寒流日趋加强，抑制了来自南方的暖流，阴阳争斗的"峰线"退向低纬度。可以看出，自然界气温之高低，取决于寒暖流之间的阴阳制约，这就是自然界中阴阳对立制约的典型事例。

中医学认为人体患病的过程就是致病因素（邪）和抗病能力（正）相互制约、相互对抗的过程。一般来说，阳邪亢盛则阴液受损，表现为"阳胜则阴病"；阴邪亢盛则阳气被抑，表现为"阴胜则阳病"。邪正之间始终体现着阴阳的对立制约关系。又如机体机能的兴奋与抑制、代谢过程中的分解与合成等，在很多情况下也表现为阴阳矛盾的对立制约关系。兴奋属阳，抑制属阴；分解属阳，合成则属阴。若兴奋或分解过程亢奋，则阳盛阴弱，抑制与合成过程亦减弱；兴奋或分解过程较弱，则阳弱阴强，其抑制和合成过程则可表现为相对亢盛。反之，若抑制或合成过程亢盛，则阴盛而阳弱，其兴奋和分解过程亦表现不足；若抑制或合成过程不足，则阴弱而阳强，其兴奋和分解过程则可表现为相对亢奋。

总之，阴阳的对立制约保证了事物处于协调平衡状态，即阴阳调和。只有如此，生物才表现有生长化收藏和生长壮老已的发展过程。所谓"阴阳匀平"（《素问·调经论》），即阴阳在对立制约变化中所取得的动态平衡。如果由于某些因素的影响，导致机体阴阳的对立斗争激化，制约失控，其相对动态平衡被打破，则可导致阴阳失调而产生疾病。

### （三）互根互用

所谓阴阳的互根，是指阴阳的相互依存，阴和阳任何一方都不能脱离对方而单独存在。且每一方都以另一方作为自己存在的条件或前提。王冰注《素问·四气调神大论》曰："阳根于阴，阴根于阳。"《类经·脉色类》指出："阳生于阴，阴生于阳""孤阴不生，独阳不长"。所有相互对立的阴阳关系皆是如此，阳依存于阴，阴依存于阳而不可分离。正是由于阴阳的依存关系是普遍存在的客观规律，是从哲学高度归纳出的结论，因而阴阳的互根与阴阳对立一样，具有一般性的普遍意义。《医原·阴阳互根论》更明确地指出："阳不能自立，必得阴而后立，故阳以阴为基，而阴为阳之母；阴不能自见，必得阳而后见，故阴以阳为统，而阳为阴之父。根阴根阳天人一理也。"

所谓阴阳的互用，是指阴阳在相互依存的基础上，某些范畴的阴阳关系还体现为相互资生、相互为用的特点。正如《医贯砭·阴阳论》所言："阴阳又各互为其根，阳根于阴，阴根于阳；无阳则阴无以生，无阴则阳无以化。"《素问·阴阳应象大论》认为"地气上为云，天气下为雨"，这两个过程即是相互依存、相互资生、相互促进的。地气的上升可夹带水汽蒸腾而为云，雨水之生成有赖于云的凝聚；天气之下降，导致云凝聚之雨水下降，形成降雨过程，从而使大地复得水湿。如此相互资生、相互促进，循环不已。

《素问·阴阳应象大论》指出："阴在内，阳之守也；阳在外，阴之使也。"即是运用阴阳互根互用理论，对机体的物质与物质之间、功能与功能之间、物质与功能之间的相互依存、相互为用关系的高度概括。如果由于某些原因，阴阳之间的互根互用关系被破坏，双方即失去其互为存在的条件或基础，就会导致"孤阴不生，独阳不长"，甚则导致"阴阳离决，精气乃绝"（《素问·生气通天论》）。如，就气血关系而言，气和血分属于阳和阴，气能生血、行血和摄血，故气的作用有助于血的生化和正常运行；血能舍气、养气，血之充沛则又可资助气以充分发挥其生理效应。可以看出，气血之间体现了相对物质之间相互资生、相互为用的阴阳关系；就物质形体与功能活动关系而言，物质形体属阴，功能活动属阳，功能活动是物质形体进行气化活动的表现，功能在促进和产生着物质。如果人体的阳气与阴液、属阳的功能与属阴的功能，以及器质与功能活动等的互根互用关系失常，则机体的生生不息之机就会遭到压抑或破坏，阴阳相离，生命活动亦随之而终结。

从一般哲学意义而言，阴阳对立制约和互根互用是阴阳之间最基本的关系。它们虽然是广泛存在的，但某些范畴的阴阳关系主要体现为阴阳的相互抑制和相互约束，如自然界的水与火、寒与热、燥与湿；疾病过程中的阳邪与阴液、阴邪与阳气等，它们之间的矛盾往往表现为对抗性和不可调和性。而另一些范畴的阴阳关系则较多地体现为阴阳之间的相互资生、相互为用。如生命过程中物质与物质、功能与功能、器质与功能等的关系，它们彼此之间除了属性的相对外，更多的情况下则表现出其相互维系、相互促进的矛盾统一性。

## （四）消长平衡

消长，是说阴阳两个方面不是处于静止的状态，而是处于运动变化之中。阴阳的消长，即是阴阳运动的基本形式之一。所谓"消"，意为减少、消耗；所谓"长"，意为增多、增长。故《朱子语类·卷七十四》曰："阴阳虽是两个字，然却是一气之消息，一进一退，一消一长。"《类经图翼·运气上》曰："太极分开，只是两个阴阳，阴气流行则为阳，阳气凝聚则为阴，消长进退，千变万化。"

所谓阴阳的消长，指的是阴阳在数量或比例上的变化，其表现形式主要包括两种：一是阴消阳长或阴长阳消，表现为阴阳双方的你强我弱，你弱我强。此种运动形式主要是和阴阳的对立制约关系相联系着。二是阴阳皆消或阴阳皆长，表现为阴阳的我弱你也弱，你强我也强。此种运动形式则多与阴阳的互根互用关系相关联。

所谓阴阳的平衡，是指在正常的情况下，由于阴阳彼此之间存在着相互制约的关系，因而其消长运动总是在一定的调节限度内、一定的阈值范围或一定的时限内维持着此消彼长、此长彼消的动态平衡状态。一般来说，由于阳得阴济，则使阳不致过分亢盛；阴得阳和，则使阴亦不致过分衰减，从而并不表现为阴阳某一方面的偏盛偏衰，只是维持了事物正常的发展变化。而在其异常时，则阴阳之间就会失去其正常的相互制约协调关系，即可表现为阴阳某一方面的偏盛偏衰。

自然界四时气候的变迁、寒暑的变易，其产生的根本原因，即在于阴阳在其制约基础上所产生的消长变化。具体来说，从冬至春及夏，气候从寒冷转暖变热，即是"阴消阳长"的过程。由夏至秋及冬，气候由炎热逐渐转凉变寒，即是"阳消阴长"的过程。人体的代谢过程同样亦体现了阴阳消长的过程。人体各种机能活动（阳）的产生，必然要消耗一定的营养物质（阴），此即"阳长阴消"过程。而各种营养物质（阴）的新陈代谢，又必须消耗一定的能量（阳），此又是"阴长阳消"的过程。

阴阳的消长，同样也表现于阴阳的互根互用过程之中。以气血为例，气为阳，血为阴。气能生血，故气虚亏损，则常可使血液生化不足而表现为气血两虚。血能载气，血为气母。血虚则气无以附，最终亦会导致气血两虚。相反，若补气或养血，促使气旺生血或血充化气，则又可使气血有所恢复。前者则是"阴阳皆消"的过程，后者则为"阴阳皆长"的过程。

一般来说，阴阳之间的消长运动是绝对的、无休止的，而且是在一定的范围、一定的限度、一定的时间内进行的，故其事物在总体上仍呈现出相对的稳定。因此，中医学认为，在正常生理状态下，人体阴阳的消长处于相对的动态平衡之中，即所谓"阴阳匀平，……命曰平人"（《素问·调经论》）。阴阳双方在一定的生理范围内消长，则正是体现了人体动态平衡的生命活动过程。

如果由于某些原因，阴阳的消长超出了一定的生理限度，破坏了阴阳之间的相对平衡，则阴阳的消长反应就会更为明显，表现为阴阳某一方面的偏盛偏衰，那么机体即从生理状态向病理状态转化，导致阴阳的关系失调而发病。《素问·阴阳应象大论》曰："阴胜则阳病，阳胜则阴病；阳胜则热，阴胜则寒。"病理状态的阴阳盛衰，一般可表现为四种情况：即阴偏盛则损伤阳气，阳偏盛则消耗阴液；阴不足则阳相对偏亢，阳不足则阴相对偏盛。

综上所述，中医学关于阴阳消长与平衡的认识，符合事物的运动是绝对的，静止是相对的，消长是绝对的，平衡是相对的客观规律。即在绝对的运动之中包含着相对的静止，在相对的静止之中又蕴含着绝对的运动。在绝对的消长之中维持着相对的平衡；而在相对的平衡之中，又存在着绝对的消长。事物就是在消长和平衡这一矛盾运动中得以生化不息，从而得到发生和发展。

## （五）相互转化

所谓阴阳的转化，是指事物或现象的阴阳属性，在一定的条件下，可以向其对立面转化。阴阳的相互转化，亦是阴阳运动的另一种基本形式。即是说，当阴阳两方面的消长运动发展到一定的阶段，其消长变化达到一定的程度，就可能导致阴阳属性的转化，即阴可以转化为阳，阳也可以转化为阴。通常来说，阴阳的转化一般都出现于事物发展变化的"物极"阶段，即所谓"物极必反"。在事物的发展过程中，如果阴阳的消长是一个量变的过程的话，那么阴阳的转化往往表现为量变基础上的质变。阴阳的转化，可能以突变的形式发生，但大多数情况都有一个由量变到质变的渐变的发展过程。

事物或现象阴阳属性之所以能够相互转化，其主要原因是阴阳对立双方共处于一个统一体中，两者相互倚伏，并具有向其对立面转化的因素和趋势。《素问·六微旨大论》指出："成败倚伏生乎动，动而不已则变作矣。"所谓"成败倚伏"，即是说在新事物生成之际，已经倚伏着败亡之因；旧事物衰败之时，也孕育着新事物产生之源。而所有的这些变动和转化则都是在"动而不已"的消长运动过程中实现的。

阴阳的转化，必须具备一定的条件方能发生。《灵枢·论疾诊尺》曰："四时之变，寒暑之胜，重阴必阳，重阳必阴，故阴主寒，阳主热，故寒甚则热，热甚则寒，故曰：寒生热，热生寒，此阴阳之变也。"《素问·阴阳应象大论》曰："寒极生热，热极生寒。"《素问·六元正纪大论》亦曰："动复则静，阳极反阴。"应当指出，所谓的"重""甚""极"，即是指发展到了极限或顶点，具备了促进转化的条件，或达到了一定的程度。也就是说，阴阳有了"重"这个条件即可以相互转化，寒热到了"极"这个阶段即会互相转化。

《素问·六微旨大论》曰："升已而降，降者谓天，降已而升，升者谓地。天气下降，气流于地；地气上升，气腾于天。"即是从天地之气的升降来说明阴阳的转化。昼夜的更迭，自然界云雨的变化亦是阴阳之间发生的相互转化。

在人体疾病发展过程中，阴阳证候之间相互转化更为常见。如临床表现为急性温热病，由于热毒极重，大量耗伤机体元气，在持续高热的情况下，可突然出现体温下降，面色苍白，四肢厥冷，脉微欲绝等阳气暴脱之危象。此种病证变化，即属于由阳而转阴。当此之时，若抢救及时，处理得当，病者四肢转温，色脉转和，则说明病者阳气得以恢复，病情已出现好的转机。再如寒饮中阻之证，本为阴证，但由于某种原因，寒饮可以从阳而化热，其临床表现亦可以由阴证转化为阳证。上述两个病证，前者的热毒极重，阳气随津液外泄而亡脱，以及后者的寒饮郁而化热，即都是促成阴阳相互转化的条件。所以，阴阳的转化是以一定的条件为前提的，不具备内部或外在的一定的条件，其阴阳的属性就不会转化。

应当指出，阴阳的消长（量变）和转化（质变）是事物发展变化全过程的密不可分的两个阶段，阴阳的消长是其转化的前提。而阴阳的转化，则是其消长运动的结果。

综上所述，阴阳之间的交感互藏、对立制约、互根互用、消长平衡、相互转化等关系是相互联系的，从不同的方面和角度阐述了阴阳的运动规律和变化形式，从而显现了阴阳之间的对立统一关系。阴阳的对立制约和互根互用是阴阳之间相互依存、相互联系的基本关系；阴阳的交感是阴阳之间相互联系、相互作用，导致事物发生、发展和变化的前提；阴阳互藏是阴阳交感运动的动力根源，是阴阳消长转化运动的内在根据；阴阳的消长与转化则是事物运动的基本形式。而阴阳消长正是在对立制约、互根互用基础上表现出的量变过程，阴阳转化则是在消长运动量变基础上的质变过程。而且，正是由于阴阳的对立制约、交感互藏和互根互用，才使阴阳的消长变化维持在一定的限度和调控内进行，从而保证了阴阳的平衡协调。表现于宇宙自然界，则为生气勃勃的有序发展变化，体现于人体，则是相对稳定的正常生、长、壮、老、已的生命活动过程。

# 三、阴阳学说在中医学中的应用

阴阳学说作为一种宇宙观和方法论，被广泛地应用于中医学的各个方面，主要是用以说明人体的组织结构、生理功能、病理变化，并指导临床的诊断和治疗。

## （一）说明人体的组织结构

阴阳学说在阐释人体的组织结构时，认为人体是一个对立统一的有机整体，其一切组织结构既彼此相互联系、密切合作，又可划分为相互对立的阴阳两部分。正如《素问·宝命全形论》所言："人生有形,不离阴阳。"

就人体的部位与组织结构来说,则外为阳,内为阴;背为阳,腹为阴;头部为阳,足部为阴;体表为阳,内脏为阴。体表中之皮肤为阳,肌肉筋骨为阴;脏腑中则六腑为阳,五脏为阴;五脏之中心肺为阳,肝脾肾为阴。而具体到每一个脏腑,则又有阴阳可分,如心有心阳、心阴,肾有肾阳、肾阴,胃有胃阳、胃阴等。这些阴阳属性的划分,主要是由脏腑组织所在的位置、生理功能特点等所决定的。

就经络系统循行部位来说,则循行于人体四肢外侧及背部者属阳(如手足三阳经),而循行于人体四肢内侧及腹部者则多属阴(如手足三阴经)。

人体各组织结构的阴阳属性不是绝对的,而是相对的,它们常根据相比较的对象不同而改变。如以胸背关系来说,则背属阳,胸属阴;若以胸腹上下关系来讲,则胸又属阳,腹则属阴。同样,五脏阴阳属性,若以上下来分,则心肺在上属阳,心为阳中之阳脏,肺为阳中之阴脏;肝脾肾在下属阴,肝为阴中之阳脏,肾为阴中之阴脏,脾亦为阴中之阴脏(又称"至阴")。脾属太阴,太阴为三阴之始,故脾为至阴。

总之,人体的上下、内外、表里、组织结构之间,以及每一组织器官本身,无不包含着阴阳的对立统一。

### (二)说明人体的生理功能

中医学认为,人体正常的生命活动,是机体阴阳两方面对立统一协调平衡的结果。人体的生理功能,亦可用阴阳学说来加以概括和说明。主要表现为机体防御邪气侵袭的整体卫外机能,以及脏腑组织的功能活动等方面。

阳气在外,具有保护机体内部组织器官的卫外机能;阴精在内,是阳气的物质基础,并不断地为阳气储备和提供能量补充。《素问·阴阳应象大论》曰:"阴在内,阳之守也;阳在外,阴之使也。"《素问·生气通天论》曰:"阴者,藏精而起亟也;阳者,卫外而为固也。"

一般来说,五脏主藏精气为阴,六腑能传化水谷为阳。而每一脏腑功能又有阴阳之分。如,心阴、心血具有滋润、濡养心的作用,功能属阴;心气、心阳具有温煦、推动心之气血的作用,功能属阳。再如胃阳受纳和腐熟水谷功能属阳,而胃阴具有濡润功能则属阴。

此外,中医学亦用阴阳关系来阐述具体的生理过程,如《素问·阴阳应象大论》曰:"清阳出上窍,浊阴出下窍;清阳发腠理,浊阴走五脏;清阳实四肢,浊阴归六腑。"即是说,凡属轻清的物质则属阳,重浊的物质则属阴,故人体之阳,即是体内轻清之气,它既可以营养和充实四肢,又可以经由皮肤、肌腠或上窍(口、鼻)而发散;而人体之阴,则是体内较为重浊的物质,它既可以贮藏于五脏,也可以经由六腑,通过下窍(尿道、肛门)而排出体外。

### (三)说明人体的病理变化

中医学认为,疾病的发生是人体的阴阳关系由于某种因素的影响失去相对的平衡协调,从而出现偏盛偏衰的结果。疾病的发生,关系到邪、正两方面。病邪有阴邪、阳邪之分,正气包括阴精与阳气,因此,正气与邪气以及它们相互作用、相互斗争的关系,都可以用阴阳学说来加以概括说明。病理上的阴阳失调,多表现为某一方面的偏盛偏衰;且由于一方面之异常,亦必会影响及另一方面。例如阳邪致病,可导致阳偏盛而伤阴,因而出现热证;阴邪致病,则可导致阴偏盛而伤阳,因而出现寒证;阳气虚损,不能制阴,可出现阳虚阴盛的虚寒证；阴液亏耗，不能制阳，则可出现阴虚阳亢的虚热证。《素问·阴阳应象大论》曰："阴胜则阳病，阳胜则阴病。"一般而言，外感邪气多使机体阴阳某一方面偏亢，而使另一方面受损；内伤体衰则可导致机体某一方面不足，使之低于正常水平，从而形成另一方面的相对偏亢。因此，尽管疾病的变化错综复杂，但就其阴阳状态来说，不外阳盛、阴盛、阳虚、阴虚等四大类病变。

《素问·阴阳应象大论》指出"阳胜则热，阴胜则寒。"《素问·调经论》曰："阳虚则外寒，阴虚则内热；阳盛则外热，阴盛则内寒。"

阳胜则热，是指阳热亢盛，机能亢奋，机体反应性增强，产热过剩或散热不利之病理状态。如急性热病初起，发热面赤，甚至壮热、烦躁。阳热偏盛则灼耗阴津，故热病常见口渴喜饮，便干溲少等津亏液少的病理表现。

阴胜则寒，是指阴寒内盛，机能抑制或障碍，从而导致阴寒水湿病邪积聚，机体热量不足等病理状态。如受寒饮冷，寒邪直中于里的病证，可见腹痛，腹泻，怕冷，喜热等症。寒邪属阴，阴寒凝聚，则血脉拘急，气血不通则痛。阴寒邪盛，阳气被抑，温煦功能障碍，肌肤失于温煦，故怕冷而喜热。阴寒之邪遏伤阳气，常可致脾胃阳虚，运化失常，从而出现泄泻等病理表现。

阴虚则热，是指阴液（包括精、血、津液）亏损，阴不制阳，导致相对阳亢，机能虚性亢奋，从而出现阴虚内热的病理表现。如肺痨病，临床上常见有消瘦，骨蒸潮热，五心烦热，颧红，盗汗等症。

阳虚则寒，是指人体阳气虚损，全身性机能衰退，阳不能制阴，则阴相对偏亢，从而出现热量不足的虚寒性病理状态。如慢性肾病，临床上常见有形寒肢冷，水肿等症，此即脾肾阳气不足，运化蒸腾无力，因而导致水寒阴邪积聚之阳虚阴盛病证。

中医学认为，在疾病的发生、发展过程中，机体阴精阳气任何一方虚损到一定的程度，亦常导致对方之不足，即所谓"阳损及阴"或"阴损及阳"，最后导致阴阳两虚，此即慢性虚性病证常见的病理发展过程。

### （四）指导疾病的诊断

根据临床证候反映，其可以概括为阴证和阳证两大类。临床的病证反映尽管错综复杂，但是对于疾病的诊察，则均可以根据阴阳变化的规律来加以分析、归纳和判断，以此来认识和探讨疾病的本质。《素问·阴阳应象大论》曰："善诊者，察色按脉，先别阴阳。"说明中医学的望、闻、问、切四诊方法，首当辨别阴阳。

例如望诊，一般面色光滑润泽者为阳，面色沉浊晦暗者为阴；凡见青色、白色、黑色，其证多属阴；而见黄色、赤色，则其证多属阳。又如闻诊，凡气粗声高属阳，气弱声低则属阴。而在切诊中，则把浮、大、滑、数等脉象归属为阳脉；把沉、涩、细、迟等脉象归属为阴脉。这即是阴阳属性归类方法在中医诊断学中的应用。

中医辨证以阴阳作为纲领，用以分辨和判断疾病的表里、寒热或虚实。凡表证、实证、热证都属阳证；凡里证、虚证、寒证都属阴证。所以，临床病证虽然千变万化，但总不出阴阳两纲的范围。

### （五）指导疾病的防治

人在生理上形成了与自然界同步的节律性变化，同气相求，五脏应四时。因此，根据中医学整体观念、天人相应的理论,人们只有掌握自然界变化的规律,并且顺应自然界的运动变化来进行摄养,与天地阴阳保持平衡,才能保持心身健康。《素问·四气调神大论》曰:"夫四时阴阳者,万物之根本也。所以圣人春夏养阳,秋冬养阴,以从其根,故与万物沉浮于生长之门。逆其根,则伐其本,坏其真矣。故四时阴阳者,万物之终始也,死生之本也,逆之则灾害生,从之则苛疾不起,是谓得道。"

《素问·至真要大论》曰:"谨察阴阳所在而调之,以平为期。"即是说,由于阴阳失调是疾病发生、发展的基本病机,因此,调整阴阳可以补偏救弊,使其失调的阴阳关系向着协调的方向转化,在新的基础上恢复阴阳的相对平衡,即是中医临床治疗的基本原则。

根据阴阳学说确定的治疗原则,就是损其有余,补其不足,从而使阴阳的偏盛偏衰得以纠正,使其在新的基础上达到恢复阴阳相对平衡之目的。由于疾病表现不一,本质不同,故其治疗方法多种多样,中医临床根据调整阴阳的精神,提出了"寒者热之""热者寒之""虚则补之"(《素问·至真要大论》),以及"阳病治阴,阴病治阳"(《素问·阴阳应象大论》)等众多治疗方法。如阳热亢盛而损耗阴液之病证,可用寒凉药以治其阳热,此即"热者寒之"的方法;又如阴寒太盛而伤及阳气的病证,则可用温热药以祛其阴寒,此即"寒者热之"的方法。若因阴液不足,阴虚不能制阳而形成的阳亢病证,则须采用滋阴抑阳的方法;若因阳气不足,阳虚不能制阴而形成的阴盛之病证,则可采用补阳抑阴的方法。此即"阳病治阴,阴病治阳"的治疗方法。其他如气虚者补气,血虚者补血,阳虚者补阳,阴虚者补阴等,都是"虚则补之"法则的具体应用。

在归纳药物的性味功能上,阴阳亦具有重要的意义,并可作为指导临床用药的依据。药物的四气、五味,以及升降浮沉等一般性能,都具有阴阳的不同属性。以四气来说,寒、凉性质的药物属阴;温、热性质的药物属阳。以五味来说,酸、苦、咸味药物属阴;辛、甘、淡味药物属阳。至于升降浮沉方面,则是指具有重镇敛降作用的药物属阴,具有轻浮升散作用的药物属阳。所以,临床用药必须注意病证阴阳与药物阴阳之关系,正确运用药物的阴阳属性,以改善或调整机体失调的阴阳关系,从而达到治愈疾病的目的。

# 第三节　五行学说

五行学说是中国古代的一种哲学理论,属于中国古代唯物论和辩证法范畴。是以木、火、土、金、水五类物质的特性及其生克制化规律阐释宇宙万物的发生、发展、变化及相互关系的一种认识论和方法论。五行学说认为宇宙间一切事物和现象的发展变化,都是这五种物质不断运动的结果。五行学说被广泛运用于中国古代的天文、历法等诸多领域。中医学将五行学说作为一种重要的说理工具,用以解释人体脏腑间的相互关系、脏腑组织的属性、运动变化以及人体与外界环境的关系,并据此阐释人体的生理功能和病理变化以及指导临床疾病的诊断和防治。

## 一、五行的概念

### (一)五行的含义

"五行"一词最早出自《尚书·洪范》:"五行,一曰水,二曰火,三曰木,四曰金,五曰土。"

五行最初的含义与"五材"有关，指木、火、土、金、水五种基本物质。《尚书大传·卷一》作进一步解释："水火者，百姓之所饮食也；金木者，百姓之所兴作也；土者，万物之所资生也，是为人用。"随着实践和认识的不断拓展深入，从方法论而言，"五"已经超越了其物质性的概念，而是指代宇宙万物所具备的五种基本特性。"行"是指一种固有的、有规则的、自然持续的运动。《说文解字·行部》释"行，人之步趋也"，进而可引申为行动、运行、运动。

综上所述，五行即木、火、土、金、水五类物质要素及其运动变化。五行中的"五"是指构成宇宙万物的木、火、土、金、水五类物质要素；"行"即运动变化。由于气是构成宇宙的本原，五行由气的运动变化而生。因此，五行又指自然界五类运行方式不同的气的运动。

### （二）五行的特性

五行的特性是古人在长期生活和生产实践中，在对木、火、土、金、水五种物质直接观察和朴素认识的基础上，进行抽象而逐渐形成的理性概念，用以表征自然界存在的五类不同特性的物质现象，归类分析万事万物的属性，是识别各种事物五行属性的基本依据。《尚书·洪范》所论"水曰润下，火曰炎上，木曰曲直，金曰从革，土爰稼穑"是对五行特性的基本概括。

1. **木曰曲直**　"曲"，屈也；"直"，伸也。指树木的枝条具有生长、向上、柔和、舒展，能屈能伸的特性，引申为事物或现象凡具有生长、升发、条达、舒畅等性质或作用，均可归属于"木"。

2. **火曰炎上**　"炎"是焚烧、炎热之义；"上"是上升。指火具有炎热、上升、明亮的特性，引申为事物或现象凡具有温热、明亮、升腾、向上等性质或作用，均可归属于火。

3. **土爰稼穑**　"稼"指播种；"穑"指收获。稼穑泛指人类种植和收获谷物的农事活动。引申为事物或现象凡具有生化、承载、受纳万物等性质或作用，均归属于"土"。故有"土载四行""万物土中生""土为万物之母"之说。

4. **金曰从革**　"从"，顺也；"革"，即变革、更改。指金属具有顺从变革、刚柔相济的特性，引申为事物或现象凡具有肃杀、沉降、收敛等性质或作用，均可归属于"金"。

5. **水曰润下**　"润"即滋润、濡润；"下"即下行。指水具有滋润、下行的特性，引申为事物或现象凡具有滋润、下行、寒凉、闭藏等性质或作用，均可归属于"水"。

五行的特性皆源于木、火、土、金、水五种具体物质的性能和状态特点，但通过抽象、概括和引申演绎，又超出了原有的特性和状态，是对自然界五大类事物和现象不同特性的抽象概括。

## 二、事物和现象的五行归类

五行学说依据五行各自的特性，对自然界的各种事物和现象进行归类，从而构建了五行系统。这不仅使自然界的事物和现象实现了系统化、层次化，而且为建立同类事物间的相互联系奠定了基础。事物和现象五行归类的方法，主要包括取象比类法和推演络绎法两种。

## （一）取象比类法

取象比类法，是运用形象思维，根据被研究对象与已知对象在某些方面的相似或类同（援物、取象），从而认为两者在其他方面也有可能相似或类同（比类），并由此推导出被研究对象某些性状的逻辑方法。以五行各自的特性为基准，通过与事物所特有的征象相比较，可以确定事物的五行归属。如，以方位配五行，日出东方，与木的升发特性相类似，故东方归属于木；南方炎热，与火的炎上特性相类似，故南方归属于火；中原地区土地肥沃，万物繁茂，与土的化生特性相类似，故中央归属于土；日落西方，与金的肃降特性相类似，故西方归属于金；北方寒冷，与水的寒凉特性相类似，故北方归属于水。

## （二）推演络绎法

推演络绎法，是指根据已知某些事物的五行归属，推演归纳与之相关的其他事物的五行归属。例如：肝属木，由于胆、筋、爪、目统属于肝（肝合胆、主筋、其华在爪、开窍于目），因此推演络绎出胆、筋、爪、目皆归属于木。同理，心属火，统小肠、脉、面、舌，故小肠、脉、面、舌亦属于火；脾属土，统胃、肌肉、唇、口，故胃、肌肉、唇、口亦属于土；肺属金，统大肠、皮毛、鼻，故大肠、皮毛、鼻亦属于金；肾属水，统膀胱、骨、发、耳、二阴，故膀胱、骨、发、耳、二阴亦属于水。

五行学说运用取象比类和推演络绎的方法，将自然界的各种事物和现象分别归属于木、火、土、金、水五大类。而每一类事物和现象都存在着相同的或相似的特性，因此彼此之间构成了一定的联系。

中医学在天人相应思想指导下，以五行为中心，将自然界的各种事物和现象，以及人体的生理病理现象，按其属性进行归纳，从而将人体的生命活动与自然界的事物或现象联系起来，形成了联系人体内外环境的五行结构系统（表 2-2），用以说明人体以及人与自然环境的统一性。

表 2-2　事物属性的五行归类表

| 自然界 | | | | | | | | 五行 | 人体 | | | | | | | | |
| 五谷 | 五臭 | 五音 | 五味 | 五色 | 五化 | 五气 | 五季 | 五方 | | 五脏 | 五腑 | 形体 | 五官 | 五华 | 五液 | 五志 | 五声 | 变动 |
|---|---|---|---|---|---|---|---|---|---|---|---|---|---|---|---|---|---|---|
| 麦 | 臊 | 角 | 酸 | 青 | 生 | 风 | 春 | 东 | 木 | 肝 | 胆 | 筋 | 目 | 爪 | 泪 | 怒 | 呼 | 握 |
| 黍 | 焦 | 徵 | 苦 | 赤 | 长 | 暑 | 夏 | 南 | 火 | 心 | 小肠 | 脉 | 舌 | 面 | 汗 | 喜 | 笑 | 忧 |
| 稷 | 香 | 宫 | 甘 | 黄 | 化 | 湿 | 长夏 | 中 | 土 | 脾 | 胃 | 肉 | 口 | 唇 | 涎 | 思 | 歌 | 哕 |
| 稻 | 腥 | 商 | 辛 | 白 | 收 | 燥 | 秋 | 西 | 金 | 肺 | 大肠 | 皮 | 鼻 | 毛 | 涕 | 悲 | 哭 | 咳 |
| 豆 | 腐 | 羽 | 咸 | 黑 | 藏 | 寒 | 冬 | 北 | 水 | 肾 | 膀胱 | 骨 | 耳 | 发 | 唾 | 恐 | 呻 | 栗 |

 知识拓展

### 长　夏

"长夏"一词首载于《黄帝内经》。关于长夏，有三种解释。

一是指夏末初秋的时段。王冰注解《素问·六节藏象论》曰："所谓长夏者，六月也，夏为土母，土长于中，以长而治，故云长夏。"王冰所认为的长夏是夏季的最后一个月，即农历六月，又称季夏。在古时，每季度三个月分为孟月、仲月、季月。其中，夏季的最后一个月便称之为季夏。《素问·六节藏象论》曰："春胜长夏，长夏胜冬。"因而，早期中医理论中所谓的长夏，实指夏秋之间一个整的季节，有着和春夏秋冬四时一样的含义。

二是指春夏秋冬中每个季节的最后十八天。《素问·太阴阳明论》曰："脾者土也，治中央，常以四时长四脏，各十八日寄治，不得独主时也。"此处认为，长夏分主四季的最后十八日。也有学者认为长夏有名无实，其作用潜在地影响于一年春夏秋冬四季，甚或承认长夏主脾，时亦为72日，但没有具体划分，而是无形地分解于一年四时之内。

三是指独立的季节。用二十四节气标注法明确指出了长夏的时段："五脏应四时，脾与四时之外的'长夏'（夏至—处暑）相通应。"《素问·脏气法时论》曰："其日丙丁……脾主长夏，足太阴阳明主治。"古人采用十月历法将一年平均分成五季，每季72日，其中也将长夏单独分为一个季节，此处认为长夏属于十月历系统。

# 三、五行学说的基本内容

五行学说的基本内容包括五行生克、五行制化、五行乘侮。其中五行相生相克维持着五行系统的平衡与稳定，用于阐释自然界事物或现象之间的相互联系、协调平衡的整体性。五行相乘相侮是五行之间异常的生克变化，用于阐释自然界事物或现象之间的平衡关系失调的异常现象。

## （一）五行生克

**1. 相生**　即递相资生、助长、促进之意。五行相生是指木、火、土、金、水之间存在着递相资生、助长和促进的关系，其次序是：木生火、火生土、土生金、金生水、水生木（图2-1）。

在五行相生关系中，任何一行都具有"生我"和"我生"两方面的关系。《难经》称其为"母子"关系。"生我"者为母，"我生"者为子。因此，五行相生是指五行中的某一行对其子行的资生、促进和助长。以火为例，生火者是木，故木为火之母；火生者是土，则土为火之子，木与火、火与土都是"母子"关系。余可类推。

**2. 相克**　即递相克制、制约、抑制之意。五行相克是指木、火、土、金、水之间存在着递相克制、制约、抑制的关系，其次序是：木克土、土克水、水克火、火克金、金克木（图2-1）。

在五行相克关系中，任何一行都具有"克我"和"我克"两方面的关系。《尔雅》谓"克，胜也"，有克制、制约、控制之意。《黄帝内经》把相克关系称为"所胜""所不胜"关系："我克"者为我"所胜"，"克我"者为我"所不胜"。如"木克土"，木之"所胜"是土；"克我"者为我"所不胜"，土之"所不胜"是木。所以，五行相克实际上是五行中的某一行对其所胜一行的克制和制约。

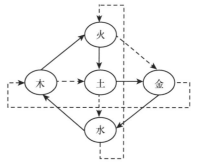

图 2-1　五行生克关系

实线：表示相生；虚线：表示相克

## （二）五行制化

制即克制，化即生化。五行制化是指五行之间相互制约、相互化生，化中有制、制中有化，二者相辅相成，才能维持其相对平衡和正常的协调关系。《素问·六微旨大论》曰："亢则害，承乃制，制则生化。"

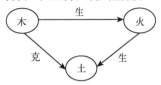

图2-2　相生相克作用下土的稳态

五行中的每一行均与其他四行存在着生我、我生、克我、我克的关系（图2-2）。五行的相生和相克是不可分割的两个方面：没有相生，就没有事物的发生和成长；没有相克，就不能维持事物间的正常协调关系。明代张介宾《类经图翼》曰："盖造化之机，不可无生，亦不可无制。无生则发育无由，无制则亢而为害。"唯生中有克，克中有生，相反相成，才能维持事物间的平衡协调，推动事物稳定有序地变化发展。五行制化是五行相生相克有机结合的自我调节，因此又称为"五行生克制化"。

从上述五行生克制化的关系中可以看出，五行之间的协调平衡是相对的。相生相克的过程，也是事物动态变化的过程。在此过程中，任何一行都可能出现一定限度的太过或不及。这种现象一旦出现，就会引起再一次生克制化的调节，出现新的协调平衡。

## （三）五行乘侮

**1. 相乘**　乘，即乘虚侵袭之意。五行相乘是指五行中某一行对其所胜一行的过度克制，为五行之间的异常克制现象。五行相乘的次序与相克相同，即木乘土、土乘水、水乘火、火乘金、金乘木。导致五行相乘的原因包括"太过"和"不及"两种情况。

太过相乘是指五行中的某一行过于亢盛，对其所胜一行的克制超过正常限度，引起五行之间平衡协调关系失常。以木和土的关系为例，在正常情况下木能克土，土为木之所胜。若木气过于亢盛，引起对土的超常克制可致土的不足。由于引起相乘的原因在于木的亢盛，所以称"木旺乘土"。

不及相乘是指五行中的某一行过于虚弱，难以承受所不胜一行正常限度的克制，引起五行之间平衡协调关系失常。仍以木和土的关系为例，若土气不足，尽管木气仍然处于正常水平，但已不能承受木的克制。由于相乘是由土的不足而引起的，所以称为"土虚木乘"。

相乘与相克虽然在次序上相同，但是有着本质的区别。相克是五行之间的正常制约关系，相乘则是五行之间的异常制约现象。就人体而言，相克表示生理现象，相乘表示病理变化。

**2. 相侮**　侮，即欺侮，有恃强凌弱之意。五行相侮是指五行中某一行对其所不胜一行的反向克制，为五行之间的异常克制现象，又称"反克""反侮"。五行相侮的次序与相克相反，即木侮金、金侮火、火侮水、水侮土、土侮木。导致五行相侮的原因也包括"太过"和"不及"两种情况。

太过相侮是指五行中的某一行过于亢盛，使原来克它的一行不仅不能克制它，反而受到它的克制，引起五行之间平衡协调关系失常。以木和金的关系为例，正常情况下，金能克木，若木气过盛，其"所不胜"金不仅不能克木，反而受到木的制约，出现木对金的反向克制。由于引起相侮的原因在于木的亢盛，所以称为"木亢侮金"。

不及相侮是指五行中的某一行过于虚弱，不仅不能制约其所胜的一行，反而受到其所胜行的"反克",引起五行之间平衡协调关系失常。以木和土的关系为例,木气不足时,不仅木不能制约土,反而会受到土的反向克制。由于相侮的原因在于木的不足,所以称为"木虚土侮"。

相乘、相侮是异常克制现象,两者之间既有区别又有联系。区别在于:相乘是按五行相克顺序发生的过度克制;而相侮是与五行相克方向相反的异常克制。二者的联系在于:发生相乘时同时发生相侮,发生相侮时同时发生相乘(图2-3)。如:木过盛时,既乘土,又侮金;而木不及时,既受土侮,又受金乘。《素问·五运行大论》曰:"气有余,则制己所胜而侮所不胜;其不及,则己所不胜,侮而乘之,己所胜轻而侮之。"正是对五行相乘与相侮产生的原因及相互关系的最好说明。

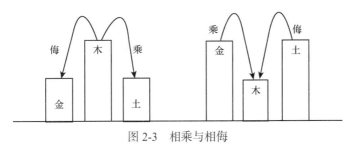

图 2-3 相乘与相侮

## 四、五行学说在中医学中的应用

中医学以五行学说作为重要的说理工具,应用于中医理论体系的各个方面。以五行的特性来分析归纳人体脏腑、经络、形体、官窍等组织器官和精神情志等各种功能活动,构建以五脏为中心的生理病理系统,进而与自然环境相联系,建立天人一体的五脏系统。以五行的生克制化规律来阐释五脏之间的生理联系,以及人与外界环境的相互关系;以五行的乘侮规律来分析五脏病变的相互影响,说明疾病的发生发展规律和自然界五行六气的变化规律。

### (一)说明五脏的生理功能及其相互关系

五行学说在生理方面的应用,主要包括以五行特性类比五脏的生理特点,构建天人一体的五脏系统,以生克制化说明五脏之间的生理联系等几个方面。

1. **说明五脏的生理功能** 五行学说运用取象比类的方法,将人体五脏分别归属于五行,并以五行的特性来说明五脏的生理功能。木有生长、升发、舒畅、条达的特性,肝主疏泄、喜条达而恶抑郁,有疏通气血、调畅情志的功能,故以肝属木。火有温热、向上的特性,心主血脉以维持体温恒定,心主神明以为脏腑之主,故以心属火。土有化生、承载、受纳的特性,脾主运化水谷、化生精微以营养脏腑形体,为气血生化之源,故以脾属土。金有清肃、收敛、沉降的特性,肺主宣降,有清肃之性,以清肃下降为顺,故以肺属金。水具有滋润、下行、闭藏的特性,肾藏精、主水,故以肾属水。

2. **构建天人一体的五脏系统** 五行学说除以五行特性类比五脏的生理特点,确定五脏的五行归属外,还以五脏为中心,推演整个人体的各组织结构与功能,将人体形体、官窍、精神、情志等分别归属于五脏,构建出以五脏为中心的五大生理系统,体现了人体自身的完整统一性。同时根据自然界的五季、五方、五气、五化、五色、五味等与五行的配属关系,将人体内外环境联结成一个密切联系的整体。

**3. 说明五脏之间的生理联系**　五脏的功能活动不是孤立的，而是彼此联系、相互为用的。五行学说将五脏归属于五行，不仅用五行的特性说明各脏的生理特点，而且还运用五行生克制化理论说明五脏之间的生理联系，即五脏之间存在着既相互资生又相互制约的关系。

五脏之间既相互资生，又相互制约，生中有克，克中有生。正是通过这种生克制化，才能维持五脏之间的协调平衡以及人体正常的生命活动。如肝藏血以济心，即肝木济心火，为木生火，心温煦脾土以助脾运化，即心火温脾土，为火生土，肾藏精以滋肝血，即肾水滋肝木，为水生木等，则是以五行相生来说明五脏之间的相互资生、促进关系。而肾水上济于心，以防心火之过亢，为水克火，肝气条达，可疏泄脾气之壅滞，为木克土等，则是以五行相克来说明五脏之间的相互制约关系。

事实上，人体是一个复杂的有机体，五脏的功能更是多样的，其相互间的关系也是复杂的。五行的特性并不能解释五脏的所有功能，五行的生克制化关系也无法完全阐释五脏之间复杂的生理联系。任何两脏之间既有"相生"也有"相克"，相生和相克可以体现在一脏与多脏或多脏与多脏之间。因此，五行学说作为中医学朴素的论理工具，在用以研究五脏系统的生理功能及其相互间的内在联系时，不能囿于其相生相克理论。

### （二）说明五脏病变的相互影响

五行学说，不仅可用以说明在生理情况下脏腑间的相互联系，也可用以说明在病理情况下脏腑间的相互影响。当本脏有病时可以传至他脏，他脏疾病也可以传至本脏，这种病理上的相互影响称之为传变。以五行学说阐释五脏病变的相互传变，主要有相生关系的传变和相克关系的传变两类。

**1. 相生关系的传变**　包括母病及子和子病及母两个方面。

母病及子，是指用五行相生的母子关系，说明五脏之间由于母脏病变累及子脏的病机。即先有母脏的病变，后有子脏的病变。如肾属水，肝属木，水生木，故肾为母脏，肝为子脏。若肾病传于肝，即属母病及子。临床常见因肾精不足不能资助肝血而致的肝肾精血亏虚证，因肾阴不足不能涵养肝阴从而形成肝肾阴虚、肝阳上亢的"水不涵木"证。

子病及母，是指用五行相生的母子关系，说明五脏之间由于子脏病变累及母脏的病机传变。即先有子脏的病变，后有母脏的病变。如肝属木，心属火，木生火，故肝为母脏，心为子脏。若心病及肝，即是子病及母。临床常见心血不足累及肝血亏虚而致的心肝血虚证，因心火旺盛引动肝火而形成的心肝火旺证，皆属子病及母。

五行学说还认为，按相生规律传变时，母病及子多病势缓，病情轻，预后好，为顺。如土不生金的脾肺气虚、木不生火的心肝血虚等；子病及母多病势急，病变重，预后差，为逆。如《难经经释》曰："邪挟生气而来，则虽进而易退""受我之气者，其力方旺，还而相克，来势必甚"。

**2. 相克关系的传变**　包括相乘传变和相侮传变两类。

相乘传变是指相克太过导致的疾病传变。引起五脏相乘的原因有两种：一是某脏过盛，对其所胜之脏过分克伐；二是某脏过弱，不能耐受其所不胜之脏的正常克制，从而出现相对克伐太过。如以肝木和脾土的关系为例，相乘传变就有"木旺乘土"（即肝旺乘脾）和"土虚木乘"（即脾虚肝乘）两种情况。由于肝气郁结或肝气上逆，影响脾胃的运化功能，出现胸胁苦满、脘腹胀痛、泛酸、泄泻等症状的，属于"木旺乘土"。反之，若因脾胃虚弱不能耐受肝气的克伐而出现头晕乏力、纳呆嗳气、胸胁胀满、腹痛泄泻等症状的，属于"土虚木乘"。

相侮传变是指反向克制导致的疾病传变。引起相侮传变的原因也有两种：一是某脏过盛，对其所不胜之脏进行反克的相侮传变；二是某脏过弱，导致其所胜之脏反克的病理传变。如因暴怒而致肝火亢盛，反克肺金，出现急躁易怒、面红目赤、咳嗽或咯血等症状，称为"木火刑金"，此则是某脏过盛导致的相侮。又如因脾土虚衰，不能制约肾水，出现全身水肿等症状，称为"土虚水侮"，此则是某脏过弱导致的相侮。

五脏的功能因五行的生克制化关系而联结为一个有机整体，任何一脏功能的正常发挥，必然受到其他四脏的资助或制约。因此，任何一脏的功能失常，都可能影响其他四脏而致其发病，并用母子相及和五行乘侮来阐释。如肝脏有病，病传至心为母病及子；病传至肾为子病及母；病传至脾为相乘传变；病传至肺为相侮传变。其他四脏，以此类推。

但是，五行生克规律不能完全阐释五脏间复杂的生理关系，故而五行乘侮和母子相及规律不能说明五脏病变的所有传变规律。对于疾病的五脏传变，不能完全受五行生克乘侮规律的束缚，而应从实际情况出发去把握疾病的传变。

### （三）指导疾病的诊断

五行学说将人体与自然界的事物联系在一起，构成了天人一体的五脏系统。人体是一个有机整体，所以当内脏有病时，五脏功能活动及其相互关系的异常变化可以反映到体表相应的组织器官。出现色泽、声音、形态、脉象等诸方面的异常变化，即所谓"有诸内，必形诸外"。所以依据事物属性的五行归类，分析望、闻、问、切四诊所搜集的外在表现（症状、体征），能够确定病变的五脏部位，即所谓"视其外应，以知其内藏"（《灵枢·本脏》）。而且根据五行生克乘侮规律还可以推断病情进展，预测疾病的转归。

五行学说以事物五行属性归类和生克乘侮规律确定五脏病变的部位包括两类情况。一是以本脏所主之色、味、脉来诊断本脏之病。如面见青色，喜食酸味，脉见弦象，可以从肝病考虑；面见赤色，口味苦，脉象洪，可以从心病考虑等。二是根据他脏所主之色、味、脉来确定五脏相兼病。若脾虚之人面见青色，可以考虑为木乘土，多见于肝气犯脾；若心病之人面见黑色，可以考虑为水乘火，多见于肾水凌心等。

但各种病证总是千变万化，影响疾病发展转归的因素亦多种多样。因此必须坚持"四诊合参"来判断疾病的发展转归，不可拘泥于五行理论的推理。

### （四）指导疾病的防治

五行学说指导疾病的治疗，主要包括根据药物色味的五行归属，指导脏腑用药；按照五行生克乘侮规律，控制疾病的传变，确定治疗大法，以及指导药物、针灸取穴和情志疗法等几个方面。

**1. 指导脏腑用药**　中药有青、赤、黄、白、黑五色之别，亦有酸、苦、甘、辛、咸五味之异，且与脏腑经络密切相关。药物的五色、五味与五脏的关系是以天然色味为基础，以其不同性能与归经为依据，按照五行归属来确定的。具体而言，青色、酸味入肝；赤色、苦味入心；黄色、甘味入脾；白色、辛味入肺；黑色、咸味入肾。如丹参苦色赤入心经以活血安神；石膏色白味辛入肺经以清肺热等。因此，临床用药还应结合药物的色味加以综合分析，辨证应用。

**2. 控制疾病的传变**　根据五行生克乘侮理论，五脏任何一脏有病，可以传及其他四脏而致疾病传变。如肝有病可以影响到心、肺、脾、肾。他脏有病亦可传给本脏，如心、肺、脾、肾之病变，也可以影响到肝。因此，临床治疗时除疾病本脏外，还应根据五行的生克乘侮规律，控制疾病的发展与传变。如肝气太过，或郁结或上逆，木亢则乘土，病将及脾胃，故在治疗时，除重点治疗肝病外，还应健脾和胃，以防止肝病传于脾胃。《难经·七十七难》曰："见肝之病，则知肝当传之于脾，故先实其脾气。"

**3. 确定治则治法** 五行学说不仅用以说明人体脏腑的生理功能和病理传变，指导疾病的诊断和预防，而且还可根据五行相生相克规律确定治疗原则和方法。

（1）依据五行相生规律确定治则治法：临床上运用五行相生规律确定的基本治疗原则是补母和泻子，即"虚则补其母，实则泻其子"（《难经·六十九难》）。

1）虚则补其母：是指在治疗五脏虚证时，既要补益本脏的虚衰，又要依据五行相生的次序，补益其"母脏"，通过母脏的"相生"作用促使其恢复，适用于母子关系的虚证。如肺气虚的咳嗽、喘息等症，临床可用补脾气以益肺气的方法治疗。因脾为肺之母，脾土生肺金，所以补脾可以疗肺疾。

2）实则泻其子：是指在治疗五脏实证时，不仅要祛除本脏的实邪，还应依据五行相生的次序，泻其"子脏"以祛除邪气，促其恢复，适用于母子关系的实证。如肝火炽盛，有升无降，出现肝之实证时，肝木是母，心火是子，这种肝之实火的治疗，可以采用泻心法，泻心火便为泻肝火。

依据五行相生规律确定的治法，常用的有滋水涵木法、益火补土法、培土生金法和金水相生法（表2-3）。

表 2-3 依据五行相生规律确立的代表治法

| 治法名称 | 概念 | 适应证 |
| --- | --- | --- |
| 滋水涵木法 | 滋肾阴以养肝阴的治法。又称滋补肝肾法 | 主要用于治疗肾阴亏损而致肝阴不足，甚至肝阳上亢之证 |
| 益火补土法 | 温肾阳以助脾阳的治法。又称温肾健脾法、温补脾肾法 根据五行相生关系，心属火，脾属土，益火补土应当是温心阳以暖脾土。但命门学说认为，命门之火（肾阳）是一身阳气之本，具有温煦脾土的作用。临床上温肾阳以健脾的治法广为运用 | 主要用于治疗肾阳衰微不能温运而致脾阳不振的脾肾阳虚证 |
| 培土生金法 | 健脾益气以补益肺气的治法 | 主要用于治疗脾气虚衰，生气无源，以致肺气虚弱之证。肺气虚衰，兼见脾不健运者，也可应用 |
| 金水相生法 | 补养肺阴以滋生肾阴的治法。又称滋养肺肾法 | 主要用于治疗肺阴亏虚，不能滋养肾阴，或肾阴亏虚，不能滋养肺阴的肺肾阴虚之证 |

（2）依据五行相克规律确定治则治法：临床上运用五行相克规律确定的治疗原则是抑强和扶弱。

五脏发生相乘、相侮的原因不外乎"太过"和"不及"两个方面。"太过"者属过强，表现为机能亢进；"不及"者属过弱，表现为机能衰退。在治疗方面的指导作用即体现为抑强、扶弱两方面。

1）抑强适用于因某脏"太过"引起的相乘和相侮。如肝气疏泄太过，横逆犯脾，出现肝脾不调之证，称为"木旺乘土"，治以疏肝平肝为主。

本章现代
研究概述

2）扶弱适用于因某脏"不及"引起的相乘和相侮。如脾胃虚弱，肝气乘虚而入，导致肝脾不和之证，称为"土虚木乘"，治以健脾益气为主。

依据五行相克规律确定的治法，常用的有抑木扶土法、培土制水法、佐金平木法和泻南补北法（表2-4）。

表2-4　依据五行相克规律确立的代表治法

| 治法名称 | 概念 | 适应证 |
| --- | --- | --- |
| 抑木扶土法 | 疏肝健脾或平肝和胃的治法。又称调理肝脾法 | 主要用于治疗肝脾不和或肝气犯胃的病证 |
| 培土制水法 | 健脾利水以消除水邪的治法。又称为敦土利水法、温肾健脾法（"培土制水"的"水"是指水湿邪气而非指肾） | 主要用于治疗脾虚水泛、水湿停聚的病证 |
| 佐金平木法 | 肃肺气、清肝火的治法。又称滋肺泻肝法 | 主要用于治疗肝火亢盛，上炎侮肺，肺失清肃，气逆而咳的肝火犯肺证 |
| 泻南补北法 | 泻心火补肾水的治法。又称滋阴降火法、泻火补水法（因心主火，火属南方；肾主水，水属北方，故称泻南补北法） | 主要用于治疗肾阴不足，心火偏旺，水火失济，心肾不交的病证 |

**4. 指导针灸取穴**　在针灸疗法中，将十二正经近手足末端的井、荥、输、经、合五输穴分别配属于五行，根据五行的生克规律来选穴治疗脏腑病证。治疗肝虚证时，根据"虚则补其母"的原则，可选取肾经的合穴阴谷或本经的合穴曲泉；治疗肝实证时，根据"实则泻其子"的原则，可选取心经的荥穴少府或本经的荥穴行间等。

**5. 指导情志疾病的治疗**　人的情志活动属五脏功能之一，五脏分属于五行，情志也有五行属性。各种情志活动之间亦有相互抑制的作用。《素问·阴阳应象大论》曰："怒伤肝，悲胜怒……喜伤心，恐胜喜……思伤脾，怒胜思……忧伤肺，喜胜忧……恐伤肾，思胜恐。"利用情志活动之间的相互抑制关系，可以达到治疗疾病的目的，即所谓"以情胜情"。

## 📚 小　结

中医学理论体系形成在战国至两汉时期，借助于当时盛行的气一元论、阴阳学说、五行学说等古代哲学思想作为说理工具，为中医学整体观念的建立奠定了基础，同时，这些哲学思想贯穿于中医学理论体系的各方面，成为中医学理论体系重要的组成部分。

气一元论、阴阳学说、五行学说是古人认识世界的方法论和宇宙观，各有特点又相互联系。气一元论回答的是世界万物"本原性"的问题，也在一定程度上揭示了物质的运动性；阴阳学说是在气一元论的基础上，着重阐释宇宙万物间的对立统一；五行学说则在继承上述两种哲学思想的基础上，运用生克制化的理论，更为细致地阐发了物质世界事物间的普遍联系和平衡发展。

气一元论、阴阳学说和五行学说是中医学理论体系构建的主要哲学基础，中医学将三者有机地结合起来并形成了自身独具特色的生命观、健康观和疾病观，建立了中医学的整体医学模式。

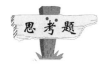

1. 为什么说生命活动的本质特征是气化？
2. 试述阴阳消长的形式及其与阴阳对立制约和互根互用的关系。
3. 如何运用阴阳理论阐释人体的病理变化？
4. 如何以五行生克制化理论来阐释五脏之间的生理联系？

# 第三章 藏 象

藏象学说，是在中医整体观的指导下，研究人体各脏腑的形态结构、生理功能、病理变化及与精气血津液等内外环境之间相互关系的基本理论，是中医学理论体系的核心内容之一。

## 第一节 概 述

藏象学说的构建，以形态学解剖知识为基础，强调在整体观的指导下，观察、分析和研究人体生命现象与内在脏腑的关系及脏腑生命活动的规律，并运用阴阳五行学说加以归纳，进而形成了独特的藏象理论，使中医学藏象内涵由形态实体概念逐渐演变为结构与功能相结合的综合模型。因此，藏象学说的脏腑是比解剖学概念更宽泛，并涵盖了生理病理等内容的整体宏观的系统概念。

## 一、藏象的基本概念

藏象，又称"脏象"，是指人体脏腑的结构、功能活动规律及其表现于外的生理病理征象。

"藏象"一词出自《素问·六节藏象论》："帝曰，藏象何如？"其中"藏"，作动词解是藏匿之意，作名词解则通"臟"，即现今简体字"脏"。"藏"是藏于人体内的脏腑及其生理功能，包括五脏、六腑以及奇恒之腑。

"象"的含义有四：一是指脏腑的内在形象。如心"形如倒垂未开之莲蕊"，肾"形如豇豆"等。二是指表现于外的生理病理征象，"象，谓所见于外可阅者也"（王冰注《黄帝内经·素问》）。如"肝病者，两胁下痛引少腹，令人善怒"（《素问·脏气法时论》），"脾病而四肢不用"（《素问·太阴阳明论》）等。三是指脏腑与外在自然环境的事物与现象类比后获得的比象，即"象者像也。论脏腑之形象，以应天地之阴阳也"（《黄帝内经素问集注·卷二》）。又如"肝者，罢极之本……为阴中之少阳，通于春气"（《素问·六节藏象论》），"南方赤色，入通于心"（《素问·金匮真言论》）等。四是指意象，是以象为据、寻象观意的意象思维的印证。如"言五脏虽隐而不见，然其气象性用，犹可以物类推之……肝象木而曲直，心象火而炎上，脾象土而安静……"（王冰注《黄帝内经·素问》），更有"各以气命其脏"（《素问·六节藏象论》）之说，气类则象类，气变则象变，即是意象思维的内在逻辑再证。

《类经·藏象类》曰："藏居于内，形见于外，故曰藏象。"中医学是通过观察外在的征象来研究内在脏腑的活动规律及其实质，即所谓"视其外应，以知其内藏"（《灵枢·本脏》）。藏象论述了人体脏腑的生理活动和与之相联系的精神活动、形体官窍的生理功能、脏腑与自然环境的相互关联等。中医藏象的中心不在"藏"而在"象"。藏象强调的是藏气而非藏形，强调功能甚于有形实体，与现代解剖学中"器官"的概念有着不同的内涵。藏象学说从整体恒动的视角来认识人体脏腑的生理功能，反映了中医学独特的把形与象、内与外有机结合的整体认知特点。

## 二、脏腑分类及各自的生理特点

脏腑，是人体内脏的总称。中医脏腑的概念尽管有着古代解剖学的基础，但其内涵却是形态结构与生理功能、病理变化以及自然社会现象等相统一的综合概念。中医脏腑的名称虽与西医基本相同，但其概念并不完全一致。中医某一脏腑的功能可以包含西医多个器官的功能；而西医某一器官的功能，又可以分散在中医的多个脏腑之中。

中医藏象学说按照脏腑生理功能的特点将其分为脏、腑和奇恒之腑三大类（表 3-1）。脏，即心、肺、脾、肝、肾，合称五脏；腑，即胆、胃、小肠、大肠、膀胱、三焦，合称六腑；奇恒之腑包括脑、髓、骨、脉、胆、女子胞。

**表 3-1 脏腑分类及功能特点**

| 分类 | 组成 | 形态 | 功能特点 |
| --- | --- | --- | --- |
| 五脏 | 心、肺、脾、肝、肾 | 多为实体性器官 | 化生和贮藏精气 |
| 六腑 | 小肠、大肠、胃、胆、膀胱、三焦 | 多为空腔性器官 | 受盛和传化水谷 |
| 奇恒之腑 | 脑、髓、骨、脉、胆、女子胞 | 形态多中空似腑 | 藏精气似脏 |

《素问·五脏别论》曰："所谓五脏者，藏精气而不泻也，故满而不能实。"五脏共同的生理功能特点是化生和贮藏精气。精气，系指人体精、气、血、津液等精微物质。这里的"满"是对精气而言，即所藏之精、气、血不应无故外泄，而应保持充满，使其能充分发挥生理效应。《素问·五脏别论》曰："六腑者，传化物而不藏，故实而不能满也。"六腑共同的生理功能特点是受盛与传化水谷。这里的"实"是对水谷而论，是指六腑被水谷充实后应及时传化，不断地进行虚实更替，完成其传化的功能。

"奇恒之腑"包括脑、髓、骨、脉、胆、女子胞。"奇"者，异也；"恒"者，常也。"奇恒之腑"是指有异于一般的脏和腑，就其形态论，多中空而与腑相近；就其功能言，贮藏精气又类于脏，故称为"奇恒之腑"。

五脏六腑的功能特点，对于指导临床实践具有重要意义。五脏以藏为主，治疗上常以补为先；六腑以通为用，治疗多以泻为主。此外，藏象学说还强调脏与腑的阴阳、表里彼此相应的配合关系，如"肺合大肠""心合小肠""肝合胆""脾合胃""肾合膀胱"。

## 三、藏象学说的形成

### （一）古代解剖知识的不断积累

古代解剖知识不仅为藏象理论的产生奠定了形态学基础，而且古人还以内脏形态结构为基础，认识了内脏的某些功能。

"解剖"一词，最早见于《黄帝内经》。《灵枢·经水》曰："若夫八尺之士，皮肉在此，外可度量切循而得之，其死可解剖而视之，其脏之坚脆，腑之大小，谷之多少，脉之长短，血之清浊……皆有大数。"《灵枢·肠胃》等篇对人体脏腑有更详细的观察测量记载："咽门……至胃长一尺六寸。胃纡曲屈，伸之长二尺六寸，大一尺五寸，径五寸，大容三斗五升。"《难经》亦详细论述了脏腑的部位、形态、重量、容量、长度等，如"肠胃凡长五丈八尺四寸""肾有两枚""胆在肝之短叶间，重三两三铢，盛精汁三合"等。

古代解剖知识的积累与发展，为中医学藏象理论的形成奠定了坚实的形态学基础。一些脏腑的基本生理功能，如心主血脉、肺主呼吸、肝主藏血、胃为水谷之海、大肠主传化糟粕等，都是在解剖形态学知识的基础上建立起来的。

### （二）生理病理现象的长期观察

人体生命活动极其复杂，单凭解剖学难以对脏腑深奥的生理病理及错综复杂的关系作出明确的阐释。为此，古人根据"有诸内，必形诸外""视其外应，以知其内脏"的方法，通过分析人体对不同外在条件和刺激所做出的反应，来推测人体的内在生理、病理规律。并且由常及变，从病理推生理，用取象比类的思维来认识人体脏腑的内在规律与外在表现。如在"心主血脉"的基础上，发现失血过多时，常会出现面白舌淡、心悸少寐等症状，从而形成了"心在体合脉""在窍为舌""其华在面""神明出焉"等理论。通过不同情志刺激的不同表现，如喜乐则心情舒畅、发怒则胁胀面赤、悲伤则哭泣乏力、思虑过度则食少纳呆、过度恐惧则二便失禁等，推知五志分属五脏，五志过极则气机失常，而得出"心在志为喜，喜则气缓""肝在志为怒，怒则气上""肺在志为悲，悲则气消""脾在志为思，思则气结""肾在志为恐，恐则气下"等理论。这是藏象学说形成的一个非常重要的基础。

### （三）医疗实践经验的反复验证

中医学是理论与实践密切结合的知识体系，通过长期大量的临床治疗来探索和反证脏腑的生理病理，并得以检验，使藏象理论不断丰富。如进食某些动物的肝脏，或运用入肝经的药物可治疗某些目疾，从而推断出肝与目之间存在着密切联系，可治夜盲，逐步形成了"肝开窍于目"的理论。

### （四）古代哲学思想的深入渗透

以阴阳五行学说为代表的古代哲学思想渗透到中医学中，对藏象理论的形成及系统化起了重要作用。以对立统一为基本思想的阴阳学说渗透到中医学中，用以说明人体的组织结构、生理联系、病理影响等多个方面。

五行学说促成了"四时五行藏象体系"的建立。四时五行藏象体系是古代医家借助五行生克理论，运用取象比类、推演络绎方法建立的以五脏为中心的整体系统模式。它将复杂的人体组织结构划分为以五脏为核心，联系六腑、五官、九窍、五体、五神、五志的五个系统，运用五行之间的生克制化关系来说明五个系统之间的相互关联，体现了整体性和统一性。《素问·阴阳应象大论》曰："东方生风，风生木，木生酸，酸生肝，肝生筋，筋生心。其在天为风，在地为木，在体为筋，在脏为肝，肝主目。在色为苍，在音为角，在声为呼，在变动为握，在窍为目，在味为酸，在志为怒。"

# 四、藏象学说的特点

藏象学说的主要特点是以五脏为中心的整体观，主要体现在以五脏为中心的人体自身的整体性（表3-2）及五脏与外在环境的统一性两个方面。

表3-2 以五脏为中心的人体自身的整体性

| 五脏 | 六腑 | 形 | 华 | 窍 | 液 | 情志 |
|---|---|---|---|---|---|---|
| 心 | 小肠 | 脉 | 面 | 舌 | 汗 | 喜、神 |
| 肺 | 大肠 | 皮 | 毛 | 鼻 | 涕 | 悲（忧）、魄 |
| 脾 | 胃 | 肌肉四肢 | 唇 | 口 | 涎 | 思、意 |
| 肝 | 胆 | 筋 | 爪 | 目 | 泪 | 怒、魂 |
| 肾 | 膀胱 | 骨 | 发 | 耳及前后二阴 | 唾 | 恐、志 |

## （一）以五脏为中心的人体自身的整体性

藏象学说以五脏为中心，通过经络系统"内属于腑脏，外络于肢节"，将六腑、五体、五官、九窍、四肢百骸等全身脏腑、形体、官窍联结成一个结构上不可分割、生理上相互为用、病理上相互影响的有机整体，并以阴阳、五行理论来说明五脏各系统间的协调共济。

**1.五脏与六腑表里相合** 五脏藏精气，主静属阴；六腑化水谷，主动属阳。五脏与六腑通过经脉络属、气血运行、水液代谢、气机升降等因素，构成了心与小肠、肺与大肠、肝与胆、脾与胃、肾与膀胱等表里相合的关系。互为表里的脏腑在生理上相互为用，在病理上相互影响。

**2.五脏与体窍内外关联** 五脏通过经络气血的联系，与人体外在的组织器官等形体官窍相互关联，构成了生理病理相关的五大系统，如肝与胆、筋、目、爪等相联系形成肝系统，心与小肠、脉、舌、面等形成心系统等。

**3.五脏与精神情志密切相关** 精神情志作为整体生命功能的重要体现，与五脏密切相关。五脏藏精气，精气舍神志。《灵枢·本神》曰："肝藏血，血舍魂……脾藏营，营舍意……心藏脉，脉舍神……肺藏气，气舍魄……肾藏精，精舍志。"所谓"五神脏"，即"心藏神，肺藏魄，肝藏魂，脾藏意，肾藏志"（《素问·宣明五气》）。情志活动亦由五脏精气化生，"人有五脏化五气，以生喜怒悲忧恐"（《素问·阴阳应象大论》），故情志由五脏所主，即"心在志为喜""肝在志为怒""脾在志为思""肺在志为忧""肾在志为恐"。

 **知识拓展**

### 五 神 脏

"五神脏"理论发端于《黄帝内经》。《素问·宣明五气》曰："五脏所藏：心藏神，肺藏魄，肝藏魂，脾藏意，肾藏志。"指出五脏藏五神，谓之"五神脏"。

《灵枢·本神》阐述了神、魂、魄、意、志五神的基本概念，并指出五脏藏精是五脏藏神的物质基础，曰："生之来谓之精，两精相搏谓之神，随神往来者谓之魂，并精而出入者谓之魄，所以任物者谓之心，心有所忆谓之意，意之所存谓之志。"

《黄帝内经》对人的认知、思维、情感等进行了多层次、多方位的阐述。五神之中以心所藏之神为统领，《素问·灵兰秘典论》载："心者，君主之官也，神明出焉。"心神不但能够主宰人体生命活动，而且是五神的统领，能够"总统魂魄，兼赅意志"。

肝藏魂。明代张景岳《类经·藏象类》释曰："魂之为言，如梦寐恍惚、变幻游行之境皆是也。"《灵枢·本神》曰"肝藏血，血舍魂。"肝藏血功能正常，则魂有所舍；肝血不足，则魂不守舍，出现梦游、梦呓及幻觉等症。

肺藏魄。《类经·藏象类》曰："魄之为用，能动能作，痛痒由之而觉也。"《灵枢·本神》曰："肺藏气，气舍魄。"结合《黄帝内经》所言"并精而出入者谓之魄"，可知精气是魄产生的物质基础，肺主气以养魄，气旺则魄壮。

脾藏意。《类经·藏象类》曰："谓一念之生，心有所向而未定者，曰意。"《灵枢·本神》曰："脾藏营，营舍意。"意念、思想的产生与脾的功能密切相关。脾运化产生的水谷精微，是化生气血的物质基础，脾气健运，则营血充盛，方能意念充沛，思路明晰。脾虚则易引起精力涣散、健忘失忆、思维迟钝等症。

肾藏志。《类经·藏象类》曰："意已决而卓有所立者，曰志。"《灵枢·本神》曰"肾藏精，精舍志。"肾所藏之精为生身之本、养身之源，是生命活动最基本和最根本的物质；同时肾精生髓充脑而使髓海充盈。如此，志之所立所存方有坚守的根基。

五神脏理论体现了以五脏为中心和"形与神俱"的整体思维，其理论对于临床有重要的指导意义。

### （二）五脏与外界环境的统一性

基于整体观念，将人体与自然环境、社会环境置于同一系统中考察，强调内外环境的统一性，是藏象学说的重要特点。

**1. 人与自然环境协调统一**　人体本身不仅是一个有机整体，而且与自然环境保持着统一性。《灵枢·岁露论》曰："人与天地相参也，与日月相应也。"如以季节气候而言，"五脏应四时，各有收受"（《素问·金匮真言论》），心通于夏气，肺通于秋气等。五脏之气的虚实强弱与四时气候变化有密切关系。如春季多发眩晕、风疹、中风等肝系疾病；长夏多见腹痛、腹泻等脾系疾病等。故治疗用药及养生应当顺应四时之气。

从地方区域而言，东方属木，主升发，与肝气相通应；南方属火，主生长，与心气相通应等。此外，地域不同，气候、水土、饮食、居处以及生活习惯等方面有很大差异，从而使人体脏腑强弱不同，体质和发病的倾向也有一定区别。

**2. 人与社会环境联系密切**　人是多元社会关系中的一分子，因此人的生命活动与社会环境息息相关。政治、经济、文化、教育、婚姻、家庭、人际关系等社会因素，必然会影响人的生理、心理，甚至导致病理变化。如明代李中梓《医宗必读·富贵贫贱治病有别论》曰："大抵富贵之人多劳心，贫贱之人多劳力；富贵者膏粱自奉，贫贱者藜藿苟充……曲房广厦者玄府疏而六淫易客，茅茨陋巷者腠理密而外邪难干。"由此说明社会环境因素对人体生理病理有着重要影响。

## 第二节　五　　脏

五脏，即心、肺、脾、肝、肾的合称。五脏共同的生理功能特点是化生和贮藏精气。五脏的功能虽各有所司，但彼此协调，共同维持生命活动。五脏的生理活动与自然环境的变化及精神情志因素又是密切相关的。

# 一、心

心位于胸中，膈膜之上，两肺之间偏左，有心包护卫于外。心的主要生理功能有二：一是主血脉，二是藏神。心与小肠相表里，在体合脉，其华在面，开窍于舌，在志为喜，在液为汗，五行属火，为阳中之太阳，外与自然界夏气、赤色、苦味相应，从而构成了一个动态的整体联系的心系统。心主宰人的整个生命活动，故称心为"君主之官""生之本""五脏六腑之大主"。

## （一）生理特性

心的生理特性为心为阳脏主通明。心位于胸中，五行属火，为阳中之太阳，故称为阳脏，又称"火脏"。心以阳气为用，心之阳气有促进心脉搏动、温通血脉、兴奋精神，以使生机不息的作用。《素问·六节藏象论》曰："心者……为阳中之太阳。"《血证论·藏府病机论》曰："心为火脏，烛照事物。"

心主通明，是指心脉以通畅为本，心神以清明为要。心功能的正常发挥，既要依赖心阳的温煦和推动，又需心阴的凉润和宁静，二者相互协调，相辅相成。

## （二）生理功能

1. **心主血脉**　指心气推动血液运行于脉中，流注全身，循环不休，发挥营养和濡润作用。包括主血和主脉两个方面。

（1）主血：指心气推动和调控血液运行，输送营养物质于全身各脏腑形体官窍的作用。血液的运行与五脏功能密切相关，其中心的搏动功能最为重要。心为阳脏，心的搏动主要依赖心（阳）气的激发和推动。

心主血的另一内涵是心生血，即"奉心化赤"。指饮食水谷经脾胃运化而生的水谷精微，其化为血液，需经心阳的"化赤"作用。由此可见，心有总司一身血液的运行及参与血液生成的作用。

（2）主脉：指心气推动和调控心的搏动，维持脉道通利的作用。脉指脉管，是约束血行，血液运行周流全身的通道，又被称为"血之府"。随着心脏的跳动，脉管亦随之产生有规律的搏动，称之为"脉搏"。心搏的强弱、心率和心律的情况，可反映在脉搏的变化中，《素问·六节藏象论》曰："心者……其充在血脉。"中医脉诊就是通过体察以"寸口"脉（腕后桡动脉）为主的脉搏所显示出的部位、形态、强度、节律和速率等综合因素，即"脉象"，来了解全身气血的盛衰以及脏腑的功能状况。

心、血、脉三者相连贯通，构成一个相对独立的系统。血液在脉中正常运行，必须以心气充沛、血液充盈，脉管通利为基本条件。其中心气充沛又起着主导作用，故说"心主身之血脉"（《素问·痿论》）。心气充沛，心阴与心阳协调，才能维持正常的心率和心律，血液才能在脉内正常地运行，营养全身。血液的正常运行也有赖于血液本身的充盈和脉道通利。

心主血脉的功能正常与否，可从心胸部的感觉、面色、舌象、脉象等方面反映出来。心主血脉功能正常，则面色红润有光泽，胸部感觉舒畅，舌质淡红而滋润光泽，脉象和缓有力等。若心气不足或心血亏虚或心血瘀阻等，则可出现面色淡白无华，少气乏力，心悸，脉弱无力，或面色苍白，头晕眼花，舌淡，心悸，脉细，或面色青紫晦暗，心悸，心胸憋闷刺痛，唇舌紫暗，脉结、代或涩等病症。

**2.心藏神**　又称心主神明，指心具有主宰五脏六腑、形体官窍等生命活动和精神、意识、思维等活动的功能。《素问·灵兰秘典论》曰："心者，君主之官也，神明出焉。"

神，有广义与狭义之分。广义的神是指整个人体生命活动的外在体现，包括面色、眼神、形态、语言、呼吸、饮食、睡眠等。狭义的神是指精神、意识、思维活动。心主神明，既包括广义之神，亦包括狭义之神。《灵枢·邪客》曰："心者，五脏六腑之大主也，精神之所舍也。"

（1）心主宰整个人体生理活动：人体的五脏六腑，四肢百骸，五官九窍，各有不同的功能，但它们都必须在心藏神的主宰和调节下，分工合作，彼此协调，才能共同完成整体生命活动，《素问·灵兰秘典论》曰："主明则下安……主不明则十二官危。"

（2）心主宰人体精神意识思维活动：主要体现在三个方面：其一，心接受外界刺激，从而做出反应。《灵枢·本神》曰："任物者谓之心。"其二，心是情志活动的发生之处和主宰者。《类经·疾病类》曰："故忧动于心则肺应，思动于心则脾应，怒动于心则肝应，恐动于心则肾应，所以五志唯心所使也。"其三，心神统驭魂魄意志。《类经·疾病类》曰："心为脏腑之大主，而总统魂魄，兼赅意志。"

心藏神的功能正常，则精神振奋，神识清晰，反应迅捷，思维敏锐。反之，则可出现心烦失眠，多梦，甚至谵狂；或神疲，嗜睡，反应迟钝，健忘，思维混乱，甚至昏睡，昏迷等病症。

心主血脉与藏神功能密切相关。血是神志活动的主要物质基础，《灵枢·营卫生会》曰："血者，神气也。"心主血脉正常，则心神灵敏不惑；而心神清明，则能主宰整个生命活动，可统御调控心主血脉的功能。所以，心主血脉与藏神这两种功能相辅相成、相互影响。

## （三）与体、窍、志、液、时的关系

**1.在体合脉，其华在面**　体，即五体。心在体合脉，指全身的血脉都属于心，心的搏动推动血液在脉中循行。心其华在面，是指心的气血盛衰可从面部的色泽变化反映出来。这主要是因为头面部的血脉极其丰富，全身的血气皆上注于面。《灵枢·邪气脏腑病形》曰："十二经脉，三百六十五络，其血气皆上于面而走空窍。"心气血旺盛，则血脉充盈，面部红润光泽。若心（阳）气不足，则见面色㿠白；心血亏虚，则见面色无华；心脉痹阻，则见面色青紫；心火亢盛，则见面色红赤；心阳暴脱，则见面色苍白等。

**2.在窍为舌**　是指心的气血盛衰及其功能活动可从舌的变化中反映出来。舌具有主味觉和司言语的功能。心开窍于舌的理论依据主要有四个方面：①心与舌体通过经脉相连。《灵枢·经脉》曰："手少阴之别……循经入于心中，系舌本。"②舌体血管丰富，心主血脉，故舌色能反映出心主血脉的功能状态。③舌主味觉，心主血脉，心的气血通过经脉上荣于舌，有助于舌发挥鉴别五味的功能。《灵枢·脉度》曰："心气通于舌，心和则舌能知五味矣。"④舌与言语、声音有关，舌体的运动及语言的表达功能依赖于心神的统领。《灵枢·五阅五使》曰："舌者，心之官也。"由此可见，观察舌的变化可以测知心主血脉及心藏神的功能。心主血脉和藏神功能正常，则舌体红活荣润，柔软灵活，味觉灵敏，语言流利。若心血不足，则舌淡瘦薄；心火上炎，则舌红生疮；心血瘀阻，则舌质紫暗，或有瘀斑；心神失常，则见舌强、语謇，甚或失语等。

**3. 在志为喜**　喜属于人体对外界刺激所产生的高兴、快乐的情绪心理反应。心的生理功能与喜有关，喜乐愉悦有益于心主血脉功能的发挥，《素问·举痛论》曰："喜则气和志达，营卫通利。"但喜乐过度可使心神受伤，心气涣散。《灵枢·本神》曰："喜乐者，神惮散而不藏。"心藏神功能异常，如心气不足，神失所养，可见悲忧欲哭；若痰火内扰，心神失常，则可见喜笑不休。《素问·调经论》曰："神有余则笑不休，神不足则悲。"由于心为神明之主，不仅过喜伤心，五志过极均可伤心。《灵枢·邪气脏腑病形》曰："愁忧恐惧则伤心。"

**4. 在液为汗**　汗是五液之一，是津液经阳气蒸化后，由汗孔排于体表的液体。《素问·阴阳别论》曰："阳加于阴谓之汗。"心主血脉，心血充盈，津血同源，血中之津渗出脉外则为津液，津液充足，化汗有源。若汗出过多，津液丢失，则会耗伤心血，出现心悸、胸闷等症。故中医理论中又有"津血同源""血汗同源"之说。此外，心藏神，当情绪紧张、激动或受惊吓时，心神被扰，可见大量汗出，《素问·经脉别论》曰："惊而夺精，汗出于心。"

"汗为心液"涵盖了心、血、津、汗之间的复杂生理关系，这些关系亦可反映在病理上。如心气虚，可见气短、自汗；心阴虚，可见潮热、盗汗。汗出过多，也可耗散心气或心血，而见体倦短气，心悸怔忡等病症。

**5. 通于夏气**　五脏和自然界的四时阴阳相通应。夏季天气炎热，万物生长旺盛。心属火，阳气最盛，因同气相求，故夏季与心相应。一般而言，心阳虚衰者，其病情往往在夏季得到缓解；而阴虚阳盛者，其病情在夏季往往会加重。

附　心包络

心包络简称心包，又称"膻中"，是心外面的包膜，有保护心的作用。在经络学说中，手厥阴心包经与手少阳三焦经相为表里，故心包络属于脏。古代医家认为，心为人身之君主，不得受邪；若外邪侵心，则心包当先受病。故心包有"代心受邪"的功能。明清时期，温病学派受"心不受邪"的思想影响，将外感热病中出现的神昏谵语等心神失常的病症称为"热入心包"或"痰热蒙蔽心包"。实际上，心包受邪所出现的病症，即是心的病症；心与其他脏腑一样，亦可受邪气侵袭。

# 二、肺

肺位于胸腔，左右各一，上与气道相连，以喉为门户。《医贯·内经十二官》曰："虚如蜂巢，下无透窍，故吸之则满，呼之则虚。"肺的主要功能是主气、司呼吸，主通调水道，朝百脉。生理特性是肺为娇脏，肺气宣降。肺与大肠相表里，在体合皮，其华在毛，开窍于鼻，在志为忧（悲），在液为涕，五行属金，为阳中之少阴，外与自然界秋气、白色、辛味相应，从而构成一个动态整体联系的肺系统。肺为"相傅之官，治节出焉"（《素问·灵兰秘典论》）。

## （一）生理特性

**1. 肺为华盖**　华盖，原指古代帝王车架上的华丽伞盖。肺位于胸腔，覆盖五脏六腑，位置最高，故有"华盖"之称。人体脏腑气机运动规律一般是在上者宜降，在下者宜升，故肺气以降为顺。肺覆盖于五脏六腑之上，又能宣发卫气于体表，以保护诸脏免受外邪侵袭，《素问·痿论》曰："肺者，脏之长也。"肺居高位，又主行水，故称之为"水之上源"。

**2. 肺为娇脏** "娇"者，娇嫩之意。肺为娇脏，是指肺为清虚之体，不耐寒热，易受邪侵的特性。肺脏清虚娇嫩，正如《理虚元鉴·劳嗽症论》指出肺为"清虚之府，纤芥不容，难护易伤故也。"外感六淫之邪从皮毛或口鼻而入，常易犯肺而为病；其他脏腑病变，亦常累及于肺。

**3. 肺气宣降** 指肺气向上向外宣发与向下向内肃降的运动特点（表 3-3）。

表 3-3　肺气的宣发与肃降

| | 肺主宣发 | 肺主肃降 |
| --- | --- | --- |
| 含义 | 宣布、发散之意。指肺气向上向外升宣与布散的运动形式 | 清肃、下降之意。指肺气向下向内清肃与下降的运动形式 |
| 功用 | 排出体内浊气 | 吸入自然界清气 |
| | 将脾转输至肺的水谷精微和津液上输头面诸窍，外达皮毛肌腠 | 将脾转输至肺的水谷精微和津液向下向内布散于其他脏腑；将代谢后的水液通降于肾，成为尿液生成之源 |
| | 宣发卫气，外达肌表，以护卫肌表，温养肌腠皮毛，调节腠理开阖及汗液排泄 | 肃清肺和呼吸道内异物，以保持其洁净 |

肺气的宣发和肃降，既相反又相成，是肺进行一切生理功能的基础。肺宣发与肃降协调，则呼吸均匀和顺，津液输布升降有序。若宣发和肃降运动失去平衡协调，则可发生"肺气失宣""肺失肃降"或"肺失宣降"的病变，所以《素问·至真要大论》曰："诸气膹郁，皆属于肺。"

## （二）生理功能

**1. 主气、司呼吸** 肺主气，指肺主呼吸之气和一身之气的功能。《素问·五脏生成》曰："诸气者，皆属于肺。"《类证治裁·喘》曰："肺为气之主。"

（1）主呼吸之气：是指肺具有吸入自然界清气，呼出体内浊气的生理功能。肺是体内外气体交换的场所，通过肺气的宣发与肃降运动，吸清呼浊，吐故纳新，实现机体与外界环境之间的气体交换，从而保证了人体新陈代谢的正常进行。如《素问·阴阳应象大论》曰："天气通于肺。"

肺司呼吸的功能正常，则气道通畅，呼吸调匀。若肺司呼吸的功能减弱，则会出现胸闷、咳嗽、喘促、呼吸不利等症状。肺司呼吸，除肺本身的功能活动外，还有赖于肾主纳气功能的配合。

（2）主一身之气：指肺有主司一身之气的生成和运行的作用。《素问·六节藏象论》曰："肺者，气之本。"

其一，肺主一身之气的生成。肺所吸入的清气，是人体之气的重要组成部分，其中宗气的生成与肺的关系尤为密切。肺通过呼吸运动，吸入自然界的清气，与脾胃运化的水谷精微相合而生成宗气。宗气作为一身之气的重要组成部分，上出喉咙以促进肺的呼吸运动，贯通心脉以促进气血运行，下行丹田以资元气，在机体生命活动中占有非常重要的地位，关系着一身之气的盛衰。

其二，是对全身气机的调节。肺的呼吸运动，表现为气的升、降、出、入运动。通过肺有节律的呼吸，对全身之气的升降出入运动起着重要调节作用。肺气的肃降与肝气的升发相互配合，相反相成，从而保持体内气的运转与升降的协调与平衡。

肺主呼吸之气和主一身之气是互相联系、不可分割的，其中起决定作用的是肺的呼吸功能。肺的呼吸调匀是气的生成和气机调畅的根本条件。若肺的呼吸功能异常，势必影响肺主一身之气的功能。

2. **通调水道**　是指通过肺气的宣发和肃降，对体内水液的输布、运行和排泄具有疏通和调节作用。主要体现在两方面：一是通过肺气宣发，将脾转输至肺的津液，向上、向外布散，上至头面诸窍，外达全身皮毛肌腠，并化为汗液排出体外，同时呼出浊气排出少量水分。二是通过肺气肃降，将脾转输至肺的津液，向下、向内布散到各脏腑以濡养之，并将代谢所产生的浊液下输至肾，成为尿液生成之源。《素问·经脉别论》曰："饮入于胃，游溢精气，上输于脾，脾气散精，上归于肺，通调水道，下输膀胱，水精四布，五经并行。"可见，肺气宣发肃降是其通调水道功能得以实现的根本保证。

肺为华盖，在五脏六腑中位置最高，参与调节全身的津液代谢，故称"肺为水之上源"。正因肺气宣发肃降能推动和调节水液的输布和排泄，维持水液代谢平衡，所以又称"肺主行水"。

如果肺失宣降，水道失于通调，可导致水液输布障碍，从而出现痰饮、尿少、浮肿等病症。肺失宣降所致皮水、风水等病证，常用宣肺利水的方法进行治疗。即《黄帝内经》所谓"开鬼门"之法，古人喻之为"提壶揭盖"。

3. **朝百脉**　朝，有朝会、会聚之意。百脉，泛指全身的血脉。肺朝百脉，是指全身的血液，都要通过经脉而会聚于肺，经肺的呼吸进行气体交换，而后输布于全身。肺朝百脉的实质是肺助心行血功能的体现。

肺助心行血的结构基础是血液通过血脉而流经、汇聚于肺；而功能基础是肺主气、司呼吸，吐故纳新之转化，将富含清气的血液敷布全身。《类经图翼·经络一》指出："肺者生气之原……一呼一吸，消息自然，司清浊之运化。"同时，肺吸入清气，与脾胃运化生成的水谷精气在胸中结合，生成宗气，而宗气能贯注心脉，推动和调节血液的运行。故肺气旺盛，则血中清气丰富，宗气生成充沛，助心行血有力。如果肺气虚衰，气之清浊交换失调，则血中浊气多而清气少，宗气生成减少，不能有力地助心行血，势必影响心主血脉功能，导致血行障碍而表现为呼吸无力、胸闷、心悸、唇舌青紫等病症。

肺对气、血、津液的治理和调节作用，称为"肺主治节"。主要体现于四个方面：一是肺司呼吸，治理调节呼吸运动，使之保持呼吸节律有条不紊；二是随着肺的呼吸运动，治理和调节全身气机；三是肺朝百脉，辅助心脏，推动和调节血液运行；四是肺主行水，治理和调节津液代谢。因此，肺主治节，实际上是对肺主要生理功能的高度概括。

### （三）与体、窍、志、液、时的关系

1. **在体合皮，其华在毛**　皮毛，包括皮肤、汗腺、毫毛等组织，为一身之表，具有防御外邪、分泌和排泄汗液、辅助呼吸、调节体温及感觉等功能。

肺与皮毛关系密切。肺对皮毛的作用主要体现在两个方面：一是肺气宣发，将卫气外输布散于皮毛，以发挥其温分肉，充皮肤，肥腠理，司开阖及防御外邪的作用；二是肺气宣发，将水谷精微和津液外输于皮毛，以发挥其濡养、滋润皮毛的作用。病理情况下，若肺津亏、肺气虚，既可致卫表不固而见自汗、多汗或易罹感冒，又可因皮毛失养而见肌肤憔悴、皮毛

不泽等症。

皮毛对肺的作用也有两个方面：一是皮毛宣散肺气，以调节呼吸。《黄帝内经》把汗孔称作"玄府""气门"，汗孔不仅是排泄汗液之门户，而且是随着肺气宣发肃降进行体内外气体交换的场所。二是肌表受邪，可内合于肺。如寒邪客表，卫气被遏，可见恶寒发热、头身疼痛、无汗等症。若继之出现咳、喘等症，则表示病邪已由表入里伤及肺脏。故治疗外感表证时，解表与宣肺常同时并用。

**2. 在窍为鼻，喉为肺之门户**　鼻与喉相通而下联于肺，肺司呼吸，鼻为呼吸道的最上端，鼻与喉是清浊之气出入的通道，故有"鼻为肺窍""喉为肺之门户"之说。鼻的通气、嗅觉和助发音功能主要依赖肺津的滋养和肺气的宣发。肺津充足，肺气宣畅，鼻窍得养而通利，则呼吸通利、嗅觉灵敏、发音清晰。《灵枢·脉度》曰："肺气通于鼻，肺和则鼻能知臭香矣。"病理情况下，如肺失宣发或肺津亏虚，则鼻塞不通，嗅觉迟钝；鼻窍失润而干燥。所以，临床治疗鼻塞流涕、嗅觉失常，多用辛散宣肺之法；鼻干生疮、嗅觉失常，多用滋肺润燥之法。

喉为呼吸之门户，又由于手太阴肺经上循咽喉而行，加强了肺与咽喉的联系。喉主司发音，喉的通气与发音有赖于肺津的滋养与肺气的推动。肺津充足，肺气充沛，则呼吸通畅，发音清晰洪亮。若肺津耗损、肺气不足，喉失滋养和推动，可出现声音嘶哑或失音，称为"金破不鸣"；若外邪袭肺，肺气宣降失常，郁滞不畅，可出现咽喉不利，声音嘶哑、重浊，甚或失音，称为"金实不鸣"。

**3. 在志为忧（悲）**　《素问·阴阳应象大论》曰："在脏为肺……在志为忧。"《素问·宣明五气》曰："精气……并于肺则悲。"说明忧和悲的情志变化与肺的功能活动密切相关。悲和忧虽略有不同，但其对人体生理活动的影响是大致相同的，故悲忧同属肺志。悲忧虽为人体正常的情绪变化或情感反映，但悲忧过度，则可损伤肺精、肺气，出现少气懒言、呼吸气短、体倦乏力等，《素问·举痛论》曰："悲则气消。"反之，肺精气虚衰或肺气宣降失调，也易于产生悲忧的情绪变化。

**4. 在液为涕**　涕，即鼻涕，由肺津所化生，有润泽鼻窍、防御外邪、利于呼吸的作用。肺津、肺气充足，则鼻涕润泽鼻窍而不外流。若外邪袭肺，涕分泌的多少、性状就会发生变化。如寒邪袭肺，肺气失宣，肺津不化，可见鼻流清涕；风热犯肺，热伤肺津，可见鼻流浊涕；风燥犯肺，伤及肺津，可见鼻窍干燥。

**5. 通于秋气**　时令至秋，燥气当令，凉风清劲，草木皆凋。人体之肺性喜清降，敛肃下行，为阳中之少阴，同气相求，故肺与秋气相应。肺金之气此时应季而旺，自然顺降，秋高气爽，人体每觉神宁气清。但秋季气候干燥，肺为清虚之脏，喜润恶燥，故逢秋每见肺燥之证，临床常见干咳无痰、口鼻干燥、皮肤干裂等症，当治之以润。

# 三、脾

脾位于中焦，腹腔上部，在膈之下。脾的主要功能是主运化，主升清，主统血。脾的生理特性是脾气宜升，喜燥恶湿。脾与胃相表里，在体合肌肉，主四肢，其华在唇，开窍于口，在志为思，在液为涎。脾在五行属土，为阴中之至阴，外与自然界长夏之气、黄色、甘味相应，从而构成了一个动态的整体联系的脾系统。

## （一）生理特性

**1. 脾气宜升**　指脾气以上升为主，以升为健的气机运动特点。《临证指南医案·脾胃》曰："脾宜升则健。"脾属土，脾升之意，也与天地交感中的"地气上为云"（《素问·阴阳应象大论》）相应。

**2. 喜燥恶湿**　指脾喜燥洁而恶湿浊的生理特性。此特性与脾运化水液功能密切相关。脾的阳气充盛，运化水液正常，则无痰饮水湿的停聚；若脾虚不运可致水湿痰饮内生，即所谓"脾生湿"；水湿产生后又反困脾气，使脾气不升，脾阳不振，称为"湿困脾"。外湿侵入人体，也最易伤脾引起湿浊内生。内湿、外湿皆易困遏脾气，致脾气不升，运化失常，故说"脾恶湿"。脾为阴土，故脾欲求干燥清爽。脾燥气升，水饮得以运化和枢转，无内湿产生，也能抵抗外湿侵害。故称"脾喜燥恶湿"。临床上对脾生湿、湿困脾的病证，一般健脾与利湿同治，所谓"治湿不理脾，非其治也"。

## （二）生理功能

**1. 主运化**　运，即转运，输送；化，即消化吸收。脾具有将水谷化为精微，将其吸收并转输全身的生理功能。饮食物的消化吸收是一个十分复杂的生理过程，胃、肝、胆、小肠、大肠均参与其中，但脾起着主导作用。脾主运化包括运化食物和运化水液两个方面（图3-1）。

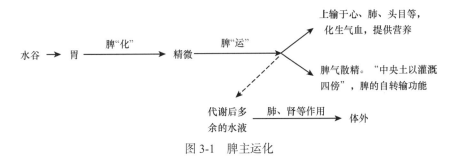

图3-1　脾主运化

（1）运化食物：是指脾对食物的消化吸收和转输精微物质的作用。食物经胃初步消化，下传小肠作进一步消化吸收，均是在脾气的推动下完成的。所化生的精微物质，依赖脾的转输才能输送至全身，营养物质才能被机体吸收和利用。脾气转输精微的途径有二：一是脾直接散精，向四周布散到其他脏腑组织、四肢百骸，《素问·玉机真脏论》曰："脾为孤脏，中央土以灌四傍"。二是脾将水谷精微上输于心肺，化生为气血，借助心主血脉的功能、肺主宣发和肃降的气机运动再运达全身以发挥营养作用。

脾的运化功能强健，称为"脾气健运"，可见消化吸收功能旺盛，气血生化有源，机体得到充足的营养，表现为食欲正常、精神充沛、面色红润、形体健壮。脾主运化功能减退，称为"脾失健运"，则可出现纳呆、腹胀等症。若病程日久，导致气血生化乏源，全身气血不足，可见形体消瘦、面色无华、神疲倦怠、四肢乏力等症。

（2）运化水液：指将水液化为津液，并将津液吸收、转输和布散到全身，防止水液在体内停聚的作用。水液的吸收与胃、小肠和大肠的功能相关，但须依赖脾的运化才能完成。脾转输津液的途径有三：一是向四周布散，滋养濡润脏腑形体官窍；二是将津液上输于肺，通过肺气宣降输布于全身；三是在水液代谢过程中起枢转作用。肺为水之上源，肾为水之下源，而脾居中焦，为水液升降输布的枢纽。凡水液上腾下达，均赖于脾气的枢转。脾的运化水液功能正常，既能使全身各脏腑组织得到津液的充分滋养，又能防止多余水湿在体内的停聚和潴留，从而保持水液代谢的协调与平衡。若脾运化水液的功能失常，津液不能布散而停聚于体内，则会产生痰、饮、水、湿等病理产物，甚至发为水肿。《素问·至真要大论》曰："诸湿肿满，皆属于脾。"临床治疗一般采用健脾化痰、健脾燥湿或健脾利水之法。

运化食物和运化水液是同时进行的，是同一过程的两个方面，且二者相互联系、相互影响。脾失健运，可表现为消化吸收异常，水谷精微生成减少，气血生化乏源；也可表现为水液代谢障碍。二者可单独发生，也可相互影响。

脾的运化功能对整个人体的生命活动至关重要。脾胃运化的水谷精微是化生气血的物质基础，是人体出生后赖以生存的营养物质，故有脾胃为"气血生化之源""后天之本"之说。该理论在防治疾病和养生等方面具有重要意义。

**2. 主升清**　清，指包括气血在内的精微物质。脾气上升，可将水谷精微上输心、肺、头目，亦能升举内脏，防治内脏下垂。

（1）上输精微：脾将水谷精微从中焦向上输送至心肺，化生气血，以发挥营养作用；同时，精微之气上输头面诸窍，使头目清爽、诸窍功能正常。若脾气虚弱，不能升清，则头目清窍失养，气血生化乏源，常见头晕目眩、神疲乏力；若清气不升，滞于中焦，可见脘腹胀满、纳呆食少；若清气下陷，则可见便意频频、久泻久痢。

（2）升举内脏：脾气上升具有升托内脏，防止其下垂的作用。若脾气亏虚，升举无力，则可见胃下垂、肾下垂、脱肛及妇女子宫下垂等内脏下垂病证。临床上常采用补益脾气，升清托举的方法治疗。

**3. 主统血**　统，有统摄、控制的意思。脾主统血，是指脾有统摄血液在脉中运行，防止血液逸出脉外的功能。《难经·四十二难》曰："脾重二斤三两……主裹血。"脾气统摄血液的功能，实际上是气固摄作用的体现。脾统血与脾为气血生化之源密切相关。脾气健运，则气血充盈，气的固摄作用强健，则血液能循脉运行而不逸出脉外。若脾气虚衰，不能化生气血，气虚不足以摄血，血液就会逸出脉外而引起各种出血，如便血、尿血、崩漏、肌衄等，称为脾不统血。由于脾气主升，又主肌肉，故临床上脾不统血多以下部出血及肌衄多见。常采用补脾气以摄血的方法进行治疗。

### （三）与体、窍、志、液、时的关系

**1. 在体合肌肉，主四肢**　指脾具有运化水谷精微，充养肌肉和四肢的功能。《素问·痿论》曰："脾主身之肌肉。"肉，指肌肉，《黄帝内经》称为"分肉"。四肢相对于躯干而言，为人体之末，故又称"四末"。脾气健运，肌肉四肢得到水谷精微之养，则肌肉丰满壮实、四肢轻劲有力；若脾失健运，肌肉四肢失于水谷精微濡养，则可见肌肉瘦削，四肢软弱无力，甚或痿废不用。正如《素问·太阴阳明论》所言："四肢皆禀气于胃，而不得至经，必因于脾，乃得禀也。今脾病不能为胃行其津液，四肢不得禀水谷气，气日以衰，脉道不利，筋骨肌肉皆无气以生，故不用焉。"临床上针对肌肉痿废不用等疾患常从脾胃进行论治。

**2. 在窍为口，其华在唇**　口腔有进饮食、泌涎液、磨食物、辨五味、助发音等功能。《灵枢·脉度》曰："脾气通于口，脾和则口能知五谷矣。"食欲、口味等与脾的运化功能密切相关，故有"脾开窍于口"之说。脾气健运，则食欲旺盛，口味正常。脾运失健，可见口淡无味、食欲不振等。若湿热困脾，则见纳呆、口甜黏腻等症。

唇由肌肉组成，赖脾化生气血以充养，故脾的功能正常与否可通过口唇的色泽及形态变

化反映出来。脾气健运，气血化生充足，则口唇红润光泽；脾失健运，精微不足，气血不充，则口唇淡白无华。《素问·五脏生成》曰："脾之合肉也，其荣唇也。"

**3. 在志为思**　思，指思虑、思考。脾主运化，为气血生化之源，而气血是思虑活动的物质基础，故思为脾之志。思又与心神有关，故有"思出于心，而脾应之"之说。脾的功能与思虑常相互影响，思虑太过则易伤脾，致使脾胃之气结滞，脾升胃降失常，出现不思饮食、脘腹胀闷、头目眩晕等症，即所谓"思伤脾"。另一方面，脾气健运，化源充足，气血旺盛，则思虑、思考等心理活动正常；若脾虚则气血不足，不耐思虑。

**4. 在液为涎**　涎为口津，为唾液中较清稀的部分。由脾津所化生，具有润泽口腔、保护口腔、润软食物的作用，有利于食物的吞咽和消化。脾的经脉连舌本散舌下，脾气健旺，则脾津能化涎上溢于口而不溢出口外；若脾阴亏虚，则涎液减少，而致口干。脾气虚弱，气不摄津，则可致口涎液过多。

**5. 通于长夏之气**　长夏之季，气候炎热，雨水较多，天气下迫，地气上腾，湿为热蒸，蕴酿生化，万物华实，合于土生化万物之象。脾位居中央，主运化，化生精气血津液，以奉生身，与"土爱稼穑"相类。故脾与长夏同气相求而通应。长夏之湿虽主生化，但湿气太过，反易困遏脾气，使运化障碍，引起脘腹痞满、食少困倦、大便溏薄、舌苔滑腻等症。又因时逢炎夏，湿与热兼，更以湿热交缠为病者多见。治疗应重在除湿，使"湿去热孤"。长夏调养，当以避暑化湿为主。

中医理论中，有"脾主四时"之说，或称"脾不主时"。《素问·太阴阳明论》曰："脾者土也，治中央，常以四时长四脏，各十八日寄治，不得独主于时也。"提出脾主四季之末的各十八日，表明四时之中皆有土气，而脾不独主某一时节。人体生命活动依赖脾胃所化生的水谷精微和津液的充养，心肺肝肾生理功能皆赖脾气及其化生的精微物质的支持。脾运化正常，则四脏得养，正气充足，不易得病，故有"四季脾旺不受邪"之说。

 **知识拓展**

### 脾为至阴之脏

"脾为至阴之脏"之说出自《黄帝内经》，如《灵枢·九针十二原》曰："阴中之至阴，脾也。"《素问·金匮真言论》曰："腹为阴，阴中之至阴，脾也。"这是《黄帝内经》对脾生理特性的重要概括。第一个"阴"是指脾所居的部位是在腹部，根据阴阳属性的分类，腹为阴，背为阳，故曰脾为阴脏。历代医家对"脾为至阴之脏"的注释主要有二：一是阴之极，即最、甚、大，脾所处的部位而论，脾居腹中，至深至阴处，故为"至阴"。张介宾注曰："脾以阴中之至阴而分主四季，故通于土气，……故曰此至阴之类。"张志聪的注解是"脾主土而象地，故为阴中之至阴。"二是"至"有"到达"之意，"至阴"就是由阳到阴，由阴出阳，升降出入通达转枢的意思。王冰对此的注解是："脾为阴脏，位处中焦，以太阴居阴，故为阴中之至阴也。"

综合各家之言，脾为至阴，可从三方面理解：①从所主时令而言：在生克五行中，脾属土，故脾对应长夏，此为阴阳交接之时，阴气渐盛，故长夏又被称为"至阴"，故脾为阴中之至阴。②据生理特性而言：脾属土，土与天相对而言，其阴气最盛。脾运化水谷，化生营血津液，水谷、营血皆为阴，故称为至阴。③就病理表现而言：脾为阴土，阴气极重，同气相求，内外湿邪皆易困遏脾气，临床上多呈现水湿内停，腹胀满、食少、便溏、身重乏力、水肿等阴性症状。湿为阴邪，得阳始化，故临床治脾多重在温阳祛湿。

# 四、肝

肝位于腹腔，横膈之下，右胁之内。肝的主要生理功能有两个：一是主疏泄，二是主藏血。肝的生理特性是肝气升发，喜条达而恶抑郁，肝为刚脏。肝与胆相表里，在体合筋，其华在爪，开窍于目，在志为怒，在液为泪。肝在五行属木，为阴中之少阳。外与自然界春气、青色、酸味相应，从而构成了一个动态的整体联系的肝系统。

## （一）生理特性

**1. 肝气升发** 是指肝气充满生机，气机运动以向上升动和向外发散为特征。肝属木，木性生发，通于春气，上扬而外展，并且充满生机；肝为少阳之脏，其气蓬勃。《张氏医通·卷十二》曰："肝藏升发之气，生气旺则五脏环周，生气阻则五脏留著。"说明肝气具有启迪诸脏生长化育之功。肝气升发有度，有赖于肝阴与肝阳的协调。

**2. 喜条达而恶抑郁** 木之本性条达，其生长之势喜舒展而恶抑郁。肝属木，应自然界春生之气，肝气以升发、舒畅、冲和条达为贵，既不抑郁，也不过亢。肝气条达，对全身脏腑、经络、形体的功能活动等具有重要的调节作用。若肝失条达之性，则成肝气郁结之证，常见胸胁、乳房、少腹胀痛或窜痛等症状。故疏肝理气是肝病治疗的常法。

**3. 肝为刚脏** 是指肝具有刚强、暴急的生理特性。古人把肝喻为"将军之官"。若肝气上逆、肝火上炎、肝阳上亢和肝风内动，则易出现眩晕、面赤、烦躁易怒、筋脉拘挛，甚则抽搐、角弓反张等症。治疗多用镇肝补虚、滋阴潜阳、以柔克刚的治法。

## （二）生理功能

**1. 主疏泄** 疏泄，即疏通发泄之意。肝主疏泄是指肝具有维持全身气机疏通畅达，通而不滞，散而不郁的生理功能。

肝主疏泄的中心环节是调畅气机。肝的疏泄功能正常，则气机条达舒畅，脏腑经络之气的运行通畅无阻，升降出入运动协调平衡，从而维持全身脏腑、经络、形体、官窍等功能活动的有序进行。若肝的疏泄功能失常，气机失调，可导致五脏病变，故《四圣心源·六气解》称肝为"五脏之贼"。

肝的疏泄功能异常，其病机变化主要有两个方面：一是疏泄不及，肝气郁滞。首先导致足厥阴肝经经气不利，常出现胸胁、少腹、两乳胀痛不舒等症。二是疏泄太过，肝气亢逆。多表现为急躁易怒、失眠头痛、面红目赤，或血随气逆而吐血、咯血，甚则猝然昏厥等。《素问·调经论》曰："血之与气并走于上，则为大厥，厥则暴死，气复反则生，不反则死。"

调畅气机是肝疏泄功能最核心的内容，其余的生理效应均由此派生。肝主疏泄，调畅气机的作用，派生的功能活动如下：

（1）调畅情志：人的情志活动以五脏精气为基础，以气机调畅、气血调和为重要条件。肝主疏泄，调畅气机，和调气血，对情志活动发挥调节作用，故情志活动与肝的疏泄功能密切相关。肝的疏泄功能正常，气机调畅，气血和调，心情开朗，心境平和，则情志舒畅。若肝的疏泄功能失常，一可因肝疏泄不及，肝气郁结，而引起情志之郁，出现心情抑郁、闷闷不乐、胸闷善太息等症；二可因肝疏泄太过，肝气上逆，引起情绪亢奋，表现为急躁易怒、失眠多梦等。另外，情志异常也可导致肝的疏泄失常，造成肝气郁结或肝气亢逆的病机变化。故临床治疗情志病证多注重调肝。

（2）促进脾胃运化：脾胃运化功能的正常与否，与脾升清和胃降浊的气机运动密切相关。肝主疏泄，促进和协调脾胃之气的升降运动，使脾升胃降的运动稳定有序，为脾胃正常纳运创造条件，促进饮食物的消化、水谷精微的吸收和糟粕的排泄。若肝失疏泄，气机不畅，一可影响脾的升清功能，可见眩晕、腹胀、飧泄，称为"肝脾不和"或"肝气犯脾"；二可影响胃的降浊功能，可出现恶心、呕吐、呃逆、嗳气、胃脘胀满疼痛、便秘等，称为"肝胃不和"或"肝气犯胃"。以上病机变化，在五行学说中称为"木乘土"。

（3）促进胆汁分泌排泄：胆汁，又称"精汁"，由肝之精气化生汇聚而成。《东医宝鉴·内景篇》曰："肝之余气泄于胆，聚而成精。"胆汁贮存于胆，适时排泄进入小肠，促进饮食物的消化。而胆汁的分泌、排泄是在肝气的疏泄作用下完成的。肝气疏泄正常，气机畅达，胆汁化生正常，排出通畅。若肝气郁结，疏泄失职，胆汁的分泌排泄障碍，不仅会影响脾胃纳运功能，致厌食、腹胀，还会导致胆汁郁积，进而形成结石、胁痛、黄疸等病症。若肝气亢逆，肝胆火旺则可致胆汁上溢，出现口苦、泛吐苦水等。疏肝利胆是治疗胆腑病证的常用方法。

（4）调畅血液运行：血液的正常循行，依赖于气的推动和调控。肝气疏泄，气机调畅，经脉通利，气行则血行，气血通达，从而调畅了血液运行。若肝疏泄不及，气机郁滞，可致血行不畅，甚则停滞为瘀，常表现为胸胁刺痛，癥积，或月经后期、痛经、闭经等；若肝疏泄太过，气机亢逆，可致血随气逆，并走于上，可出现吐血、咯血等上部出血的病症。甚则可因肝阳暴张，阳亢风动，气血上冲，导致血溢于脑而猝然昏仆、不省人事等危症。在中医学中有"气行则血行，气滞则血瘀"的说法。临床上，调理肝气在瘀血内阻以及出血性病证中广为应用。

（5）促进津液输布：气行则津行，气滞则津停。肝气疏泄，畅达气机，疏利三焦水道，促进人体津液代谢正常进行。若肝失疏泄，气机郁滞，水道不利，则津液输布、排泄障碍，易产生水、湿、痰、饮等病理产物。如水液凝聚生痰，痰气交阻于咽喉则形成梅核气，痰气交阻于经络则成痰核；若水液停留于腹腔，则可形成臌胀。临床上，疏肝理气行水亦是治疗痰饮水湿内停的常用治法。

（6）促进男子排精与女子排卵行经：元代朱丹溪《格致余论·阳有余而阴不足论》曰："主闭藏者肾也，司疏泄者肝也。"指出男子精液的正常排泄，有赖于肝肾两脏功能的协调作用。肝的疏泄功能正常，则气机调畅，男子精液排泄有度。若肝气郁结，疏泄不及，则排精不畅而见精瘀或会阴部胀痛不适；肝火亢盛，疏泄太过，精室被扰，可致梦遗等。女子按时排卵和月经定期来潮，也与肝气疏泄功能密切相关。若肝气郁结，疏泄不及，常致月经后期、经行不畅，量少，甚或痛经等。若肝气亢逆，疏泄太过，常致月经先期、量多，崩漏等。此外，女子排卵，也受肝气疏泄的调节。可见，肝的疏泄功能对于女子生殖功能具有重要的调节作用，故有"女子以肝为先天"（《临证指南医案·调经》）之说。

**2. 主藏血**　肝藏血是指肝具有贮藏血液、调节血量和防止出血的功能。

（1）贮藏血液：肝具有贮藏血液的作用，故肝有"血海"之称。其意义概括起来有四个方面：一是化生和濡养肝气。肝内贮藏充足的血液，能够化生和濡养肝气。从而维护肝气的充沛及冲和畅达，发挥正常的疏泄功能。若肝血不足，致肝气的化生不足，易出现疏泄失常的病证。肝之阴血还可制约肝气的升腾太过，使之不亢。二是濡养肝及其形体官窍。肝内贮藏的血液，除濡养肝脏本身外，还濡养筋、爪、目等，维持其正常的功能。《素问·五脏生成》曰："肝受血而能视，足受血而能步，掌受血而能握，指受血而能摄。"如血不荣筋则可致肢体麻木、筋脉拘挛、肌肉颤动、手足瘈疭等；血不养目则可致眼睛干涩、视物昏花、目珠刺痛等；血不荣爪则见爪甲脆薄、干枯、易于折断等。三是为经血生成之源。女子月经的正常来潮，与冲脉充盛、肝血充足及肝气畅达密切相关。肝血充足、肝气调畅则肝血流注冲脉，冲脉血海充盛下注胞宫则月经按时来潮，故以肝血为经血之源，并将肝与冲脉并称为"血海"。若肝血不足，血海空虚，常致月经量少，甚或闭经。四是藏血舍魂。《灵枢·本神》曰："肝藏血，血舍魂。"魂是人体精神意识活动的一部分，其功能活动以肝血为物质基础。肝血充足，则魂有所舍。若肝血不足，常表现为魂不守舍的惊骇、多梦、卧寐不安、梦游、梦呓以及幻觉等症。

（2）调节血量：肝贮藏充足血液，可根据生理需要调节人体各部分血量分配。正常情况下，人体各部分血量相对恒定，但可随机体活动量增减、情绪变化、外界气候等因素的变化而变化。如当机体活动剧烈或情绪激动时，肝通过疏泄将所贮藏的血液向机体外输布，以供机体之需；当机体处于安静的睡眠状态或情绪稳定时，外周的血量需求相对减少，部分血液就归藏于肝。《素问·五脏生成》曰："人卧则血归于肝。"唐代王冰注解说："肝藏血，心行之，人动则血运于诸经，人静则血归于肝脏。何者？肝主血海故也。"这种调节作用是通过肝主疏泄与主藏血的协同作用来实现的。肝调节血量的功能，以贮藏充足的血液为前提，只有充足的血量贮备，才能做到有效的调节。而肝血的外流诸经和回归肝脏，又受肝气疏泄作用的调节。

（3）防止出血：肝为藏血之脏，具有收摄血液、防止出血的功能。《杂病源流犀烛·肝病源流》曰："其职主藏血而摄血。"肝藏血功能正常，则血行脉内而无出血之患。肝不藏血，则可见吐血、呕血、咯血、崩漏，以及其他出血病症。究其病机乃是因肝气虚弱，收摄无力；或肝气、肝阳偏亢，迫血妄行所致。

肝主疏泄与肝藏血二者关系密切。藏血是疏泄的物质基础，血液充沛则疏泄正常；疏泄则是肝能藏血进而调节血量的动力因素，疏泄条达则血脉调和，血量得以合理调节。二者相互为用。在病理状态下，二者常相互影响，互为因果。

肝主疏泄和藏血功能相互为用。一方面，肝疏泄功能正常，气机调畅，血运通达，或输布外周，或下注胞宫形成月经，保证藏血功能得以正常进行；另一方面，肝内贮藏充足的血液，可涵养肝气，维持肝气的冲和条达，以保障疏泄功能的正常发挥。

肝主疏泄，内寄相火，主升主动，其用为阳。肝之本体内藏阴血，故肝体为阴。古代医家用"体阴而用阳"揭示肝脏本体与功能之间的关系。肝藏血为本，疏泄为用，体用相和，则肝气条达，肝体得养。若肝之阳用太过，则肝之阴体必耗，故肝的另一病理倾向是"肝阴肝血常不足"，即"肝阴易虚，肝阳易亢"。

## （三）与体、窍、志、液、时的关系

**1. 在体合筋，其华在爪**　筋，包括肌腱、韧带和筋膜等，附于骨而聚于关节，具有连接和约束骨节，协调运动等功能。筋依赖肝血和肝气的濡养。肝之气血充足，筋得其养，运动灵活而有力，并且能耐受疲劳。《素问·六节藏象论》称肝为"罢极之本"。若肝之气血亏虚，筋脉失养，则运动能力减退。老年人动作迟缓不便，容易疲劳。《素问·上古天真论》曰：

"丈夫……七八，肝气衰，筋不能动。"若肝之阴血不足，筋失所养，还可出现手足震颤、肢体麻木、屈伸不利，甚则瘛疭等症。《素问·至真要大论》曰："诸风掉眩，皆属于肝。"

爪，即爪甲，包括指甲和趾甲，乃筋之延续，故称"爪为筋之余"。肝其华在爪，是指爪甲亦需肝血、肝气的濡养，肝血之盛衰可从爪甲色泽的荣枯上反映出来。肝血充足，则爪甲红润光泽，坚韧明亮。若肝血不足，则爪甲枯而色夭，质地软薄，甚至变形脆裂。《素问·五脏生成》曰："肝之合筋也，其荣爪也。"

**2. 在窍为目** 目的视物功能，主要依赖肝血的濡养和肝气的疏泄。肝的经脉上联于目系，肝之气血循经脉上注于目，使其发挥视觉作用。《素问·五脏生成》曰："肝受血而能视。"《灵枢·脉度》曰："肝气通于目，肝和则目能辨五色矣。"病理情况下，肝病往往反映于目。如肝之阴血不足，不能濡养于目，则眼睛干涩、视物模糊；肝经风热，循经入目，则目赤痒痛；肝火上炎，则目赤肿痛；肝阳上亢，则目睛胀痛；肝风内动，则目系抽掣，或两目斜视；肝胆湿热，熏蒸于目，则目睛发黄等。

目视物功能的发挥，还有赖于五脏六腑之精的濡养。《灵枢·大惑论》曰："五脏六腑之精气，皆上注于目而为之精，精之窠为眼，骨之精为瞳子，筋之精为黑眼，血之精为络，其窠气之精为白眼，肌肉之精为约束。"后世医家据此发展为"五轮学说"，为眼科疾病的辨证论治奠定了理论基础。

**3. 在志为怒** 怒，是人体精神情志活动之一，与肝的疏泄、升发密切相关。《素问·阴阳应象大论》曰："在脏为肝……在志为怒。"一定限度内的正常发泄不仅对人体无害，反而有利于肝气的疏导和调畅。但若怒而无制，大怒或郁怒不解则易于伤肝，造成肝气疏泄失调。暴怒可致肝气升发太过、疏泄过亢；郁怒可致肝疏泄不及、肝气郁结，故又有"怒伤肝"之说。

肝之气血失调也可引起怒的情志改变。《灵枢·本神》曰："肝气虚则恐，实则怒。"当肝气过亢，或肝阳偏亢时，常可表现为急躁易怒。肝气虚、肝血不足，则易于产生郁怒之变。故临床上治怒当调肝：郁怒者予疏肝解郁，大怒者则当疏肝平肝。《杂病源流犀烛·惊悸悲恐喜怒忧思源流》指出："治怒为难，惟平肝可以治怒，此医家治怒之法也。"

**4. 在液为泪** 泪自目出，泪由肝精、肝血经肝气疏泄于目而化生，具有濡润、清洁和保护眼睛的作用。肝阴血充足，肝气冲和，泪液分泌正常，则目得滋养而不外溢。当异物入眼时，泪液即可大量分泌，起到排除异物和清洁眼球的作用。极度悲哀时，泪液也可大量分泌。肝的功能失调常可导致泪液的分泌、排泄异常。如肝的阴血不足，则泪液分泌减少，可出现两目干涩；肝经风热，则迎风流泪；肝经湿热，则目眵增多。

**5. 通于春气** 春季阳气始生，自然界生机勃发，万物以荣。肝主疏泄，性主升发，喜条达而恶抑郁，故肝与春气相通应。因此春季养生，须顺应春气之生发、畅达之性。春天肝气畅达，肝郁者每易得缓；春气有助肝气升发，故肝火偏旺、肝阳偏亢者每易发病，眩晕头胀、烦躁易怒、中风昏厥等病证多发。

 **知识拓展**

### 肝 主 敷 和

《黄帝内经》中关于肝主敷和的论述可见于《素问·五常政大论》《素问·气交变大论》篇中。如《素问·五常政大论》中记载"木曰敷和""敷和之纪，木德周行，阳舒阴布……

其性随，其用曲直……其政发散……其藏肝"。《素问·气交变大论》曰："东方生风，风生木，其德敷和，其化生荣，其政舒启……"敷，有宣布、布施、铺陈之意；和，作和谐、协调、适度之解。王冰的注解是"敷和，敷布和气，物以生荣"。根据经文所示及王冰的注释，肝主敷和是对肝的生理特性及其正常生理活动的一种高度概括，是肝通过敷布精气血津液等物质来调节人体的脏腑阴阳状态，使其趋于协调、和谐的功能活动。肝之"敷和"功能，主要体现在：①敷布少阳生发之气于脏腑身形，从而使脏腑、十二经脉维持正常的生理功能。②疏泄调畅气机，促进血、津液、精的运行畅通，维持机体正常的精神情志活动、生殖功能等。③协调脾胃之升清降浊，保障脾胃的运化水谷的功能正常。若肝之"敷和"功能失常，则可引起太过或不及的病变，《素问病机气宜保命集》曰："此脏气平则敷和，太过则发生，不及则委和。"从而导致脾胃病、情志病、痰核、癥积等各种病变的发生。

# 五、肾

肾位于腰部，脊柱两侧，左右各一。《素问·脉要精微论》曰："腰者，肾之府也。"肾的主要功能是主藏精，主水液，主纳气。肾的生理特性是主蛰守位。肾与膀胱相表里，在体合骨，其华在发，开窍于耳及二阴，在志为恐，在液为唾，肾在五行属水，为阴中之太阴，与自然界之冬气、黑色、咸味相应，从而构成一个动态的整体联系的肾系统。

由于肾藏"先天之精"，为脏腑阴阳之本，生命之源，故被称为"先天之本"。

## （一）生理特性

肾的生理特性是肾主蛰藏。《素问·六节藏象论》曰："肾者主蛰，封藏之本……通于冬气。"以越冬虫类伏藏之象，喻指肾具有潜藏、封藏精气之生理特性。肾的封藏作用，主要体现在人体的藏精、纳气、固摄冲任及胎元、固摄男子精液及固摄二便等方面。肾气封藏则精气盈满，人体生机旺盛；若肾气封藏失职，则会出现男子滑精、早泄，女子崩漏、滑胎、尿频、遗尿、尿失禁，大便滑脱，多汗，动则气喘等症。故肾病多虚，治疗多用补法，补肾方中每多选用敛精固肾之品。

## （二）生理功能

1. **肾藏精**　是指肾具有封藏和贮存人体精气的作用。精藏于肾而不无故流失，是其发挥正常生理效应的重要条件。《素问·六节藏象论》曰："肾者，主蛰，封藏之本，精之处也。"

肾所藏之精，以先天之精为基础，以后天之精为给养。先、后天之精结合为肾中精气。《素问·上古天真论》曰："肾者主水，受五脏六腑之精而藏之。"先、后天之精的关系可以概括为先天生后天，后天养先天。

肾精所化之气为肾气，是肾脏生理活动的物质基础及其动力来源。两者相互化生、相互促进，共同完成肾的生理功能。肾中精气的主要生理效应如下：

（1）主生长、发育与生殖：肾中精气在人体的主要生理作用，是促进机体的生长、发育与生殖。《素问·上古天真论》曰："女子七岁，肾气盛，齿更发长。二七而天癸至，任脉通，太冲脉盛，月事以时下，故有子。三七，肾气平均，故真牙生而长极。四七，筋骨坚，发长极，身体盛壮。五七，阳明脉衰，面始焦，发始堕。六七，三阳脉衰于上，面皆焦，发始白。七七，任脉虚，太冲脉衰少，天癸竭，地道不通，故形坏而无子也。丈夫八岁，肾气实，发长齿更。二八，肾气盛，天癸至，精气溢泻，阴阳和，故能有子。三八，肾气平均，筋骨劲强，故真牙生而长极。四八，筋骨隆盛，肌肉满壮。五八，肾气衰，发堕齿槁。六八，阳气衰竭于上，面焦，发鬓颁白。七八，肝气衰，筋不能动，天癸竭，精少，肾脏衰，形体皆极。八八，则齿发去。"明确指出了肾中精气的盛衰是机体生、长、壮、老、已的根本。机体的骨骼、牙齿、头发的生长状态是观察肾中精气盛衰的外候，是判断机体生长发育状况和衰老程度的客观标志。肾中精气不足，在小儿会出现生长发育迟缓，而见身材矮小，或五迟（立迟、行迟、齿迟、发迟、语迟）、五软（头软、项软、手足软、肌肉软、口软），智力低下或头发稀疏等；成人则表现为未老先衰，可见腰膝酸软、须发早白易脱、耳鸣耳聋、智力减退、反应迟钝、精神萎靡或恍惚健忘、牙齿松动易落等衰老征象。

肾中精气与人体的生殖功能密切相关。人出生后，随着肾中精气的不断充盈，产生天癸。天癸是肾中精气充盈到一定程度而产生的促进和维持人体生殖功能的物质。天癸至，女子出现"月事以时下"，男子出现"精气溢泻"的生理现象，标志着男女初步具备了生殖功能；青壮年期，肾中精气旺盛，天癸持续发挥作用，故能维持较强的生殖功能；由中年进入老年阶段时，肾中精气渐衰，天癸的生成随之减少，生殖功能日趋减弱，至天癸竭则女子绝经，男子阳事难举，丧失生殖能力。若肾精亏虚，天癸不足，成年人可见生殖器官发育不良、功能低下，男子精少不育、女性经闭不孕。

（2）为脏腑阴阳之本：肾中精气所分化的肾阴、肾阳具有主宰和调节全身阴阳，以维持人体阴阳动态平衡的作用。肾阴，对人体各脏腑组织起着滋养、濡润、制约阳热的作用，又称元阴、真阴、真水和命门之水，为人体阴液的根本；肾阳，对机体各脏腑组织起着温煦、推动、兴奋作用，又称元阳、真阳、真火和命门之火，为人体阳气的根本。肾阴和肾阳相互制约、相互为用，维护着各脏腑阴阳的相对平衡。因此，肾被喻为人体"阴阳之根""水火之宅"。

肾阴肾阳失去平衡协调，可导致肾阴虚或肾阳虚。肾阴虚表现为五心烦热，潮热盗汗，腰膝酸软，口干咽燥，头晕耳鸣，舌红少津，脉细数等虚热性病症。肾阳虚表现为神疲乏力，畏寒肢冷，腰膝冷痛，小便清长或不利，以及生殖功能减退，舌质淡，脉迟无力等虚寒性病症。肾阴虚到一定程度可累及肾阳，肾阳虚到一定程度也可累及肾阴，形成"阴阳互损"的病机变化。

肾阴、肾阳是脏腑阴阳之根本。五脏之阴气，非肾阴不能滋；五脏之阳气，非肾阳不能发。故肾的阴阳失调，会导致其他脏腑的阴阳失调。如肝失去肾阴滋养，称作"水不涵木"，可出现肝阳上亢，甚则肝风内动；脾失去肾阳温煦，可出现五更泄泻、下利清谷等。反之，其他各脏阴阳失调，最终必然会累及到肾，故有"久病及肾"之说。

2. 主水液　肾主水液，是指肾具有主持和调节人体水液代谢的功能。《素问·逆调论》曰："肾者水脏，主津液。"人体的水液代谢，是由多个脏腑共同参与的复杂过程，其中肾对水液代谢的作用最为重要。主要体现在两个方面：

（1）促进与调节参与水液代谢脏腑的作用：肾气及肾阴肾阳能促进和调节参与水液代谢各脏腑的功能。水液代谢是在肺、脾、肾、胃、大小肠、三焦、膀胱等脏腑的共同参与下完成的，水液的吸收、输布及排泄，需要脾的运化、肺的通调水道等脏腑的作用，但都离不开肾中精气的蒸腾气化和肾阴肾阳的协调共济。肾通过对各脏腑之气及其阴阳的调控，主司和调节着机体津液代谢的各个环节。

（2）调节尿液的生成和排泄：尿液的生成和排泄是水液代谢的一个重要环节。津液代谢过程中，输布于全身的津液，通过三焦水道下输于膀胱，通过肾的蒸腾气化作用，升清降浊，清者上升，重新参与水液代谢；津液之浊者，生成尿液。膀胱开合有度，控制尿液的贮存与排泄，也必须依赖肾气的推动与固摄。尿液排泄，主要是膀胱的生理功能，但依赖于肾中阴阳的平衡、肾气蒸化与固摄作用的协调。肾阳虚衰，激发和推动作用减弱，津液不化，可致尿少水肿；肾阴不足，虚热与水湿蕴结，可见尿频而数。肾气虚衰而失其固摄，则见小便清长、遗尿或尿失禁。《素问·水热穴论》曰："肾者胃之关也，关门不利，故聚水而从其类也。上下溢于皮肤，故为胕肿。胕肿者，聚水而生病也。"

**3. 主纳气**　纳，有受纳和摄纳的意思。肾主纳气，是指肾具有摄纳肺所吸入的清气，以保持呼吸深度，维持正常呼吸的功能。呼吸功能由肺所主，但肺又必须依赖肾摄纳作用的协助，才能维持呼吸的深度，保证吸入足够量的清气，促进体内外气体的交换。《难经·四难》曰："呼出心与肺，吸入肾与肝。"

肾纳气的功能，实质上是肾封藏特性在呼吸运动中的体现。肾中精气充足，则摄纳有力，表现为呼吸均匀平稳，气息深长。若肾中精气不足，摄纳无力，难以助肺维持吸气深度，就会出现呼吸浅表，或呼多吸少、动则气喘等病理表现，称为"肾不纳气"。《类证治裁·喘证》曰："肺为气之主，肾为气之根。"临床治疗虚性咳喘，常用补肾纳气之法。

### （三）与体、窍、志、液、时的关系

**1. 在体合骨，其华在发**　人体骨骼依赖骨髓的滋养，而骨髓由肾精所化生，形成了肾藏精–精生髓–髓养骨的生理关系。《素问·阴阳应象大论》曰："肾生骨髓。"可见，骨骼的生长、发育、修复均赖肾精的充养。生理情况下，肾精充足，则骨髓充盈，骨得所养，骨骼健壮，肢体活动轻劲有力，行动敏捷。反之，如肾精不足，骨髓生化无源，骨骼失养，则可出现小儿囟门迟闭，骨软无力，以及老年人骨质脆弱，易于骨折，骨折后难以愈合等病症。

"齿为骨之余"，即齿为骨之延续，齿与骨均赖肾精充养。所以牙齿的生长和脱落与肾中精气的盛衰密切相关。肾中精气充盛则齿有所养，牙齿坚固整齐。肾精气不足则齿失所养，表现为小儿牙齿生长迟缓，成年人牙齿松动或早落等。故齿骨之病，大多以补肾以治之。

发的生长，全赖精与血的滋养，故称"发为血之余"。肾藏精，精生血，故发的生机根于肾，肾"其华在发"。青壮年时，由于精血充盈，则发长而光泽；老年人精血日衰，则毛发干枯、变白而脱落。未老先衰、头发枯萎、早脱早白者，多与肾中精气不足有关。

**2. 在窍为耳及二阴**　耳有赖于肾精的濡养才能维持功能。耳的听觉功能灵敏与否，与肾中精气的盈亏有密切关系。《灵枢·脉度》曰："肾气通于耳，肾和则耳能闻五音矣。"肾精充沛，上濡耳窍，则听觉灵敏；肾精虚损，髓海失养，则听力减退、耳鸣耳聋、头晕目眩等。《灵枢·海论》曰："髓海不足则脑转耳鸣。"人到老年，肾中精气渐衰，髓海空虚，易出现听力减退。

二阴，即前阴和后阴。前阴是指男女外生殖器和尿道口的总称。前阴的排尿与生殖功能都由肾所主。后阴，即肛门，又称魄门，主司粪便的排泄。此功能本属大肠，但亦与肾气及肾阴、肾阳的作用有关。大肠得肾阳温煦、推动和肾阴滋润、濡养，则排便正常。若肾阴不足，可致肠液枯涸而便秘；肾阳虚损既可导致便秘也可导致泄泻。若肾阳虚衰，温煦推动不

足，表现为排便艰涩无力，即为冷秘；若肾阳虚损，不能温运脾阳，可见泄泻等病证；肾气虚衰，固摄失司，可见久泄滑脱。

**3. 在志为恐**　是指恐的精神活动与肾关系密切。恐，是肾精、肾气对外在环境的应答而产生的恐惧、害怕的情志活动。《素问·阴阳应象大论》曰："在脏为肾……在志为恐。"肾精充足，蛰藏有度，虽遇恐惧但能做出心理调节，一般表现为恐而不过，自觉地避开危险，保护自身；若肾中精气不足，则往往稍有刺激，即易出现畏惧、惶恐不安等表现。反之，过度恐惧则能伤肾，导致肾气下陷，出现二便失禁、遗精、滑精等病症。《素问·举痛论》曰："恐则气下。"

**4. 在液为唾**　唾是口津中较为稠厚的部分，有滋润口腔，帮助消化及滋养肾精的作用。唾为肾精所化。肾的经脉上挟舌根、通舌下，肾精所化之唾，由舌下金津、玉液二穴分泌而出。故肾精充足则唾液分泌正常，表现为口腔润泽，吞咽顺畅。肾精不足，则唾少咽干；肾虚水泛，则多唾清冷。由于唾出于肾，故古代养生家主张"吞唾"以养肾精。

**5. 通于冬气**　冬季霜雪凛冽，冰凝密固，自然界的物类，亦多宁谧闭藏以度冬时。肾在五行属水，为阴中之阴；肾为水脏，藏精而为封藏之本，同气相求，故肾应冬。《素问·四气调神大论》主张冬三月"早卧晚起，必待日光"，就是为了保持肾精静谧内守，阳气潜藏。若素体阳虚，或久病阳虚，多在冬季发病，即《素问·阴阳应象大论》所谓"能夏不能冬"，治当扶阳固精。

### 附　命门

命门一词，始见于《灵枢·根结》："命门者，目也。"此处命门，指眼睛。《难经》将命门作为脏腑提出。《难经·三十九难》曰："左为肾，右为命门。命门者，诸精神之所舍也，男子以藏精，女子以系胞，其气与肾通。"此后，历代医家对命门的部位、形态、生理功能提出了众多见解。就部位与形态言，具有代表性的观点归纳起来主要有：始于《难经》的左肾右命门说；元代滑寿首倡两肾俱为命门说；明代赵献可提出两肾之间为命门说；明代孙一奎所倡命门为肾间动气说。至于命门的生理功能，主要观点有：为原气所系，是人体生命活动的原动力；藏精舍神，主生殖；为水火之宅，内涵真阴真阳（水火共主）；内寓真火，为人身阳气的根本（主火）等。

纵观历代医家对命门的认识，从形态言，有无形与有形之争；从部位言，有右肾与两肾间之辨；从功能言，有主火与肾间动气之别。但对命门的主要功能及与肾息息相通的观点则无大的分歧。目前一般公认的观点是：命门之火即肾阳，命门之水即肾阴，肾阴和肾阳是人体阴阳的根本。历代医家重视命门，主要是强调肾中阴阳在人体生命活动中的重要性。

# 第三节　六　　腑

六腑，是胆、胃、小肠、大肠、膀胱、三焦的合称。六腑的生理功能是受盛和传化水谷，即主导饮食物的受纳、消化、吸收和糟粕的传导排泄。饮食物入口，通过食道入胃，经胃的受纳、腐熟，下传于小肠，经小肠的受盛化物、分清别浊，其清者（精微、津液）由脾吸收，转输布散周身；其浊者（糟粕）下传于大肠，经大肠的传导变化，形成粪便排出体外；代谢后的水液，在肾的气化作用下形成尿液，渗入膀胱，排出体外。

饮食物在消化吸收排泄过程中须经七道关隘，《难经·四十四难》称之"七冲门"："唇为飞门，齿为户门，会厌为吸门，胃为贲门，太仓下口为幽门，大肠小肠会为阑门，下极为魄门，故曰七冲门也。"七冲门中任何一门发生病变，均会影响到饮食物的受纳、传化和排泄。

　　六腑共同的生理特点是"实而不能满""泻而不藏"。《素问·五脏别论》曰："六腑者传化物而不藏，故实而不能满也。所以然者，水谷入口，则胃实而肠虚；食下，则肠实而胃虚。"六腑的功能以传化水谷、排泄糟粕为主，宜通不宜滞，每一腑均须虚实交替，适时排空其内容物，而保持其"通"和"降"的特性，故又有"六腑以通为用，以降为和"的说法。

# 一、胆

　　胆位于右胁下，附于肝之短叶间。胆与肝五行中同属木，足少阳胆经与足厥阴肝经相互属络，构成表里关系。胆为中空的囊状器官，内藏胆汁，故有"中精之府""中清之府""清净之府"之称。

　　胆在形态上属中空有腔的囊状结构，其功能为排泄胆汁，助水谷之消化吸收，故归属六腑；胆内藏精汁，不与水谷直接接触，且参与调节人的精神情志活动，故又属奇恒之腑。胆的主要生理功能有二：一是贮藏和排泄胆汁，二是主决断。

## （一）贮藏和排泄胆汁

　　胆之精汁来源于肝，为肝之余气所化生。《东医宝鉴·内景篇》曰："肝之余气，溢入于胆，聚而成精。"胆汁生成后，贮藏于胆腑，在肝气的疏泄作用下，注入肠中，促进饮食水谷的消化吸收。胆与肝五行同属风木，均具有升发疏泄之功能。相对于肝气升发，胆气以下降为顺。若胆气上逆则口苦咽干，呕吐黄绿苦水；若肝胆疏泄失常，胆汁分泌排泄障碍，影响脾胃运化功能，则出现胁痛、腹胀、腹泻等病证；若湿热蕴结肝胆，胆汁外溢肌肤，则发为黄疸。

## （二）主决断

　　《素问·灵兰秘典论》曰："胆者，中正之官，决断出焉。"胆主决断，是指胆在精神意识思维活动过程中，具有判断事物，并做出决定的作用。胆气充足者，表现为遇事反应迅速，勇敢果断。胆气虚弱者，遇事胆小怯懦，优柔寡断，或遇剧烈刺激，则魂魄不宁，惊骇失眠。胆的这一功能对防御和消除某些精神刺激的不良影响，维持气血的正常运行，保障脏腑间的功能协调具有重要作用。

　　肝主谋虑，胆主决断，二者互根互用，共同调节着精神活动的正常进行。若胆腑功能失常，往往出现精神情志的异常变化。胆气豪壮者，虽受到不良的精神刺激但影响较小，且恢复较快；胆气虚怯者，在受到不良精神刺激时，则易于出现善恐易惊、失眠多梦等病变。

　　此外，中医学认为胆为阳中之少阳，属东方甲木，主少阳春升之气。《脾胃论·脾胃虚实传变论》曰："胆者，少阳春生之气，春气升则万化安，故胆气春升，则余脏从之。"胆气升发条达，则脏腑气机调畅，脾胃升降有序。若胆失去升发条达之性，既可导致胆汁生成排泄障碍，脾胃升降失常，亦可引起脏腑气机失调而出现各种病证。

# 二、胃

胃位于腹腔上部，居于膈下，上连食管，下通小肠。胃腔称为胃脘，分为上、中、下三部：胃的上部为上脘，包括贲门；中部称中脘，即胃体部位；下部为下脘，包括幽门。贲门上连食管，幽门下通小肠，是饮食物进出胃腑的通道。

胃是机体对饮食物进行消化吸收的重要脏腑，素有"太仓""水谷之海"之称。胃与脾五行中同属土：胃为阳明燥土，属阳；脾为太阴湿土，属阴。足阳明胃经与足太阴脾经相互属络，构成表里关系。

## （一）生理功能

胃的主要生理功能是主受纳水谷和腐熟水谷。

1. **主受纳水谷**　胃受纳水谷，是指胃具有接受和容纳饮食水谷的作用。饮食入口，经过食道，容纳于胃。机体的生理活动和气血津液的化生，均依靠饮食物的营养。《灵枢·玉版》曰："人之所受气者，谷也；谷之所注者，胃也；胃者，水谷气血之海也。"胃的受纳功能对于人体的生命活动十分重要，它既是其主腐熟功能的基础，又是饮食物消化吸收的基础。

2. **主腐熟水谷**　胃腐熟水谷，是指饮食物经过胃的初步消化，形成食糜的过程。容纳于胃中的饮食水谷，经过胃的腐熟后，精微物质被吸收，并由脾运化、转输而营养全身，未被消化的食糜则下传到小肠作进一步消化。

胃的受纳、腐熟水谷功能正常，则食入能化，饥饱有时；若其失常，则表现为食欲不振、胃脘胀痛等；若腐熟功能亢盛，则表现为多食善饥。

胃的受纳、腐熟水谷功能，必须与脾的运化功能相互配合，纳运协调才能将水谷化为精微，进而化生精气血津液，供养全身。《素问·玉机真脏论》曰："五脏者，皆禀气于胃，胃者，五脏之本也。"说明胃气的盛衰有无，关系到人体生命的存亡。故有"人以胃气为本""有胃气则生，无胃气则亡"之说。临床上常把"保胃气"作为重要的治疗原则。

## （二）生理特性

胃的生理特性是主通降、喜润恶燥。

1. **主通降**　胃主通降，是指胃气宜保持通畅下降的运动趋势。胃气的通降作用，还概括了小肠将食物残渣下输于大肠，以及大肠传化糟粕的功能，主要体现于饮食物消化和糟粕的排泄过程中：①饮食物入胃而容纳之；②经胃腐熟作用形成的食糜，下传小肠作进一步消化；③促进小肠将食物残渣下移大肠，燥化后形成粪便，并有规律地排出体外。藏象学说以脾胃之气的升降运动来概括整个消化系统的生理功能，脾宜升则健，胃宜降则和，脾升胃降协调，共同促进饮食物的消化吸收。

胃以降为顺，饮食入胃，胃气下降，水谷方能下行。若胃失和降，则出现纳呆、口臭、胃脘胀痛、大便秘结等表现；若胃气上逆，则出现嗳气、呃逆、恶心、呕吐等症状。

此外，藏象学说认为脾胃居中，为人体气机升降的枢纽。胃失和降，不仅影响六腑的通降，还会影响全身气机的升降，从而出现各种病理变化。

2. **喜润恶燥**　胃喜润恶燥，是指胃应当保持充足的津液以利饮食物的受纳和腐熟。胃的受纳腐熟，不仅依赖胃气的推动和蒸化，还需要胃中津液的濡润。胃中津液充足，则能维持其受纳腐熟的功能和通降下行的特性。临床上胃中津液每多受损，易成燥热之害。因此，在治疗胃病时，要注意保护胃中津液。即使应用苦寒泻下之剂，也要中病即止，慎防化燥伤阴。

# 三、小　肠

小肠位于腹中，上接幽门，与胃相通；下连阑门，与大肠连接。小肠与心五行中同属火，手太阳小肠经与手少阴心经相互属络，构成表里关系。小肠的主要生理功能是受盛化物和泌别清浊。

## （一）主受盛化物

《素问·灵兰秘典论》曰："小肠者，受盛之官，化物出焉。"小肠受盛化物是指小肠接受经胃初步加工过的食糜后（即受盛），进一步加以消化，并吸收水谷精微的过程（即化物）。

## （二）主泌别清浊

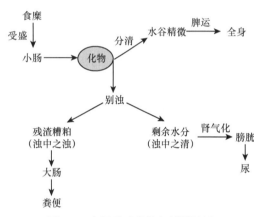

在"化物"的基础上，小肠将经过胃初步消化的食糜，分成清（水谷精微）和浊（食物残渣）两部分（图 3-2）。并将水谷精微吸收，把食物残渣向大肠输送。小肠在受盛化物和泌别清浊过程中，吸收富含营养的水谷精微，故称"小肠主液"。此外，小肠还参与了机体的水液代谢以及二便的形成，这也成为中医临床运用"利小便所以实大便"治法的理论基础。

小肠受盛化物功能失调，则会导致消化吸收障碍，出现腹胀、腹泻、便溏等病症。若小肠泌别清浊功能失常，清浊不分，水液并于糟

图 3-2　小肠受盛化物与泌别清浊

粕，则会导致泄泻。中医藏象学说将小肠的功能纳入脾胃升清降浊作用之中。其中受盛和别浊为胃受纳和通降的延续，化物和分清则是脾运化和升清功能的组成部分，因此小肠的消化吸收功能失常，多从脾胃论治。

# 四、大　肠

大肠位于腹中，其上口在阑门处上接小肠，其下端连肛门。大肠与肺五行中同属金，手阳明大肠经与手太阴肺经相互属络，构成表里关系。大肠的主要生理功能是传导糟粕和主津。

## （一）主传导糟粕

大肠接受由小肠下传的食物残渣，吸收其中多余的水液，燥化糟粕使之形成粪便。在肺之肃降、胃之通降、脾之运化及肾之气化等协同作用下，通过大肠之气的运动，将粪便传送至大肠末端，经肛门排出体外。《素问·灵兰秘典论》曰："大肠者，传导之官，变化出焉。"若大肠传导糟粕功能失常，则排便异常，可见大便秘结或泄泻。若湿热蕴结大肠，则大肠传导失司，可见腹痛、里急后重、下痢脓血等病症。

## （二）主津

大肠在传导糟粕的同时，还能同时吸收食物残渣中的水液，参与体内的水液代谢，故称"大肠主津"。若大肠主津功能失常，食物残渣中的水液不能被吸收，水与糟粕俱下，可见肠鸣、腹痛、泄泻等病症；若大肠实热，消烁津液，或大肠津亏，肠道失润，则可导致大便干结。

# 五、膀　胱

膀胱又称"脬"，位于小腹中，上通于肾，下连尿道，开口于前阴，与外界直接相通。膀胱与肾五行中同属水，足太阳膀胱经与足少阴肾经相互属络，构成表里关系。膀胱的主要生理功能是贮存尿液和排泄尿液。

## （一）贮存尿液

人体的津液通过肺、脾、肾、三焦等脏腑的作用，敷布全身，濡养脏腑。代谢后的浊液，下输于肾，经肾之气化，升清降浊，清者被吸收，重新参与水液代谢，浊者下输于膀胱，由膀胱贮存。《素问·灵兰秘典论》曰："膀胱者，州都之官，津液藏焉，气化则能出矣。"

## （二）排泄尿液

贮存在膀胱中的尿液，经过气化作用适时排泄出体外。膀胱贮尿和排尿的功能，主要依赖于肾的气化和固摄功能。肾气充足，气化正常、固摄有权，则膀胱开合有度，表现为贮尿、排尿正常。若肾气不固，则膀胱失约，可见开多合少的尿频、尿多、小便余沥不尽，甚至遗尿、尿失禁等病症；若气化失司，推动无力，则膀胱不利，合多开少，则又可见尿少、尿闭、水肿等病症。《素问·宣明五气》曰："膀胱不利为癃，不约为遗溺。"

此外，由于膀胱通过尿道与外界直接相通，故湿热邪气易从外直接侵入，引起膀胱湿热蕴结，主要表现为尿频，尿急，尿痛，甚或可见血尿等证。

# 六、三　焦

三焦是中医藏象学说中的一个特有名词。历代医家对其形态和实质颇多争议，主要有以下三种观点：其一是六腑三焦。三焦是分布于胸腹腔的一个大腑，为六腑之一，体内唯三焦最大，与五脏无表里配合关系，故有"孤府"之称。其二是部位三焦。三焦为人体上中下区域的划分，即膈以上为上焦，膈至脐为中焦，脐以下为下焦。其三是辨证三焦。三焦为温病发生发展过程中由浅及深的三个不同病理阶段。在经络体系，手少阳三焦经与手厥阴心包经相互络属构成表里关系。

虽然中医学对三焦的部位和形态认识有分歧，但是对三焦的生理功能的认识却比较一致。三焦的主要生理功能有二：一为通行诸气，二为运行水液。

## （一）通行诸气

元气是人体气之根，由肾中所藏先天之精所化生，赖后天之精以充养，为人体脏腑阴阳之本。元气通过三焦布达全身。《难经·三十八难》曰："有原气之别焉，主持诸气。"三焦不但是元气之别使，更能主持诸气。除元气通过三焦而布达于全身外，宗气以三焦为通路而下行，归丹田以资助元气；卫气循三焦，通腠理、走肌表，以卫外、温煦、控汗；脏腑之气的升降运行均以三焦为通路。

三焦亦是气升降出入的道路。人体之气，通过三焦而布散于五脏六腑，充沛于周身。三焦通行元气的功能关系到整个人体中诸气的升降出入运动和脏腑气化的进行。《中藏经·论三焦虚实寒热生死顺逆脉证之法》曰："三焦者……总领五脏、六腑、荣卫、经络、内外左右上下之气也；三焦通，则内外左右上下皆通也，其于周身灌体，和内调外，荣左养右，导上宣下，莫大于此者也。"三焦是人体之气升降出入的道路，是全身气化活动进行的场所。因此，三焦具有主持诸气，总司全身气机和气化的功能。

### （二）运行水液

三焦具有疏通水道、运行水液的生理功能，是水液升降出入的运行通道。《素问·灵兰秘典论》曰："三焦者，决渎之官，水道出焉。"人体的津液代谢，是在肺、脾、肾和膀胱等脏腑的协同作用下完成的，但必须以三焦为通路。若三焦水道不利，则肺、脾、肾等输布调节水液代谢的功能亦难以实现。

三焦以上两个方面的生理功能是相互关联的。水液的运行依赖气的升降出入运动，而人体之气须依附于津液与血才得以正常运行。

# 第四节 奇 恒 之 腑

奇恒之腑是脑、髓、骨、脉、胆、女子胞的合称。由于形态多中空有腔而似腑，但功能主要贮藏精气而类脏，又不与饮食物直接接触，除胆以外与五脏均无表里配合，似脏非脏，似腑非腑，故称奇恒之腑。本节仅论述脑、髓和女子胞。

# 一、脑

脑居颅内，由髓汇聚而成，又名髓海。《素问·五脏生成》曰："诸髓者，皆属于脑。"脑的主要生理功能包括主宰生命活动、主持感觉运动和主司精神活动三个方面。

### （一）生理功能

1. **主宰生命活动**　脑是生命活动的中枢，统率人体的一切生命活动，诸如心的搏动、肺的呼吸、脾胃的消化以及二便的排泄等生理活动，均由脑所主宰和调节。《本草纲目·木部》曰："脑为元神之府。"

2. **主持感觉运动**　中医学将视觉、听觉等感觉功能归属于脑。《灵枢·海论》曰："髓海不足，则脑转耳鸣，胫酸眩冒，目无所见，懈怠安卧。"《医林改错·脑髓说》明确指出脑与人体听、视、言、嗅的关系："两耳通脑，所听之声归于脑……两目系如线长于脑，所见之物归于脑……鼻通于脑，所闻香臭归于脑……小儿……至周岁，脑渐生，舌能言一二字。"

3. **主司精神活动**　《素问·脉要精微论》曰："头者，精明之府。"头指颅脑，意指脑与思维意识、情志活动及精神状态有关。清代王清任在《医林改错·脑髓说》中指出："灵机记性不在心而在脑。"强调了脑具有主司人体精神活动的功能。

## （二）与五脏的关系

藏象学说将脑的生理病理统归于心（神明之心）而分属于五脏，形成了独特的脏腑精神情志系统。其中神、魂、魄、意、志等精神活动分别由五脏所主，具体是"心藏神，肝藏魂，肺藏魄，脾藏意，肾藏志"（《素问·宣明五气》）。喜、怒、忧、思、悲、恐等情感活动也分属于五脏，具体是心在志为喜、肝在志为怒、脾在志为思、肺在志为悲与忧、肾在志为恐。

脑由髓汇集而成，脑赖髓养，髓由精化。肾藏精主骨生髓，肾精足则髓海盈，肢体灵活，耳清目明，反之则会出现耳鸣眩晕，胫酸骨软等。肾精主要是先天之精，有赖于后天之精的不断充养才能充盛，故脑髓是否充盈，不仅取决于肾精，亦与五脏六腑之精密切相关。因此，临床上脑的病变多从五脏论治。

# 二、髓

髓，是居于骨腔中的膏脂状精微物质。根据所居骨腔的部位不同，髓分为脑髓、脊髓和骨髓。脑髓，藏于颅腔之中；脊髓，藏于脊椎管之内，与脑髓相通；骨髓，藏于骨骼之中。《难经本义·四十五难》曰："髓自脑下注于大杼，大杼渗入脊心，下贯尾骶，渗注骨节。"《素问·脉要精微论》曰："骨者，髓之府。"

髓的生理功能是充养脑髓、滋养骨骼、化生血液。

## （一）充养脑髓

脑为髓之海，髓由肾精所化生。肾中精气，注入脊髓，上行入脑，不断补养脑髓，以维持脑的正常生理功能。肾精充足，则脑髓充盛，表现为脑力充沛，思维敏捷，耳聪目慧，身强体健。《医林改错·脑髓说》曰："灵机记性在脑者，因饮食生气血，长肌肉，精汁之清者，化而为髓，由脊骨上行入脑，名曰脑髓。盛脑髓者，名曰髓海……小儿无记性者，脑髓未满；高年无记性者，脑髓渐空。"若先天不足或后天失养，导致肾精不足，不能生髓充脑，则髓海空虚，常出现头晕目眩，视物昏花，耳鸣如蝉，记忆力减退，腰膝酸软无力，或小儿发育迟缓，囟门迟闭，智力不足等症状。

## （二）滋养骨骼

骨为髓之府，髓为骨之充。髓的盈盛亏虚，直接影响骨的生长发育。肾生骨髓，肾精充则髓满，髓满则骨健有力。反之，精亏髓少，骨失充养，则会出现骨软无力，或骨骼发育不良，或骨痿、骨脆、骨折等骨骼病变。《诸病源候论·牙齿病诸候》曰："齿牙皆是骨之所终、髓之所养，髓弱骨虚，风气客之，则齿断。"《素问·痿论》曰："肾气热，则腰脊不举，骨枯而髓减，发为骨痿。"

## （三）化生血液

骨髓是化生血液的重要物质基础。《诸病源候论·虚劳病诸候》曰："精者血之所成也""妊娠四月，始受水精，以成血脉"。精充髓满，则血液化源充足。因此，中医临床常用补肾填精之法治疗某些血虚证。

# 三、女 子 胞

女子胞，又称胞、胞宫，即子宫，位于小腹部，膀胱之后，直肠之前，呈倒置梨形，为女性的内生殖器官。其主要功能为主持月经和孕育胎儿。与冲任二脉以及肾、肝、脾、心等关系密切。

## （一）生理功能

**1. 主持月经** 女子胞是月经发生的器官。随着肾中精气渐盛，女子在 14 岁左右产生"天癸"，生殖器官发育成熟，冲、任二脉气血充盛，女子胞遂周期性出血，每月一次，定时而至如月之盈亏，故称作"月经"，或"月事""月信"等。月经来潮，说明具备了受孕生殖能力。

**2. 孕育胎儿** 清代唐宗海《中西汇通医经精义·下卷》曰："女子之胞，一名子宫，乃孕子之处。"受孕之后，月经停止来潮，脏腑大量气血下注冲任，到达女子胞以养胎，促进胎儿发育直至成熟而分娩。

## （二）与脏腑经络的关系

女子胞月经来潮和孕育胎儿的功能，是脏腑、天癸、经络、气血共同作用于胞宫的复杂生理过程。具体与下列因素有关：

**1. 肾中精气与"天癸"的作用** "天癸"至与不至取决于肾精充盈与否。青春期女子，随着肾精渐盛，天癸来至，生殖器官发育、生殖机能成熟，月经应时来潮，具备生殖能力；从更年期到绝经期，肾精衰减，天癸日少，直至衰竭，生殖机能随之丧失。若肾精不足，天癸衰少，可致生殖器官发育不良，机能低下，甚至不孕。

**2. 肝、脾、心三脏的作用** 女子以血为本，月经来潮、胎儿孕育，均离不开气血的充盈和调节。心主血，肝藏血，脾统血且为气血生化之源，故肝、脾、心三脏的功能状态对于全身血液的化生和运行均具有重要作用。若肝、脾、心三脏功能失调，均可影响血液的生成和运行，从而导致女子胞的功能异常，出现相应的病理变化。若脾虚或肝血不足，胞宫失充，可出现经少、经闭、不孕等病证；肝失疏泄，气滞血瘀，可见月经不调、痛经等病证；脾不统血或肝不藏血，可致月经过多或崩漏等病证。

**3. 冲、任二脉的作用** 冲脉和任脉，均起于胞中。冲脉调节十二经气血，与月经来潮相关，故谓"十二经脉之海"，又称"血海"。任脉调节全身阴经，为"阴脉之海"，主孕育胎儿，故说"任主胞胎"。冲、任二脉气血旺盛，注入胞宫而发生月经，并可妊养胎儿。若冲、任二脉气血衰少，则可出现月经不调、胎萎不长，甚至不孕等病证。

附　精室

男子之胞名为精室，精室包括现代解剖学的睾丸（又称外肾）、附睾、精囊腺和前列腺等，与肾相通，是男子生殖之精的产生、贮藏和施泄之处。主要功能是贮藏精液，生育繁衍。《中西汇通医经精义·下卷》曰："女子之胞，男子名为精室，乃血气交会，化精成胎之所，最为紧要。"其功能与肾、肝、督脉的关系最为密切。肾精充足、肾气固密，肝的疏泄正常，督脉充盛，则精室功能协调，生殖机能正常。若肾精亏虚，肾气不足，督脉空虚，则精室功能减退，可出现遗精、早泄、精少不育等病症。若情志忧郁，肝疏泄不及，或肾阳虚衰，常可出现阳痿或射精困难；而肾阴亏虚，相火偏旺，又可出现阳强、遗精等病症。

# 第五节　脏腑之间的关系

中医学认为，人体以五脏为中心，以精气血津液为物质基础，通过经络的沟通和联络，使脏与脏、脏与腑、腑与腑密切联系，外连五官九窍、四肢百骸，构成一个有机整体。人体正常的生命活动，一方面要靠各脏腑发挥正常的生理功能，另一方面要依靠脏腑间相辅相成的协同作用和相反相成的制约作用才能维持协调与平衡。所以，对藏象的认识还需要从整体的角度来研究脏腑之间的相互关系。

脏腑之间关系的主要内容包括：脏与脏之间的关系、腑与腑之间的关系、脏与腑之间的关系、脏与奇恒之腑之间的关系（见"奇恒之腑"之内容）。

## 一、脏与脏之间的关系

心、肺、脾、肝、肾五脏既各司其职，又相互资生、相互制约、相互协调，共同完成整体的生命活动。

### （一）心与肺

心肺同居上焦。心主血，肺主气，所以心与肺的关系，主要体现在气和血相互依存、相互为用的关系。

心主血脉，推动血液运行。肺朝百脉，参与生成宗气，宗气能贯注心脉，助心行血。正常的血液循行，是维持肺呼吸功能的重要基础，故有"呼出心与肺"之说。聚积于胸中的"宗气"是联结心之搏动和肺之呼吸的中心环节。因为宗气具有贯心脉而行气血，走息道而司呼吸的功能，从而加强了心主血脉与肺主呼吸之间的生理联系。心与肺相互配合，保证气血的正常运行。

心与肺的病变相互影响，常常表现为气血失和。如心气亏虚，行血无力，心脉瘀阻时，会导致肺气壅滞，宣降失常，而致胸闷气短、咳嗽喘促等；肺气不足，宗气生成减少，也可致血行不畅，而出现胸闷气短，心悸心痛等症。

### （二）心与脾

心主血，脾统血，脾为气血生化之源，故心与脾的关系主要表现为血液生成与运行方面。

1. **血液生成**　心主血又生血，脾为气血生化之源。心血赖脾气转输的水谷精微以化生，而脾的运化功能有赖于心血的滋养和心阳的推动，并在心神的统率下维持其正常功能。脾气健运，化源充足，则心血充盈；心血旺盛，脾得濡养，则脾气健运。若脾失健运，化源不足，可导致血虚而心失所养；思虑太过，损伤脾气，又暗耗心血，易形成心脾两虚证。常见心悸，失眠，多梦，腹胀，食少，体倦乏力，面色萎黄等症。

2. **血液运行**　血液在脉内循行，既赖心气的推动，又靠脾气的统摄，方能循经运行而不溢出脉外。若心气不足，行血无力，或脾气虚损，统血无权，都可导致血行异常，或致气虚血瘀，或为气虚出血。

## （三）心与肝

心与肝的关系，主要表现在血液运行和精神情志两个方面。

**1. 血液运行** 心主血，推动血液运行；肝主疏泄，调畅气机，促进血行。肝主藏血，贮藏和调节血量。两者相互配合，共同维持血液的正常运行。心血充足，则肝有所藏，肝体得养，肝之疏泄功能才能正常。两脏关系失常，常见心肝血虚证、心肝血瘀证。临床多表现为心悸失眠，头晕目眩，爪甲色淡等。

**2. 精神情志** 心主藏神，肝主疏泄。人的精神、意识和思维活动，主要由心主宰，但与肝的疏泄功能亦密切相关。血液是神志活动的物质基础。心血充足，心神得养，则肝有所藏，疏泄正常，气机调畅；肝气条达，心神才能安宁，神志活动正常。两者功能协调，则精神饱满，情志舒畅。临床上心神不宁与肝失疏泄往往相互影响，可形成心肝火旺证，表现为心烦失眠，急躁易怒等。

## （四）心与肾

心与肾的关系，主要表现为水火既济、精神互用、君相安位三个方面。

**1. 水火既济** 心位居于上，属阳，主火，为"五脏六腑之大主"；肾位居于下，属阴，藏精主水，称为"水脏"。在上者宜降，在下者宜升，升已而降，降已而升。心火当下交于肾，以资助肾阳，使肾水不寒；肾水当上济于心，使心火不亢。心火与肾水上下交通，水火互济，维持心肾水火阴阳的平衡，即称"水火既济"。临床上，心肾互济失常，可形成肾阴亏于下，心火亢于上的"心肾不交"证，常见心烦失眠，头晕耳鸣，五心烦热，腰膝酸软，遗精梦交等症。

**2. 精神互用** 心藏神，神全可以驭精。肾藏精，积精可以全神。精是神的物质基础，神是精的外在表现。若心肾失调，可致精亏神逸的病机变化，表现为健忘、失眠、多梦、头昏、耳鸣以及失精等症。

**3. 君相安位** 心为君火，肾为相火。君火在上，如日照当空，为一身之主宰。相火在下，系阳气之根，为神明之基础。君火以明，相火以位。相火秘藏，则心阳充足。心阳充盛，则相火亦旺。君相各安其位，则心肾上下接济。若君相之火不足，则心阳虚与肾阳虚相互影响，形成心肾阳虚证，出现心悸怔忡，形寒肢冷，小便不利，浮肿等症。

 **知识拓展**

### 君 火 相 火

火是中医理论中的重要概念，"君火"与"相火"是其中一对重要范畴。《黄帝内经》首提君火和相火概念。《素问·天元纪大论》曰："君火以明，相火以位。"从气候特点和物候现象来描述火"明亮"与"炎热"的两种属性。基于天道与生命之道和谐相应的哲学观，后世医家认为人身亦有君相二火，并对此展开研究。

君火即心火，心藏神主宰人体的生命活动，正如《素问·灵兰秘典论》所言："心者，君主之官也，神明出焉。"所以"君火"指心阳是专一的。"相火"为何脏之阳？则见仁见智，历代医家有不同认识。其一，以辅君之谓"相"而言，除心之外其他各脏之阳皆可曰"相火"。其二，相火寄于肝肾，还分属胆、膀胱、心包络、三焦等脏腑。其三，强调相火寄于肝肾。如刘河间认为"肾为相火"，钱乙提出"肝有相火"，李中梓认为"相火有二，乃肾与肝"。

为了区别两者，又将肝藏之相火称为"雷火"，肾寓之相火为"龙火"。指出相火当为水中之火。明代医家张介宾以"气""质"来阐释"明"和"位"，《类经·运气篇》曰："凡火观之……盖明者光也，火之气也。位者形也，火之质也。如一寸之灯，光被满室，此气之为然也。盈炉之炭，有热无焰，此质之为然也……以此证之……亦岂非君相之辨乎？"

君火相火理论对后世影响较大，概括起来主要有以下观点：①为后世"心肾相交"理论的基础。君火在心，心火下煦，以温肾水；相火藏肾，为水中之火，肾水上滋，以济心火。心肾上下交泰，则水火既济，心肾相交。②为肝肾同源的基础。明代李中梓在《医宗必读·乙癸同源论》中从肝肾同寄相火阐发了"乙癸同源"的命题。③君相互感与心身调节模式。君火寓心火，心主神明，主宰人的精神心理活动；相火根于肾，寄于肝胆，得君火之命而启动，形成"君相互感"的心身调节模式。④君相二火与生殖机能。受朱丹溪相火妄动说的启发，有学者认为相火与人体内的性激素相似。下焦肝肾为精血所居，内含"天癸"，相火之动类似于性激素的产生与释放。

---

### （五）肺与脾

脾主运化，为气血生化之源；肺主气，司呼吸，通调水道。脾和肺的关系，主要体现在气的生成和津液代谢两个方面。

1. **气的生成**　肺主呼吸，吸入清气；脾主运化，化生水谷精微之气。水谷精微之气与清气均为人身之气生成的重要物质基础。两脏相互配合，共同参与气的生成。此外，脾化生的水谷精气，依赖肺气宣降敷布全身，肺在生理活动中所需要的精气又要靠脾运化的水谷精微来充养。临床上肺脾两脏之气虚往往相互影响，最终导致脾肺两虚，表现为食少倦怠，腹胀便溏，咳嗽气短，反复感冒等。

2. **津液代谢**　肺主宣发肃降，通调水道；脾主运化水液，并上输于肺。脾肺相互配合，共同维持津液输布和排泄。若脾失健运，水湿不化，聚湿生痰或形成水肿，影响到肺则可致肺失宣降而喘咳；肺失宣降，水道不畅，又易致水湿困脾。故有"脾为生痰之源，肺为贮痰之器"之说。

### （六）肺与肝

肝主升发，肺主肃降。肝和肺的关系主要体现在气机升降方面。

肺居膈上，其气肃降；肝居膈下，其气升发。肝气从左而升，肺气从右而降，故《素问·刺禁论》曰："肝生于左，肺藏于右。"肝升肺降则气机调畅，气血上下贯通，脏腑安和。若肺肝气机升降失常或气血运行不畅，可致肝火犯肺（又名木火刑金）之证，表现为性急易怒，咳嗽胸痛，甚至咯血等。

### （七）肺与肾

肺与肾的关系，主要表现在呼吸运动、水液代谢及阴液互资三个方面。

1. **呼吸运动**　肺司呼吸，肾主纳气。肺为华盖，其气肃降，吸入清气；肾位在下，接纳清气，维持呼吸的深度。《类证治裁·喘证》曰"肺为气之主，肾为气之根。"肺气亏虚、肃降不足与肾气不足、摄纳无权常相互影响，可致出现呼吸表浅，呼多吸少，气短气喘等症。

2. **水液代谢**　肺为水之上源，主行水而通调水道，肺的宣发和肃降，使精微津液布散到全身，浊液下归于肾而输入膀胱形成尿液。肾为主水之脏，能蒸腾气化，升清降浊，使清者复归于肺，浊者下输膀胱。肺肾两脏密切配合，相辅相成，共同参与对津液的输布和排泄。《素问·水热穴论》曰："其本在肾，其标在肺。"若肺之宣降失司或肾的气化失职，可导致津液代谢失常，形成痰饮或水肿。

**3. 阴液互资**　肺与肾母子相生，阴液互资。金能生水，肺阴充足，输精于肾，使肾阴充盛；水能润金，肾阴为一身阴液之根本，肾阴充足，循经上润于肺，使肺气清宁。临床上，肾阴亏虚与肺阴不足往往互为因果，形成肺肾阴虚证，表现为干咳少痰，声音嘶哑，潮热盗汗，五心烦热，腰酸耳鸣等。

### （八）肝与脾

肝与脾的关系，主要表现在疏泄与运化相互为用以及藏血与统血相互协调。

**1. 疏泄与运化互用**　肝主疏泄，调畅气机，协调脾胃升降，又能泌泄胆汁，促进脾胃运化；脾主运化，为气血生化之源。脾气健运，水谷精微充足，气血充沛，肝得所养而肝气条达。故说"土得木而达""木赖土以培之"。若肝失疏泄，易致脾失健运，可出现情志抑郁或情急易怒，胸闷胁胀，食欲不振，肠鸣泄泻等肝脾不调之病证。

**2. 藏血与统血协调**　肝主藏血与脾主统血相互配合，共同维持血液的正常运行，从而防止出血。肝不藏血与脾不统血往往同时并见，可引起各种出血病证，如咯血、吐血、肌衄、崩漏等。

### （九）肝与肾

肝藏血，肾藏精；肝主疏泄，肾主闭藏。肝与肾的关系主要表现为精血同源、藏泄互用、阴阳互资互制三个方面。

**1. 精血同源**　肝藏血，肾藏精，精与血均来源于脾胃消化吸收的水谷精微。肝血与肾精相互资生相互转化，肝血依赖肾精的滋养，肾精又依赖肝血的不断补充，故称"精血同源"。《张氏医通·诸血门》曰："气不耗，归精于肾而为精，精不泄，归精于肝而为清血。"故肾精与肝血盛则同盛，衰则同衰。精血亏虚可出现头昏耳鸣，腰膝酸软等症。

此外，肝肾同源又与肝肾之虚实补泻有关。《医宗必读·乙癸同源论》曰："东方之木，无虚不可补，补肾即所以补肝；北方之水，无实不可泻，泻肝即所以泻肾。"

**2. 藏泄互用**　肝主疏泄，肾主闭藏，二者之间存在着相互制约、相互为用、相互调节的关系。肝之疏泄与肾之闭藏相反相成。肝气疏泄可使肾气开合有度；肾气闭藏又可制约肝之疏泄太过，从而有效地调节着女子正常月经和男子排精功能。若二者失调，可导致女子月经失调，男子遗精、滑精或阳强不泄等。

**3. 阴阳互资互制**　肝在五行属木，肾在五行属水，水能生木。肾阴为一身阴液之根本，肾阴能涵养肝阴，使肝阳不致上亢。肝阴又可资助肾阴。肾阳为元阳，可以资助肝阳，以防肝脉寒滞。肝肾阴虚可致肝阳上亢，出现眩晕、中风等病证。肾阳不足可累及肝阳，导致寒滞肝脉，出现少腹冷痛，男子阳痿精冷，女子宫寒不孕等。

### （十）脾与肾

脾为后天之本，肾为先天之本。脾与肾的关系主要体现在先后天相互资生和津液代谢两方面。

1.**先后天相互资生**　脾主运化，为后天之本，气血生化之源；肾藏精，为先天之本，主人体的生长发育与生殖。脾主运化，以阳气用事，脾阳须得到肾阳的温煦蒸化，始能健运。肾藏精，肾精有赖于脾运化的水谷精微不断资生化育，才能充盛不衰。故说"先天生后天，后天养先天"。《傅青主女科·妊娠》曰："脾为后天，肾为先天，脾非先天之气不能化，肾非后天之气不能生。"临床上脾阳虚与肾阳虚往往相互影响，形成脾肾阳虚证，表现为畏寒肢冷，脘腹冷痛，或下利清谷，五更泄泻等。若肾精不足，元气虚衰，易导致脾失健运；若脾气虚弱，后天之精化生不足，不能充养先天，可致生长发育迟缓，生殖功能低下等。

2.**津液代谢**　是多个脏腑协同作用的结果，其中尤以脾肾的作用最为重要。脾主运化水液，为津液代谢的枢纽，有赖肾阳的温煦蒸化；肾为主水之脏，需脾气运化的配合。脾肾两脏相互协作，共同完成津液的输布代谢。如肾阳不足，不能温煦脾阳，或脾阳虚损，日久损及肾阳，均可导致脾肾阳虚，津液代谢失常，出现畏寒肢冷，腹胀便溏，尿少浮肿等症。

## 二、脏与腑之间的关系

脏与腑的关系主要表现为脏腑阴阳表里的配合关系。脏属阴主里，腑属阳主表，心与小肠、肺与大肠、脾与胃、肝与胆、肾与膀胱构成"表里相合"的关系。

一脏一腑的表里相合关系，其根据有四：一是经脉相互络属，即属脏的经脉络于所合之腑；属腑的经脉络于所合之脏。二是气化相通，脏与腑通过经络和营卫气血的正常运行而保持生理功能的协调。六腑传化水谷的功能，受五脏之气的支持才能完成。五脏主藏精气，需六腑传化物的功能相配合。三是某些脏与腑结构相连，如胆附肝叶之间，脾与胃以膜相连。四是病机相关，五脏功能失调，则六腑闭塞；反之，六腑闭塞，五脏亦病。

相表里的脏腑，不仅生理上相互联系，病理上也相互影响。因而有脏病治腑、腑病治脏、脏腑同治等方法。

### （一）心与小肠

手少阴心经属心络小肠，手太阳小肠经属小肠络心，心与小肠通过经脉的相互络属构成表里关系。

心为君主之官，神明出焉。心阳的温煦，有助于小肠的化物。小肠主受盛化物，泌别清浊，精微物质经脾气转输于心，化血以养心脉。

病理上，心与小肠相互影响，心火可下移于小肠，小肠实热亦可上熏于心，表现为心烦，舌红，口舌生疮等。此外，小肠虚寒，化物失职，日久也可出现心血不足的病证。

### （二）肺与大肠

手太阴肺经属肺络大肠，手阳明大肠经属大肠络肺。通过经脉的相互络属，肺与大肠构成表里关系。

肺气宣发肃降，能促进大肠的传导，有利于排泄糟粕；大肠传导糟粕，其气下行，有助于肺气的清肃下降。此外，大肠传导功能，与肺主行水、大肠主津的功能也有一定关系。

病理上，肺失宣降可致大肠传导不利，出现咳嗽气喘，肠燥便秘。大肠实热，腑气不畅，也可影响肺之宣降，出现胸闷气喘等。

### （三）脾与胃

脾胃属土，同居中焦。脾为阴土，喜燥恶湿；胃为阳土，喜润恶燥。脾与胃共同完成水谷受纳、腐熟与运化。脾气以升为健，胃气以降为和，二者经脉互相络属，构成表里关系。脾与胃之间的关系，具体表现在：功能上纳运相合、气机上升降相因、特性上燥湿相济三个方面。

纳运相合：胃主受纳和腐熟，是脾主运化的前提；脾主运化水谷，转输精微，为胃继续纳食提供条件。临床上脾失健运与胃纳不振往往同时并见，出现食欲不振，脘腹胀满，便溏腹泻等脾胃纳运失调之证。

升降相因：脾胃同居中焦，为气机升降之枢纽。脾主升清，将水谷精微向上输送到心肺，并借助心肺输布全身。胃气以通降为顺，将受纳的饮食物初步消化后，向下传送到小肠进行进一步消化吸收，并促进大肠传导，使糟粕排出体外。脾胃气机升降相因，是胃主受纳、脾主运化的重要保障。临床上脾虚气陷与胃失和降常相互影响，同时并见，可表现为头晕目眩，恶心呕吐，呃逆嗳气，脘腹胀满，腹泻便溏，内脏下垂等脾胃升降反作之病证。

燥湿相济：脾为阴脏，以阳气用事，脾阳健则能运化，性喜燥而恶湿。胃为阳腑，赖阴液滋润，胃阴足则能受纳腐熟，故性喜柔润而恶燥。脾易生湿，得胃阳以制之；胃易生燥，得脾阴以制之。脾胃燥湿相济，维持两个脏腑功能的正常发挥。《临证指南医案·脾胃》曰："太阴湿土，得阳始运，阳明燥土，得阴自安。以脾喜刚燥，胃喜柔润故也。"若湿邪困脾，可致胃纳不振；胃阴不足，也可影响脾之运化。

### （四）肝与胆

肝位于右胁，胆附于肝叶之间。足厥阴肝经属肝络胆，足少阳胆经属胆络肝，肝与胆通过经脉相互络属构成表里关系。肝与胆的关系主要表现在同司疏泄和共主勇怯等方面。

同司疏泄：肝主疏泄，分泌胆汁；胆附于肝，贮藏、排泄胆汁。相互合作使胆汁疏泄到肠道，以帮助脾胃消化食物。肝的疏泄功能正常，胆才能贮藏排泄胆汁；胆汁排泄无阻，有助于肝疏泄功能的正常发挥。肝失疏泄，可影响胆汁的化生和排泄；胆腑湿热，也可影响肝气疏泄。最终可形成肝胆气滞、肝胆湿热或肝胆火旺之证，临床可见胁肋胀痛，口苦，恶心欲吐，甚至黄疸等。

共主勇怯：肝主疏泄，调节精神情志，谋虑出焉；胆主决断，关乎人之勇怯。肝胆相互配合，则情志活动正常，处事果断。《类经·藏象类》曰："胆附于肝，相为表里。肝气虽强，非胆不断。肝胆相济，勇敢乃成。"若肝胆功能失常，肝气郁滞，或胆郁痰扰，常出现优柔寡断，失眠多梦，惊恐胆怯等症。

### （五）肾与膀胱

足少阴肾经属肾络膀胱，足太阳膀胱经属膀胱而络肾。肾与膀胱通过经络互相络属构成表里关系。

肾为主水之脏，生成尿液，司膀胱开合。肾气充足，气化有权，则尿液不断生成，并下注于膀胱以贮存；膀胱功能贮存尿液，排泄小便。膀胱的气化功能，取决于肾气的盛衰。膀胱贮存和排泄尿液正常，有助于肾水功能的实现。肾与膀胱在病变时常常相互影响，如肾阳虚衰，气化无权，可影响膀胱气化，既可出现开多合少的尿频尿多、小便失禁，又可出现合多开少的小便不利、癃闭等。膀胱湿热，可影响到肾的气化，出现尿频、尿急、尿痛、腰痛等症。

## 三、腑与腑之间的关系

胆、胃、大肠、小肠、膀胱、三焦的关系，主要表现在对饮食物的消化、吸收及糟粕排泄过程中的密切配合。

饮食物由口入胃，经胃受纳腐熟，化为食糜，下传小肠。小肠受盛化物，将饮食物进一步消化，然后分清别浊，吸收水谷精微，经脾转输，布散全身；水谷糟粕依次下传大肠，经大肠吸收部分水液后形成粪便，由肛门排出体外；部分多余水液渗注膀胱为尿，在肾的气化作用下排泄。胆不直接参与水谷传化，但贮藏胆汁，输泄于小肠，能促进小肠的消化吸收功能。三焦为水谷之道路，在饮食物消化吸收过程中，敷布精微，疏通水道，行水泄浊。可见，饮食物的消化吸收、津液的输布、糟粕的排泄，都是六腑既分工又合作，相互协调，共同完成的。《灵枢·本脏》曰："六腑者，所以化水谷而行津液者也。"

六腑传化水谷，需要不断地受纳、排空，虚实更替，宜通不宜滞，故腑之特点是实而不能满，满则病，滞则害。所以有"六腑以通为用"或"六腑以通为顺"之说。

六腑发生病变时，可相互影响。如胃中实热，可致大肠传导不利而出现腹部胀满，大便燥结。肠燥便秘也可引起胃气上逆，出现嗳气、呃逆、口臭等症。六腑病变的治疗，中医又有"腑病以通为补"的说法。

## 小　结

中医藏象学说充分体现了中医的整体性、系统性和联系性，它系统揭示了整体的功能活动规律。藏象学说以整体观为指导，主要采用司外揣内的方法，通过人体外部的生理、病理征象来探索内在脏腑功能活动规律，实现了在认识上从实体结构到综合功能的转变，建立了"天人合一"的"四时五脏阴阳"藏象理论，进而全面阐述了人体的生理和病理现象。

本章从藏象的基本概念，藏象学说的形成和特点，各脏腑的生理功能、特性和生理联系等方面，阐释了中医学特有的以五脏为中心的人体功能系统的基础理论知识，是中医基础理论的核心内容，其中五脏一节又为藏象一章的重点。

五脏共同的生理功能特点是化生和贮藏精气。中医的五脏是指五脏系统，往往一个脏包括现代医学的多系统、多器官的功能，它具有解剖实体和集合功能的双重含义。学习中，要以五脏的生理功能为中心，把五脏与体窍志液时联系起来，注重五脏各自的特性，全面系统地掌握其生理功能。

六腑共同的生理功能特点是受盛与传化水谷。在学习中，既要抓住各个腑的知识点，又要将它们联系起来，这样有利于知识点的连贯性。

奇恒之腑的功能隶属于五脏，对脑、髓、女子胞的理解必须结合五脏，其临床辨治也离不开五脏。

脏腑之间的关系，体现出整体联系的思想。注意要从脏腑实际功能来理解它们的关系，

本章现代
研究概述

不可拘泥于五行的生克制化模式。同时，将脏腑功能与阴阳及气血津液等联系起来理解。通过脏腑之间的关系的学习，应更加全面深刻地理解中医的整体观念。

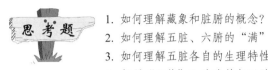

1. 如何理解藏象和脏腑的概念？

2. 如何理解五脏、六腑的"满"和"实"？对临床辨证论治有何指导意义？

3. 如何理解五脏各自的生理特性？

4. 何谓"五体"？试述其与五脏的关系。

# 第四章　精气血津液

　　精、气、血、津液，是构成人体和维持人体生命活动的基本物质，在机体生命活动过程中，相互依存、相互转化、相互为用。精、气、血、津液的理论形成和发展，不仅受到古代哲学思想中朴素唯物论的影响，还与藏象学说的形成和发展有着更为密切的关系。

　　精、气、血、津液的生成及其功能发挥，有赖于脏腑经络的生理活动，而脏腑经络的生理活动又需要气的温煦、推动以及精、血和津液的营养。因此，精、气、血、津液，既是脏腑经络等生理活动的产物，又是脏腑经络生理活动的物质基础。由于精、气、血、津液与脏腑经络在生理上存在着十分密切的关系，因而病理上常互为因果，故对临床辨证论治有着十分重要的指导作用。

　　精、气、血、津液学说，主要研究人体的精、气、血、津液的生成、输布和功能以及相互间的关系，从整体角度揭示人体生理功能和病理变化的物质基础，与藏象学说、经络学说等共同构成了中医生理学的基本框架。

## 第一节　精

　　中医关于精的理论，是研究人体之精的概念、生成、藏泄和生理功能的学说。

## 一、精的基本概念

　　中国古代哲学中的精气学说，以《管子》为代表，认为精气是细微而能变化的气，是细微的物质存在，是世界的本原，是生命的来源。中医学有关人体之精的概念，虽然深受古代哲学精气学说的影响，但与古代哲学范畴上抽象精的概念不同。中医学认为，精是由禀受于父母的生命物质与后天水谷精微相结合而形成的一种精微物质，是构成人体和维持人体生命活动的物质基础。《素问·金匮真言论》曰："夫精者，身之本也。"

　　人体之精有广义和狭义之分。广义之精泛指人体一切有形的精微物质，包括气、血、津液等；狭义之精专指男女生殖之精。

## 二、精的生成与藏泄

### （一）精的生成

　　人体之精由禀赋于父母的先天之精及来源于吸入的自然界清气和水谷精微的后天之精

融合而成。从精的生成来源而言，有先天之精和后天之精之分。

先天之精禀受于父母，是构成人体胚胎的原始物质。古人通过对人类生殖过程的观察，发现男女两性生殖之精的结合，便可产生新的生命个体。《灵枢·决气》曰："两神相搏，合而成形，常先身生，是谓精。"父母遗传的生命物质是与生俱来的精，谓之先天之精。

后天之精，相对于先天而言，是人出生之后，吸入的自然界之清气和饮食物中摄取的精微物质。清气和饮食水谷是后天化生精微物质的基础。其中，由饮食水谷化生的精微物质，称为"水谷之精"。

人体之精，以先天之精为本，赖后天之精的不断充养，先、后天之精相互依存、相互促进、相互结合，共同构成了人体之精。

### （二）精的藏泄

1. **精的贮藏**　先天之精是生命的本原，封藏于肾，并激发全身脏腑功能。后天之精经由肺、脾等输送至各脏腑，化为脏腑之精，是发挥脏腑功能的物质基础；同时输送于肾，以充养先天之精，并能化为生殖之精，以繁衍生命。《素问·六节藏象论》曰："肾者主蛰，封藏之本，精之处也。"肾主闭藏，封藏先天之精，故被称为"先天之本"。

2. **精的施泄**　主要有两种形式：一是分藏于脏腑，濡养脏腑，并化气以推动和调节其功能活动；二是生殖之精的施泄以繁衍生命。《素问·上古天真论》曰："肾者主水，受五脏之精而藏之，故五脏盛，乃能泻。"生殖之精的化生与施泄适度，与肾气封藏、肝之疏泄和脾的运化功能等有关。

## 三、精的生理功能

人体之精的生理功能主要体现在四个方面。

### （一）繁衍生殖

由先天之精和后天之精结合而成的生殖之精，具有繁衍生命的作用。先天之精与后天之精的互根互用和相辅相成，使肾中精气逐渐充盈，激发、推动和促进了生殖功能的成熟。《素问·上古天真论》论述到"女子……二七而天癸至，任脉通，太冲脉盛，月事以时下""丈夫……二八，肾气盛天癸至，精气溢泻"，使人体具备生殖机能，有利繁衍后代。至老年期，肾中精气衰减，天癸竭尽，女子停经，男子精少，则丧失生殖和繁衍能力。可见，肾中精气充实，则生殖和繁衍功能强；肾中精气不足，则生殖和繁衍功能衰退。

### （二）生长发育

人体的精具有推动和促进脏腑形体生长、发育的重要作用。人之生，始于精，由精而成形。人出生后，依赖于精的充养，才能维持正常的生长发育。随着人体之精由弱而盛，由盛而衰的变化，人则从幼年到青年，再由壮年步入老年，呈现出生长壮老已的生命运动规律。

### （三）生髓化血

肾藏精，精生髓，髓充于骨，脑为髓海。故肾精充盛，则骨骼强健、脑髓充足而肢体行动灵活、耳目聪敏。精盈髓充则脑健，脑健则生智慧，强意志，利耳目，轻身延年。"肾生骨髓"（《素问·阴阳应象大论》），髓居骨中，骨赖髓养，肾精充足，则骨髓充满，骨髓因而得髓之滋养而坚固有力，运动轻捷。

精髓可以化血，是血生成的重要来源之一。精足则血充，精亏则血少。

## （四）濡润脏腑

人体之精具有滋养、濡润脏腑组织器官的作用，从而推动、促进和维持脏腑的生理功能。先天之精禀赋充足，后天之精化生旺盛，则脏腑之精充盈，脏腑组织官窍得到精的滋养和濡润，各种生理机能得以正常发挥。若先天禀赋不足，或后天之精化生减少，脏腑组织官窍失去滋养和濡润，其功能则不能维持正常，甚至衰败。

此外，精具有保卫机体，抵御外邪入侵的能力。精足则正气旺盛，抗病力强，不易受病邪侵袭。《素问·金匮真言论》曰："故藏于精者，春不病温。"精还是神化生的物质基础，《灵枢·平人绝谷》曰："神者，水谷之精气也。"《素问·刺法论》曰："精气不散，神守不分。"精足则神旺，精亏则神衰。只有积精，才能全神。

# 第二节　气

气的含义有哲学和医学之分。古代哲学的气学说源于古人对自然现象及其物质本原的抽象认识，认为无形而又恒动的气，是构成世界的最基本物质，宇宙间的一切事物皆由气的运动变化而产生。中医学继承和发展了中国古代哲学这种朴素的唯物主义观点，结合古人对人体生命现象的观察和体悟，形成了中医学关于气的基本理论，专门研究人体之气的概念、生成、运动、功能、分类及其与脏腑、精血津液的相互关系。

**知识拓展**

### 哲学之气与中医之气

气的原始概念是对自然现象的描述，源于先民的一种象形的直观思维，是从直接观察到的云气、风气、水气等变幻不定，或升或降，或聚或散的现象抽象出来的。云气是"气"的最原始含义，《说文解字》曰："气，云气也。"气与氣的含义不同。《说文解字》又曰："氣，馈客？米也。从米，气声。"指出氣的原意为谷物（作礼品用）或饮食物。《素问·经脉别论》所说的"食气入胃"及《灵枢·决气》所说的"中焦受氣取汁"中的"氣"，皆作饮食物解。可见，气是指无形而运动的云气，而氣是指有形实物而言。云气的概念出现后，古人观察到风雨雷电皆由云气聚合而生。云气的流动，风雨的布施，既可滋生万物，又可毁坏万物。因而逐渐萌生出一个理性概念，即自然界的万物都是由云气之类的无形无状而运动不息之物所造就与毁灭，从而在云气概念的基础上抽象出了气的一般概念，即气是宇宙万物的共同构成本原，由此产生了我国古代朴素唯物主义理论——精气学说。古代哲学家认为"气"是构成宇宙世界的最基本的物质，宇宙间一切事物都是由气的运动变化而产生的。

在吸收诸多古代哲学概念的基础上，古代医家通过对人体生命现象的观察和推理，逐渐形成了具有自身特殊含义的气的概念，在概念上实现了从哲学之气向医学之气的转化。

中医学认为，气是指体内活动很强、不断运动、无形可见的构成人体极细微的最基本的物质。气既是人体的重要组成部分，又是生命活动的动力。气是人体各种功能活动的体现。

《素问·保命全形论》曰："人以天地之气生，四时之法成。"《素问·阴阳应象大论》曰："味归形，形归气；气归精，精归化；精食气，形食味；化生精，气生形。"《医门法律》曰："气聚则形成，气散则形亡。"

总的来说，在中医学中，气可以指代功能活动，如心气、肺气、胃气、经气、胆气等五脏六腑经络之气；指代病理变化，如肝气郁结、肺气上逆、中气不足等；指代病理过程，如邪入气分、气虚下陷，气滞血瘀等；指代致病因素，如邪气，包括六淫、七情、痰饮、瘀血等；指代疾病名称，如疝气、梅核气、奔豚气等；描述病症，如上气、嗳气等；指代自然气候，如六气、天气、地气等。在药性方面，还可以分为四气：寒、热、温、凉。此外，还体现于对治法的描述，如补气、理气、调气等。

---

# 一、气的基本概念

中医学的气，是指人体内具有很强活力的、运行不息而无形可见的精微物质，是构成人体和维持人体生命活动的最基本物质之一。气既是人体的重要组成部分，又是激发和调控人体生命活动的动力源泉，还是感受和传递各种生命信息的载体，从而推动和调控人体的新陈代谢，维系着人体的生命进程。

气是构成人体的最基本物质之一。《素问·宝命全形论》曰："天地合气，命之曰人。"人的形质躯体是以气为最基本物质聚合而形成的，《医门法律·一明胸中大气之法》曰："气聚则形存，气散则形亡。"

气是维持人体生命活动的最基本物质之一。人体各种生命活动的正常进行均以气为物质基础，诸如肺所吸入的自然界清气，脾胃运化的水谷精气，都是维持生命活动的重要基本物质。《难经·八难》曰："气者，人之根本也。"气运行不息，具有很强的活力，激发推动脏腑的功能，以及血和津液的运行，从而使人的生命活动表现出勃勃生机。气升降出入周流于全身，内则化生精、血、津液以充养脏腑组织，外则表现为各种精神意识思维活动，从而维持人体的生命活动。

---

# 二、气 的 生 成

人体之气由先天之精气、后天水谷之精气及自然界的清气，通过肺、脾胃和肾等脏腑的综合作用而生成。

## （一）来源

气的生成与先天禀赋、后天饮食营养，以及自然环境等因素密切相关。气生成的物质基础，一是先天之精气，二是水谷之精气，三是自然界之清气。三者融合而成为一身之气。

1. **先天之精气**　禀受于父母，主要指形成胚胎时受之于父母的先天之精，是构成生命形体的物质基础，是人体之气的重要组成部分，依赖于肾藏精气的生理功能才能充分发挥其生理效应，即肾精化元气，是推动人体生长发育的原动力，也是后天之气产生的根本。

2. **水谷之精气**　来源于饮食物，是人体赖以生存的基本物质。饮食物进入人体之后，经过胃的腐熟，脾的运化，将其中的营养物质化生为水谷精微，输布于全身，成为人体之气的重要组成部分和维持人体生命活动的主要物质。

3. **自然界之清气**　依赖于肺的呼吸和肾的纳气功能而进入人体，并同体内之气在肺内不断地进行交换，吐故纳新，进而参与宗气和一身之气的生成，是人体之气生成的重要来源。

## （二）相关脏腑

人体之气的生成，需要全身多个脏腑组织的综合协调作用，但与肺、脾胃、肾等脏腑的关系尤为密切。

1. **肾为生气之根**　肾藏先天之精，并受后天之精的充养。先天之精化生的元气是生命活动的原动力，能激发和推动全身各脏腑组织的生理功能。因此，肾为全身之气生成的基础，是生气之根。

2. **脾胃为生气之源**　胃主受纳，脾主运化；脾主升清，胃主降浊；脾胃纳运相得，升降相因，共同完成对饮食物的消化、吸收，并将其营养物质转化为水谷精气，维持正常生命活动。《灵枢·五味》曰："故谷不入，半日则气衰，一日则气少矣。"若脾胃的受纳腐熟及运化功能失常，则消化吸收饮食水谷能力减弱，水谷之气的来源匮乏，势必影响一身之气的生成。

3. **肺为生气之主**　肺主气，司呼吸，在人体之气的生成过程中具有重要作用。其一，生成宗气。自然界的清气通过肺的呼吸运动进入人体，与脾胃所运化的水谷精气，在肺的气化作用下生成宗气。其二，促进营卫之气的生成。水谷精微由脾转输到肺，经肺的气化宣发而营卫之气得以生成并输布运行。《灵枢·营卫生会》曰："人受气于谷，谷入于胃，以传于肺，五脏六腑皆以受气，其清者为营，浊者为卫。"此外，肺宣发肃降主治节，调节全身气机，从而保证了气的生生不息。因此，肺主气的功能失常，则清气吸入减少，宗气生成不足，必将导致一身之气衰少。

综上可知，人体之气生成的基本条件有二：一是物质来源丰富，即先天之精气、水谷之精气和自然界之清气供应充足；二是肺、脾胃、肾等脏腑的生理功能正常。若物质基础不足，或肾、脾胃和肺等脏腑生理功能异常，都会影响气的生成。临床常见面色淡白、身倦乏力、少气懒言、脉虚无力等气虚的病理表现。

# 三、气 的 运 动

气是具有很强活力的精微物质，其布散于全身各脏腑、经络等组织器官之中，无处不到，运动不息，激发、推动和调控机体的新陈代谢，维持人体的生命活动。气的运动一旦停止，生命活动也随之终止。

## （一）气机与气化的概念

1. **气机**　是指气的运动。"机"，即事物的关键，之所以把气的运动称为"气机"，是因为气的存在及其效能的发挥，体现在其运动之中，所以"运动"是气存在的关键。人体之气处于不断的运动之中，它流行于全身各脏腑经络等组织器官，无处不到，时刻激发和推动着人体各脏腑组织的生理活动，维持正常的新陈代谢及生命活动。气也只有在运动之中才能体现其存在，发挥其效能。《灵枢·脉度》指出："气之不得无行也，如水之流，如日月之行不休。"气的运动一旦停止，机体的新陈代谢就会停止，生命活动也随之终止。

气的运动形式，一般可以概括为升、降、出、入四种基本形式。升降，是气的上下运动；

出入，是气的内外运动。

人体之气的升降出入运动，广泛地存在于机体内部。气运动的升与降、出与入是对立统一的矛盾运动，既相互促进，又相互制约，保持着协调状态。具体体现在脏腑、经络等组织器官的生理活动和血及津液的运行过程中。《读医随笔·升降出入论》曰："无升降则无以为出入，无出入则无以为升降，升降出入，互为其枢者也。"只有气机调畅，各脏腑组织器官的生理功能才能正常发挥，机体的精血津液等物质代谢和能量转换才能维持动态平衡，人体的生命活动才能正常进行。因此，气机升降出入的协调平衡是保证生命活动正常进行的重要环节。

**2. 气化**　是指气的运动所产生的各种变化，其实质是通过气的运动，激发和推动人体各脏腑组织的功能活动，促使精、气、血、津液等精微物质的生成、转化和相互为用。气化的过程就是新陈代谢的过程，是物质与能量转化的过程。因此，生命过程也就是气化的过程，气化是生命最基本的特征。没有气化，生命活动就会停止。

气机与气化密不可分，气机是气化过程发生和赖以进行的前提和根本。气化过程中寓有气的各种形式的运动，气的升降出入运动也正是从气化过程中得以体现。《素问·阴阳应象大论》曰："味归形，形归气；气归精，精归化；精食气，形食味；化生精，气生形……精化为气。"即是对气化过程的简要概括。

## （二）脏腑气机

脏腑是人体之气升降出入的主要场所。脏腑功能的正常发挥，依赖于气的升降出入运动，每一脏腑之气的升降出入运动是激发和推动、促进该脏腑功能活动实现的基础和内在动力。如肺主呼吸，呼气过程是气机的上升、外出，吸气过程是气机的下降、入内等。故气的升、降、出、入运动，是人体生命活动的根本方式，是脏腑活动的基本特征。

脏腑之气的运动形式，因其所在位置和生理特性的不同，而各有侧重。如心位于上焦，君火宜降以下温肾水，使肾水不寒；肺主宣发肃降，升降有序，呼吸通畅，但总以下降为主；肝主疏泄，其性升发，升则疏通全身气机；脾主运化，其气宜升，升则气血化源充足；肾位于下焦，肾水宜升，升则制约心火，使心火不亢；肺居上焦，其气肃降。肝居下焦，其气以升发为畅。肝升肺降，对全身之气的升降具有引动、制约及调节作用。再如六腑传化水谷过程中，小肠吸收精微是为降中有升；肾之气化可将水液之清者升至心肺再次利用，但同时将水液之浊者下降至膀胱排出体外，此为升中有降。

脏腑气机的升降趋势具有升中有降，降中有升，升已而降，降已而升的多种形式。人体各脏腑组织之间的气机活动，共处于升与降、出与入的对立统一矛盾运动之中，且在某些脏腑，其本身就是升与降的统一体，如肺的宣发肃降、小肠的分清别浊等。

气的升降出入运动失调，就会引起各脏腑组织的功能异常；若气的升降出入运动停止，人的生命活动便告终结。《素问·六微旨大论》曰："出入废则神机化灭，升降息则气立孤危。故非出入，则无以生长壮老已；非升降，则无以生长化收藏。是以升降出入，无器不有。"

 **知识拓展**

### 脾胃为人体气机升降的枢纽

《说文解字》曰："枢，户枢也。"《说文解字·段注》亦曰："户所以转动开闭之枢机也"。《素问·六微旨大论》曰："升降出入，无器不有。"脾胃升降在脏腑气机的升降出入中起枢纽作用。

脾胃之所以为升降之枢，一是在于脾升胃降为水谷精微运化之枢纽。脾与胃同居中焦，以膜相连，一脏一腑，互为表里。《临证指南医案》对脾胃功能及生理特点作了言简意赅的概括："纳食主胃，运化主脾。脾宜升则健，胃宜降则和。"《素问·经脉别论》曰："饮入于胃，游溢精气，上输于脾，脾气散精，上归于肺。""脾气散精，上归于肺"这一过程属升。脾主升清，将水谷精微向上向外布散至头面及四肢百骸。《灵枢·平人绝谷》曰："胃满则肠虚，肠满则胃虚，更虚更满，故五脏安定，血脉和利，精神乃居。""更虚更满"这一过程属降。胃气降浊，受纳腐熟水谷，通降下行，食得以运化传导。人体水谷精微之运化升降不已，生命始能生生不息。正如《素问·六微旨大论》所曰："升降息，则气立孤危……非升降，则无以生长化收藏。"

二是脾胃升降相因，相辅相成，化生精微，"灌溉四傍"，心、肝、肺、肾等均受其益。朱丹溪《格致余论》曰："脾居坤静之德，而有乾健之运，故能使心肺之阳降，肾肝之阴升，而成天地之交泰，是为无病之人。"吴达《医学求是·血证求源论》亦曰："土位于中，而火上、水下、左木、右金。左主乎升，右主乎降。五行之升降，以气不以质也。而升降之权，又在中气，中气在脾之上、胃之下，左木、右金之际。水火之上下交济者，升则赖脾气之左旋，降则赖胃土之右转也。故中气旺，则脾升而胃降，四象得以轮旋。中气败，则脾郁而胃逆，四象失其运行矣。"张琦《素问释义·玉机真脏论》注曰："五脏相通，其气之旋转本有一定之次……其左右之行，则水木左升，火金右降，土居中枢，以应四维……中枢旋转，水木因之左升，火金因之右降。"《四圣心源·中气》曰："脾升则肾肝亦升，故水木不郁；胃降则心肺亦降，故金水不滞""中气衰则升降窒，肾水下寒而精病，心火上炎而神病，肝木左郁而血病，肺金右滞而气病。神病则惊怯而不宁，精病则遗泄而不秘，血病则凝瘀而不流，气病则痞塞而不宣。四维之病，悉因于中气。中气者，和济水火之机，升降金木之轴"。因此，一旦脾胃升降失常，则机体整体机能都受到影响，进而百病由生。此外，临床上对脏腑气机升降失常的病证，往往可通过调治脾胃而获效。正如《慎斋遗书》中所曰："诸病不愈，必寻到脾胃之中，万无一失。"

### （三）气运动失常的表现形式

人体之气升降出入和谐平衡，运行协调通畅，称之为"气机调畅"。气机运行不畅或气之升与降、出与入之间失去应有的协调与平衡，称之为"气机失调"。气机失调的表现形式有气滞、气逆、气陷、气脱、气闭等。气滞，即气机阻滞难行或不通，为气行受阻较甚者，如肝气郁滞、脾胃气滞等；气逆，指气的上升太过或下行不及，或横行逆乱，如肝气上逆、肺气上逆、胃气上逆等；气陷，指气的上升不及或下行太过，如中气下陷等；气脱，指气不能内守而突然大量外逸，如气随血脱、气随液脱等；气闭，指气不能外达而郁闭于内。气机失调就会引起各脏腑组织的功能异常，导致各种疾病的发生。

## 四、气　的　功　能

气既是构成人体的最基本物质之一，又是推动和调控各脏腑功能活动的动力。气的功能主要可归纳为推动、温煦、防御、固摄、气化和营养六个方面。

### （一）推动作用

气活力很强，具有激发和促进人体机能正常发挥的作用。主要体现在三个方面：①激发脏腑经络等组织器官的生理功能；②激发和促进人体的生长发育和生殖；③激发和促进精的生成与施泄，血液的生成和运行，以及津液的生成、输布和排泄等。气的推动功能减弱，可影响人体生长发育，导致发育迟缓，或早衰；亦可引起脏腑经络等功能活动减退，导致精、血液、津液的生成不足，运行迟缓，输布、排泄障碍等病理变化。

### （二）温煦作用

气具有产生热量，温暖人体的功能。《难经·二十二难》曰："气主煦之。"气是人体热量的来源，气通过运动变化产生热量，温煦人体。气的温煦作用主要体现在三个方面：①维持和调节体温的相对恒定；②温煦各脏腑经络组织器官而保障其生理功能的正常发挥；③温煦精、血、津液等液态物质，维持其正常运行，故有"血得温而行，遇寒而凝"之说。气的温煦作用失常，产热过少，脏腑功能减退，精、血、津液运行迟滞不畅，可出现体温低下，四肢不温等寒象；某些原因致气聚而不散，则气郁而化热，可出现发热等热象。故有"气有余便是火""气不足便是寒"之说。

### （三）防御作用

气有护卫肌表，防御外邪入侵及驱邪外出的功能。主要体现在三个方面：①卫气护卫肌表，抗御外邪入侵。《医旨绪余·宗气营气卫气》指出："卫气者，为言护卫周身，温分肉，肥腠理，不使外邪侵犯也。"②正气抗邪，驱邪外出。邪气侵入机体后，人体正气奋起与之抗争，驱邪外出，使人体不病，即或发病，病情也轻浅易愈。③正气能够促进病后脏腑组织的自我修复，使机体得以早日康复。若气虚防御作用减弱，则患病后正不胜邪，致病邪久留，难以驱除，甚至病情恶化而危及生命。《素问·刺法论》曰："正气存内，邪不可干。"《素问·评热病论》曰："邪之所凑，其气必虚。"

### （四）固摄作用

气对血、津液、精液等液态物质具有固护统摄和控制，以防止其无故流失的功能。主要表现在三个方面：①固摄血液，使血液循脉而行，防止其逸出脉外。气不摄血，可以引起鼻衄、齿衄、肌衄、崩漏、便血、尿血等各种出血。②固摄津液，控制汗液、尿液、唾液、胃液、肠液等的分泌和排出，防止其丢失过多。气不摄津，可致自汗、多尿、遗尿、尿失禁、流涎、呕吐清水、泄泻滑脱等。③固摄精液，防止精液妄泄。气不固精，可以引起遗精、滑精、早泄等。

气的固摄作用与推动作用是相反相成的两个方面，这两个方面作用的相互协调，构成了气对体内液态物质的生成、运行、排泄的双向调控。

### （五）气化作用

气的运动具有促进精、气、血、津液各自的新陈代谢及其相互转化的功能。气化贯穿于生命过程的始终，如饮食物在体内的消化、吸收和输布，代谢产物的产生和排泄。津液气化为汗、尿等以及精气血津液之间的相互转化，皆是气化的具体体现。气化过程的激发、维系和有序进行，都是脏腑生理活动相互协调的结果。气化功能失常，影响着脏腑组织的功能活动和整个机体的物质代谢过程。

## （六）营养作用

气能为机体各脏腑组织器官提供营养物质，以维持其正常的生理功能。主要体现在三个方面：①脾胃运化所生成的水谷精气，可以化生为宗气、营气、卫气等，为生命活动提供必需的营养物质。②卫气具有温养肌肉、筋骨、皮肤腠理、胸腹，熏蒸膏膜的作用；营气可化生血液，濡养周身。《灵枢·邪客》曰："营气者，泌其津液，注之于脉，化以为血，以荣四末，内注五脏六腑。"③经络之气通达机体内外，输送精微，濡养各脏腑经络组织器官。气虚不足，营养作用减退时，可导致各组织器官因营养不良而机能减弱的种种病症。

此外，气还具有感应传导信息以维系机体整体联系的中介作用。气充斥于人体各个脏腑组织间，各种生命信息，都可以通过气的运动来感应和传递，从而实现了人体各脏腑组织之间的密切联系。

# 五、人体之气的分类

人体之气多种多样，根据其生成过程、分布部位和功能特点的不同，主要分为元气、宗气、营气、卫气等。

## （一）元气

元气，又名"原气""真气"，是人体最基本、最重要的气，是人体生命活动的原动力。

**1. 生成** 元气根源于肾，由肾所藏的先天之精气所化生。元气生成之后，依赖后天脾胃运化的水谷精气的不断培育和充养，才能维持其正常的生理作用。故元气充盛与否，不仅与来源于父母的先天之精气有关，而且还与脾胃运化的后天之精气是否充盛有关。由于禀受于父母的先天之精气在人出生之后即已有定数，所以后天水谷之精气的充养，就显得格外重要，如此才能保证元气的不断化生和旺盛。即使是先天禀赋不足之人，若后天饮食调养合理，仍可有所弥补，使元气逐渐充足。因此，元气的生成可概括为"源于先天，长于后天"。《脾胃论·脾胃虚实传变论》曰："元气之充足，皆由脾胃之气无所伤，而后能滋养元气。"

**2. 分布** 元气乃先天之气，根源于肾，以三焦为通道布散于全身，内而五脏六腑，外达肌肤腠理，无处不到，作用于机体各部分，发挥其生理功能。《难经·六十六难》曰："三焦者，原气之别使也，主通行三气，经历于五脏六腑。"

**3. 主要功能** 元气是构成人体和维持人体生命活动的最基本物质，是人体生命活动的原动力，其主要功能，一是促进人体的生长发育和生殖，二是激发和推动各脏腑经络组织器官的生理功能活动。元气充沛，则各脏腑经络组织器官的功能发挥正常，生长发育旺盛，形体壮实，筋骨强健，生殖力强，机体强健而少病。若先天禀赋不足，或后天失调，或久病损耗，则元气生成不足或耗损太过，则可见生长发育迟缓，生殖机能障碍，以及脏腑组织生理功能减退等多种虚性病变。

## （二）宗气

宗气是指积于胸中之气，又名"大气"。宗气在胸中积聚之处，称作"上气海"，又称"膻中"。《灵枢·五味》曰："其大气之抟而不行者，积于胸中，命曰气海。"

**1. 生成** 宗气是由水谷精气和自然界的清气相合而成。饮食物经过脾胃的腐熟、运化，化生为水谷精气，水谷精气赖脾之升清而转输至肺，与肺吸入的自然界清气相互结合而化生为宗气。因此，肺的呼吸功能和脾胃的运化功能正常与否，直接影响着宗气的盈虚盛衰。

**2. 分布** 宗气积聚于胸中，贯注于心肺之脉。其分布向上者出于肺，循喉咙而走息道，经肺的作用而散布于胸中上气海；向下者借助于肺的肃降作用而蓄于丹田（下气海），并注入足阳明之气街而下行于足。《灵枢·邪客》曰："故宗气积于胸中，出于喉咙，以贯心脉而行呼吸焉。"《灵枢·刺节真邪》曰："宗气留于海，其下者注于气街，其上者走于息道。"

**3. 主要功能** 宗气主要有三个方面的功能：一是走息道以行呼吸。宗气上走息道，推动着肺的呼吸运动。凡语言、声音、呼吸的强弱，都与宗气的盛衰有关。二是贯心脉以行气血。具有鼓舞心脏的搏动、调节心律和心率等功能。凡气血的运行、心搏的强弱及其节律等，皆与宗气的盛衰有关。三是下注丹田以资元气。

另外，宗气还与人的视、听、言、动等相关。由于宗气对呼吸运动及气血液运行有推动作用，因而可以影响到人体的多种生理活动。凡肢体的寒温和活动、视听等感觉、言语声音以及脉搏强弱等，都与宗气盛衰有关。《读医随笔·气血精神论》曰："宗气者，动气也。凡呼吸、言语、声音，以及肢体运动、筋力强弱者，宗气之功用也。"

临床上常通过诊察左乳下心尖搏动处（虚里）的搏动情况和脉象来了解宗气的盛衰。《素问·平人气象论》曰："胃之大络，名曰虚里，贯膈络肺。出于左乳下，其动应衣，脉宗气也。"宗气充盛，则呼吸均匀，语言清晰，声音洪亮，脉搏和缓有力，肢体运动灵活，感觉灵敏；宗气不足，则可出现心悸，呼吸表浅，气少言微，语言不清，脉来迟缓、节律紊乱，胸闷疼痛，唇舌青紫，肢体厥冷等病症。

### （三）营气

营气，是指循行于脉中而富有营养作用的气，又名"荣气"。因其在脉中昼夜营周不休而得名。由于营气与血共行于脉中，是化生血液的重要物质基础，二者可分而不可离，关系极为密切，故常"营血"并称。营气与卫气相对而言，属性为阴，故又称为"营阴"。

**1. 生成** 营气是脾胃运化所产生的水谷精气中精专柔和、最具荣养作用的精粹部分。《灵枢·营卫生会》曰"营出于中焦"，《素问·痹论》曰"荣者，水谷之精气也"，明确指出营气的化生部位是在中焦脾胃，水谷精气是营气生成的物质基础。

**2. 分布** 营气分布于血脉之中，作为血液的组成部分，通过十二经脉和任、督二脉，贯五脏络六腑，运行全身各个部分，终而复始，营周不休，发挥其滋润和营养全身的作用。《素问·痹论》曰："荣者，水谷之精气也，和调于五脏，洒陈于六腑，乃能入于脉也，故循脉上下，贯五脏络六腑也。"

**3. 主要功能** 营气的生理功能主要有两个方面：一是化生血液。营气富含营养，是生成血液的主要物质基础。营气与津液相结合，可化生血液。《灵枢·邪客》曰："营气者，泌其津液，注之于脉，化以为血。"周学海《读医随笔·气能生血血能藏气》亦曰："夫生血之气，荣气也。荣盛即血盛，荣衰即血衰，相依为命，不可离者也。"二是营养全身。营气为血中之气，推动血液运行于全身，输布于各脏腑经络组织器官，发挥营养作用，维持正常的生理功能。营气化生血液和营养全身的功能又是相互关联的。若营气亏少，则会引起血液亏虚，以及全身脏腑组织因得不到足够营养而造成生理功能减退的病理变化。

## （四）卫气

卫气，是指运行于脉外，具有护卫作用的气。卫气与营气相对而言，属性为阳，故又称为"卫阳"。

1. **生成**　卫气是脾胃运化所产生的水谷精微中性质慓悍、运行滑利、反应迅速的部分。《素问·痹论》曰："卫者，水谷之悍气也。其气慓疾滑利。"慓，即慓悍，是指卫气在抗邪斗争中所具有的强悍、勇猛特性；疾，是指卫气的运行速度快，当人体受到邪气侵袭时，卫气能迅速地做出反应；滑利，是指卫气运行时的流畅状态。

2. **分布**　卫气具有慓悍滑利之性，其分布不受脉道约束，借助肺气的宣发作用而行于脉外，外达皮肤肌腠，内至胸腹脏腑，布散全身。《素问·痹论》曰："故循皮肤之中，分肉之间，熏于肓膜，散于胸腹。"

3. **主要功能**　卫气的功能主要有四个方面：①护卫肌表，防御外邪入侵。这是卫气最主要的功能，也是其命名的依据。肌肤腠理是机体抗御外邪的重要屏障，肺气宣发卫气于肌表，使腠理致密，构成了抵抗外邪入侵的防线，则外邪难于侵入机体。②温养机体。卫气是产生热量的主要来源，其流布于体表乃至周身，对肌肉、皮毛和脏腑发挥着温养的作用，使肌肉充实，皮肤润泽，并维持体温的相对恒定，这是机体正常生命活动的重要条件之一。若卫气不足，温煦之力减弱，则出现畏寒、肢冷等症状；若卫气郁聚不散，不能畅达，则可见恶寒、发热等病变。③调节腠理开合。卫气能够调节腠理的开合，控制汗液的排泄，并通过对汗液排泄的调节，维持机体体温的相对恒定，从而保障机体内外环境之间的协调平衡。因此，如果卫气功能失常，腠理开合失司，汗液排泄异常，则可见自汗、漏汗、多汗、无汗、恶寒、发热等病变。④影响睡眠。卫气的昼夜运行与睡眠活动有关，是人体寤寐的重要机制之一。当卫气行于内脏时，人便入睡；当卫气出于体表时，人便醒寤。

营气和卫气都来源于脾胃所化生的水谷精微，《石山医案·营卫论》曰："分而言之，卫气为阳，营气为阴；合而言之，营阴而不禀卫之阳，莫能营昼夜，利关节矣。"营气与卫气，一阴一阳，互为其根。二者须相互配合，协调互济，才能维持腠理的正常开合和体温的恒定以及发挥正常的防御功能。若营卫不和，则可出现恶寒发热、无汗或多汗等症。营卫协调也是"昼精夜寐"的保证，若营卫失调，则可导致"昼不精而夜不寐"。

人体之气，除了上述最重要的四种气之外，还有"脏腑之气""经络之气"等。所谓"脏腑之气"和"经络之气"是全身之气的一个部分，一身之气分布到某一脏腑或某一经络，即成为某一脏腑或某一经络之气。这些气是构成各脏腑、经络的基本物质，又是推动和维持各脏腑、经络生理活动的物质基础。

# 第三节　血

中医学的血理论，是研究人体之血的概念、生成、运行、功能及其与脏腑、经络、精气津液等相互关系的学说。

## 一、基　本　概　念

血，即血液，是循行于脉中，循环流注全身的富有营养和滋润作用的红色液体，是构成人体和维持人体生命活动的基本物质之一。血与气相对而言，属性为阴，故又称为"阴血"。由于营气是化生血液的主要物质基础，故又有"营血"之称。

脉是血液运行的管道，又称"血府"，有约束血液运行的作用。《素问·脉要精微论》曰："夫脉者，血之府也。"血液在脉中运行于全身，内至脏腑，外达肢节，为生命活动提供营养，发挥濡养和滋润作用。

# 二、血的生成

血的生成以水谷精微和肾精为主要物质基础，通过脾胃、心肺、肝肾等相关脏腑的综合作用而成。《景岳全书·血证》曰："精藏于肾，所蕴不多，而血富于冲，所至皆是。盖其源源而来，生化于脾，总统于心，藏受于肝，宣布于肺，施泄于肾，灌溉一身，无所不及。"

## （一）来源

血的主要组成是营气和津液，水谷精微和肾精是血液化生的基础物质。

1. **水谷精微化血**　血主要由营气和津液组成，营气和津液均来源于饮食水谷，由中焦脾胃运化而来。营气和津液进入脉内，经心肺作用化生为血液。《灵枢·决气》曰："中焦受气取汁，变化而赤，是谓血。"《灵枢·痈疽》曰："中焦出气如露，上注溪谷，而渗孙脉，津液和调，变化而赤为血。""中焦出气如露"即是指中焦脾胃化生的如雾露状的营气和津液，可从细小的血脉渗入，成为血液化生的原料。

2. **肾精化血**　精和血之间存在着相互资生和相互转化的关系，精可以化血，血可以生精。《诸病源候论·虚劳精血出候》曰："肾藏精，精者，血之所成也。"肾精化生血液可从肝肾同源及骨髓化血理解。肝藏血，肾藏精，精血互化。肾藏精，精生髓，髓充于骨，可化生血液。因此，肾中所藏之精也是生血的物质基础。故"血即精之属也"（《景岳全书·血证》）。

## （二）相关脏腑

血的生成是各脏腑整体功能活动的综合结果，涉及脾胃、肝肾、心肺等多个脏腑，而以脾胃最为重要。

1. **脾胃**　营气和津液都来源于脾胃运化所生成的水谷精微，故称脾胃为气血生化之源。脾胃的运化功能是否强健以及饮食营养的优劣，皆可直接影响血液的化生。若脾胃功能健运，水谷精微化源充足，则血液生化有源；若脾胃虚弱或饮食营养长期摄入不良，则血液化生乏源，可导致血虚的病理变化。

2. **肝肾**　肝藏血，与血液的化生关系密切，《素问·六节藏象论》曰："肝者，……以生血气。"肾藏精，精生髓，髓化血；肾精化肾气，激发和推动全身各脏腑组织的功能活动，促进血的化生。肝血与肾精之间有着相互资生、转化的关系。《张氏医通·诸血门》曰："气不耗，归精于肾而为精；精不泄，归精于肝而化清血。"

3. **心肺**　水谷精微由脾上输于心肺，与肺吸入的自然界清气相结合，贯注心脉，在心气作用下变化成为血液。清代张志聪《侣山堂类辨·辨血》曰："血乃中焦之汁，流溢于中以为精，奉心化赤而为血。"《灵枢·营卫生会》曰："中焦亦并胃中，出上焦之后，此所受气者，泌糟粕，蒸津液，化其精微，上注于肺脉，乃化而为血。"指出了心肺在化生血液中的作用。

综上所述，血液生成的基本条件有二：一是物质基础充足，二是脾胃、肝肾、心肺等脏腑的生理功能正常。而脾胃运化功能在血液生成的过程中发挥着最为重要的作用。

# 三、血 的 运 行

血液运行于脉中，循环不已，流布全身，发挥其营养全身的生理作用，其正常运行受着多种因素的影响，同时也取决于多个脏腑生理功能的协调。

## （一）影响因素

血液在脉中运行，依赖于气的推动与固摄，并与血液本身的性状有关。因此，影响血液运行的因素主要有脉、气、血的性状等。

1. **脉** 血行脉中，脉为血之府，脉道有约束血液运行的作用，《灵枢·决气》曰："壅遏营气，令无所避，是谓脉。"血液在脉中运行周而复始，循环不息，从而灌溉周身，《灵枢·营卫生会》言脉"如环无端""营周不休"。脉道的完好无损与通畅无阻是保证血液正常运行的重要因素。寒滞、痰凝、血瘀、火热、内外伤等都可导致脉道狭窄、不通或损伤等，从而影响血行，使局部出现瘀血、缺血、出血等病变。

2. **气** 气具有推动、固摄、温煦作用。气的推动作用促使血液运行不息，且保持一定的流速；气的固摄作用使血液在脉道中运行而不致逸出脉外。因此，血液在脉中运行，依赖于气的推动和固摄作用的协调平衡，这是维持血液正常运行的必备条件。气的温煦作用对于血液的寒温适度和正常运行同样具有重要的影响，《素问·调经论》曰："血气者，喜温而恶寒，寒则泣不能流，温则消而去之。"若阳气不足，温煦失司，则血脉寒凝，血行不畅；反之，气有余便是火，火热入血，则迫血妄行，导致出血。

气对血的作用亦离不开脏腑之气的生理活动，如心气的推动、肺气的宣降、肝气的疏泄、脾气的统摄等。

3. **血的性状** 血液的清浊、黏稠状态，血液量的多少，血液的寒温度，机体和周围环境的寒热温凉等，均会不同程度地影响血液的运行。如血液中痰浊较多，或血液黏稠，则可导致血行不畅而瘀滞。血液量的多少，也会影响到血的运行，《玉机微义·血证门》言血"注之于脉，少则涩，充则实"。机体和周围环境的寒热温凉等也同样会对血的性状产生影响。

## （二）相关脏腑

血液的正常运行，是多个脏腑生理活动综合的结果，主要与心、肺、肝、脾等密切相关。

1. **心** 心主血脉，心与脉连接构成的通路是血液循行的通道。心气的推动固摄、心阳的温煦、心血的充足是保证血液在脉道中正常运行的基本条件，其中心气的推动是其根本动力。全身的血液，在心气的推动下，通过脉道输送到全身，环周不休，运行不息，发挥其营养和滋润作用。若心气充沛，推动有力，则血液运行正常；反之，心气不足，推动无力，则会出现血行缓慢甚或瘀阻的病理变化。

2. **肺** 肺朝百脉，辅助心推动和调节血液的运行。①肺参与宗气的生成，宗气贯心脉而推动和促进血行；②肺宣发肃降主治节，调节全身的气机，推动血液运行到全身；③肺司呼吸，呼浊吸清，掌控血中清浊之气的交换，进而也影响血液的运行。

3. **肝** 肝主疏泄，调畅气机，气行则血行，气滞则血瘀。肝有贮藏血液和调节血流量的作用，既可防止出血，又可根据人体的动静，调节脉中的血流量，使脉中运行血量维持一定的水平，《素问·五脏生成》曰："故人卧血归于肝。"

**4.脾** 脾主统血，脾气能够统摄血在脉中运行，防止其逸出脉外。若脾气虚弱，气衰而固摄作用减弱，统血无力，则血溢脉外，形成各种出血。

此外，心、肺、肝等脏对血液运行的推动，亦赖元气的激发，而元气由肾精所化。年迈肾虚，元气不足时，诸脏腑功能减退，推动血行功能乏力，也会形成血行瘀阻的病理变化。

总之，血液的正常运行必须具备三个条件：①脉道完好通畅；②血量充盈，寒温适度；③心、肺、肝、脾等脏的功能正常，尤以心的作用最为重要。

# 四、血的功能

血是人体生命活动的主要物质之一，对人体有濡养、运载的作用，亦是精神活动的主要物质基础。《景岳全书·血证》对其概括为："凡形质所在，无非血之用也。是以人有此形，惟赖此血。故血衰则形萎，血败则形坏，而百骸表里之属。凡血亏之处，则必随所在而各见其偏废之病。"

**1.濡养作用** 血的濡养作用是指血具有营养和濡润全身的生理功能。《难经·二十二难》曰："血主濡之。"即是对血的营养和滋润作用的简要概括。

血的营养滋润作用可以从面色、两目、肌肉、皮肤、毛发、肢体运动等方面反映出来。血液充盈，营养和滋润作用正常，则面色红润，肌肉丰满壮实，筋骨强劲，视物清晰，皮肤、毛发、孔窍润泽，关节滑利，感觉和运动灵活等。若血液亏虚，营养和滋润作用减弱，则可见面色萎黄，头昏目花，视物昏花，唇甲色淡，毛发干枯，肌肤干燥，孔窍干涩，肌肉消瘦，筋骨痿软，肢体关节屈伸不利或肢端麻木、尿少便干等病理表现。

**2.运载作用** 血的运载作用是指血具有载气、载津以布散精微濡养周身的作用，同时亦能运载浊气浊物。血能藏气、载气。血是气的载体，弥散飘逸的气，必须依附有形之血才能在体内输布。如清代周学海《读医随笔·气能生血血能载气》曰："血藏气者，气之性情慓悍滑疾，行而不止，散而不聚者也。若无以藏之，不竟行而竟散乎？惟血之质为气所恋，因以血为气之室，而相裹结不散矣。"脏腑组织代谢所产生的浊气浊物，通过血的运载到达肺、肾等，进而排出体外。

**3.化神作用** 血是机体神志活动的主要物质基础。血濡养脏腑，使脏腑功能强盛，神志活动才能得以产生和维持。《灵枢·营卫生会》曰："血者，神气也。"人体血液充盈，血脉和调，脏腑得养而功能和谐，则精神充沛、神志清晰、思维敏捷、情志活动正常。《灵枢·平人绝谷》曰："血脉和利，精神乃居。"无论何种原因形成的血虚或运行失常，均可以出现不同程度的精神、神志方面的症状。如心血虚或肝血虚，常有惊悸、失眠、多梦等神志不安的表现；失血甚者可出现烦躁、恍惚、癫狂、昏迷等神志失常的病证。

# 第四节 津　液

中医学的津液理论，是研究人体内津液的概念、生成、输布、排泄、功能及其与脏腑、精气血等相互关系的学说。

# 一、津液的基本概念

津液是人体内一切正常水液的总称，包括各脏腑组织的内在正常体液和分泌物，如汗、泪、涕、涎、唾、胃液、肠液等。津液与气相对而言，属性为阴，故又有"阴津""阴液"之称。

津液是津和液的总称，虽同属水液，但在性状、分布部位、功能等方面有一定的区别。一般来说，性质清稀，流动性大，主要布散于体表皮肤、肌肉和孔窍等部位，并渗入血脉，起滋润作用者，称为津；性质较为稠厚，流动性较小，灌注于骨节、脏腑、脑、髓等组织器官，起濡养作用者，称为液。

津液广泛地存在于脏腑、形体、官窍等器官组织之内和组织之间，在体内，除了藏于脏腑中的精和运行于脉道内的血液外，其他所有正常的体液均属于津液范畴。津液以水分为主体，含有大量的营养物质，因而是组成人体的基本物质，也是维持人体生命活动的基本物质之一。

津和液二者在运行、代谢过程中常相互补充、互相转化，在病变过程中又常相互影响，所以常将津液并称，一般不作严格区别。但对临床上出现的"伤津"和"脱液"的不同病理变化，应作区别对待。

# 二、津液的生成、输布和排泄

津液的生成、输布和排泄涉及多个脏腑的生理功能，是多个脏腑相互协调配合的结果（图 4-1）。《素问·经脉别论》对此进行了简要的概括："饮入于胃，游溢精气，上输于脾，脾气散精，上归于肺，通调水道，下输膀胱，水精四布，五经并行。"

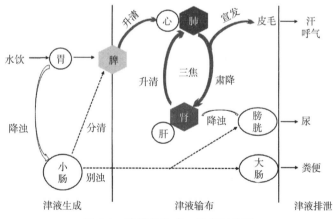

图 4-1 津液的生成、输布与排泄

## （一）津液的生成

津液来源于饮食水谷，主要通过脾胃、小肠、大肠等脏腑的气化功能而生成。

1. **脾胃腐熟运化** 胃为水谷之海，主受纳腐熟，游溢精气而吸收水谷中部分液态精微物质（津液）；脾主运化，脾气之升清，将胃吸收的津液上输于心肺，布散全身。

2. **小肠主液** 小肠泌别清浊，将清者即饮食物中的营养物质和水分充分吸收，由脾气散精，布散全身；浊者中，多余的水液渗入膀胱，糟粕则下输于大肠排泄。

**3. 大肠主津**　大肠接受小肠下注的饮食物残渣和剩余水分，将其中部分水液重新吸收为人体所用，残渣则形成粪便而排出体外。

可见，津液的生成是在脾的主导下，经胃、小肠、大肠参与而共同完成的，并且与其他脏腑也有一定关系。因此，若饮食摄入不足，或脾胃、大小肠的功能失调，就会影响津液的生成，导致津液不足。

### （二）津液的输布

津液的输布主要依靠肺、脾、肾、肝、心和三焦等脏腑的综合作用而完成。

**1. 肺气宣降**　肺主通调水道，为水之上源。肺通过宣发作用，将津液输布至人体上部脏腑和体表；通过肃降作用，将津液输布于人体下部和内部脏腑，并将脏腑代谢后的浊液输送到肾和膀胱。因此，肺的宣发肃降在水液输布中发挥着重要作用。若肺气宣发肃降失常，则通调水道失职，津液运行障碍，则会形成痰饮、水肿等病变。

**2. 脾气散津**　脾主运化水液。①脾主升清，将津液向上输于肺，再通过肺的宣发肃降而布散全身，并下输于肾和膀胱。②脾气推动和调节津液的输送、布散，直接将津液布散于全身，即"脾气散精"。若脾失健运，则津液输布障碍，水液停聚，则导致水、湿、痰、饮等病变。

**3. 肾主水**　《素问·逆调论》曰："肾者水脏，主津液。"①肾直接参与津液的输布，通过肾阳蒸腾气化，升清降浊。②间接促进和调控津液的输布。肾中精气和肾阳通过对脾、肺、肝、胃、小肠、大肠等脏腑的激发、推动和温煦作用，促进和调控机体对津液的吸收和输布。肾对体内津液的调节，是根据体内津液多少和机体需求，通过增减尿量来实现的。肾在津液输布过程中发挥着主宰和调节作用，若肾阳亏虚，则津液输布障碍，可导致水肿等病变。

**4. 三焦主决渎**　三焦对水液有通调决渎之功，是津液在体内流注、输布的通道。三焦气化正常，水道通利，则诸多脏腑输布津液的道路通畅，津液输布正常。《素问·灵兰秘典论》曰："三焦者，决渎之官，水道出焉。"

此外，肝主疏泄，调畅气机，津液的输布有赖于气机的升降出入运动，气行则津布，从而协助促进津液代谢的正常进行。若肝失疏泄，气机郁滞，就会形成气滞津停的病理变化，导致痰饮、水肿，以及痰气互结的梅核气、瘿瘤、臌胀等病症。心属火，为阳中之太阳，主一身之血脉。津液和血液在心阳的推动下，环周不休，正常运行。

总之，津液在体内的输布主要依赖肺气宣降、脾气散精、肾阳蒸化、肝气疏泄以及三焦通利等。

### （三）津液的排泄

津液通过尿、汗和呼气及粪便等途径进行排泄，其排泄与输布一样，主要依赖于肺、脾、肾等脏腑的综合作用。

**1. 尿**　尿液是津液排泄的主要途径，其中含有机体新陈代谢所产生的废物。尿液的排泄主要依赖于肾。一方面，肾气将下输到膀胱的津液进行蒸腾气化，清者上升继续为人体所用，浊者即为尿液贮存于膀胱；另一方面，肾气的推动和固摄作用控制着膀胱的开合，调节着尿液的排泄。若肾气蒸化失常，则可引起尿少、尿闭、水肿等病变；若肾气不固，则会出现尿频，甚至遗尿等症。

2.**汗和呼气** 肺通过宣发作用将津液输布到体表皮毛，经过代谢后的津液，在气化作用下，形成汗液排出体外。此外，肺在呼气时也会从呼吸道以水气形式带走一些水液。因此，汗液的排泄和呼吸道水气也是津液排泄的途径之一。

3.**粪便** 大肠接受来自小肠的食物残渣，吸收其中剩余的水液，燥化糟粕，形成粪便排出体外。大肠排出粪便时，随着糟粕带走一些残余的水分，也是津液排泄的一条途径。粪便中残留水分过多，则引起泄泻；若残留水分过少，则形成便秘。

综上所述，津液的生成、输布和排泄过程，是诸多脏腑相互协调、密切配合的结果，其中尤以肺、脾、肾三脏的作用最为重要。明代张介宾在《景岳全书·肿胀》中将此三脏在水液代谢过程中的作用概括为"盖水为至阴，故其本在肾；水化于气，故其标在肺；水惟畏土，故其治在脾"。肺、脾、肾及其他相关脏腑的功能失调，都会影响到津液的生成、输布和排泄，导致津液生成不足或耗损过多，或发生停滞。

# 三、津液的功能

津液的主要功能就是滋润濡养、化生血液、调节阴阳和运载作用等生理功能。

## （一）滋润濡养

津液中含有大量的水分和丰富的营养物质，具有滋润和营养作用。津质地清稀，其滋润作用较为明显；液则精专，厚而凝结，其营养作用较为突出。人体各脏腑组织在其活动的始终均离不开津液的滋润和营养作用，津液布散于肌表，则肌肤丰润，毛发光泽；流注于孔窍，则眼、鼻、口等官窍得以滋润，功能灵敏；灌注于脏腑、骨节、脑髓，则脏腑得养、关节滑利，屈伸自如，骨骼劲强，脑髓盈满。若津液不足，滋润营养功能失职，则会使皮毛、肌肤、孔窍、骨节，以及脏腑、脊髓、脑髓的生理活动受到影响，从而发生一系列病变。

## （二）化生血液

津液是血的主要组成部分。脉外津液经孙络渗入血脉之中，既参与血液的化生，又滑利脉道，从而维持循环血量和调节血液浓度。由于津液与血液同源于水谷精微，相互渗透和转化，故有"津血同源"之说。《灵枢·痈疽》曰："中焦出气如露，上注溪谷，而渗孙脉，津液和调，变化而赤为血。"

## （三）调节阴阳

人体津液的代谢，对调节机体的阴阳平衡起着重要作用。津液作为人体阴液的一部分，一方面，人体津液充足，既可制约亢奋之阳热，又可气化为汗，借出汗以散发身热，调节体温，从而维持体内阴阳协调平衡；另一方面，津液代谢常随机体活动与外环境的变化而变化，《灵枢·五癃津液别》曰："天寒衣薄则为溺与气，天热衣厚则为汗。"说明津液的代谢随外环境中气温的变化而调节汗、尿的排泄，进而调节机体的阴阳平衡，以促进人体对外环境的适应。

## （四）运载作用

津液的运载作用体现在两个方面：一是运载全身之气。津液属阴，气属阳，无形之气必须依附于有形的津液中，才不会散失。当汗、吐、下而致津液大量丢失时，气也会随之脱失，故有"吐下之余，定无完气"（《金匮要略心典·痰饮》）之说。二是运载代谢废物。津液在其自身的代谢过程中，能将机体代谢后的废物运输到有关排泄器官，以汗、尿、呼气、粪便等形式及时地排出体外，避免了有毒废物在体内的蓄积，以保障各组织器官生理活动的正常进行。若津液排泄功能障碍，则会使代谢产物潴留于体内，而产生痰、饮、水、湿等多种病理变化。

# 第五节　精气血津液之间的关系

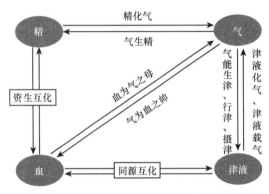

图 4-2　精气血津液之间的关系

精、气、血、津液都是构成人体和维持人体生命活动的基本物质，它们之间存在着相互依存、相互促进、相互转化而又相互制约的关系（图 4-2），在生理上相互依存、协调制约，在病理上则互相影响、互相累及。

## 一、气与血的关系

气与血是人体内的两大类基本物质，两者在生理上相互依存，相互资生，相辅相成，病理上则相互影响。气与血的关系可以概括为"气为血之帅""血为气之母"。气为血之帅，是指气能生血、气能行血和气能摄血；血为气之母，是指血能养气和载气。

### （一）气为血之帅

1. **气能生血**　气参与并促进了血的生成。一是营气直接参与血的生成，是血生成的主要物质基础。二是气化作用是血生成的动力，从水谷精微的化生，到心肺将精微物质转化为血，都离不开脾、胃、心、肺、肾之气的参与。因此，气充盛则化生血的功能增强，血液充足；气虚亏则化生血的功能减弱，易于导致血虚的病变。因此，临床治疗血虚或气血两虚病证，在使用补血药的同时，常配以益气之品，以促进血的化生。

2. **气能行血**　气具有推动和调控血在脉道中运行的作用。《血证论·阴阳水火气血论》曰："运血者，即是气。"因此，气充足旺盛，气机调畅，血才能正常运行。反之，若气虚无力行血，或气滞血行不利，均可导致血行迟缓，甚至形成瘀血；再者，若气机逆乱，血亦随气的升降出入异常而出现逆乱。临床治疗血行失常的病证，常加用补气、行气、降气、升提等药物。

3. **气能摄血**　气具有统摄血在脉道运行，防止其逸出脉外的功能。主要依赖于脾气对血的固摄作用。脾气健旺，统摄正常，则血行脉中而不逸出脉外；反之，若脾气虚弱，失于统摄，血则逸出脉外，出现吐血、咳血、尿血、便血、衄血、崩漏、紫癜等多种出血病症，临床称之为"脾不统血"或"气不摄血"，治疗时可采用补气健脾摄血的方法，以达到止血的目的。临床中发生大出血的危重证候时，用大剂量补气药物以摄血，即是这一理论的应用。

## （二）血为气之母

**1. 血能养气**　是指血对气的濡养作用。血循环流布于周身，能够不断地为各脏腑组织之气提供营养物质，保持充足旺盛的状态，从而维持正常的生理活动。因此，血足则气旺，血少则气衰。临床上血虚日久的病人，往往兼有气虚的表现，治疗时需补气与养血同时兼顾。

**2. 血能载气**　是指血是气的载体，气依附于血中，依赖血之运载作用而布达全身，又称为"血能藏气""血能寓气"。由于气的活力很强，运行疾速，易于弥散，所以无形之气必须依附于有形之血而存在于体内，才能正常地流通。临床上大出血的病人，由于气无所依附，也随之大量丢失，可出现气随血脱的危重病症，治疗应采取益气固脱和止血补血的方法，以达到补气、固脱、止血之目的。

综上所述，血与气，一阴一阳，相互维系，气血平和，则能保证人体生命活动的正常进行；反之，则百病丛生。《素问·调经论》曰："血气不和，百病乃变化而生。"因此，调理气血之间的关系，使其恢复协调状态是中医治疗疾病的常用法则之一。

# 二、气与津液的关系

气和津液相对而言，气属阳，津液属阴。津液的代谢，离不开气的升降出入运动和气的温煦、气化、推动及固摄作用；气在体内的存在和运动离不开津液的运载和滋养。因此，气和津液的关系主要表现在气能生津、气能行津、气能摄津、津液化气、津液载气等方面。

## （一）气对津液的作用

气对津液的作用主要表现为气能生津、气能行津、气能摄津三个方面。

**1. 气能生津**　气的气化作用能激发和促进津液的生成。饮食化生津液，并输布全身，都是脾胃、肺、小肠等脏腑功能作用的结果，其中，尤以脾胃之气最为重要。因此，津液的生成离不开气化作用。若脾胃气虚，气化不利，可导致津液生成不足，治疗时往往采取补气生津之法。

**2. 气能行津**　气具有推动津液的输布和排泄作用。津液有形而静，其输布和排泄，离不开气的推动和气化作用。津液的输布，依赖肺、脾、肾、肝及三焦等脏腑之气的功能，将津液布散于全身各脏腑组织，发挥濡养、滋润作用。多余的代谢产物，通过肺、肾等脏的气化则化为汗液、尿液等排出体外，以保持人体水液代谢的平衡。当气的升降出入和气化运动异常时，可导致津液输布、排泄障碍。气虚、气滞可导致津液停滞，形成水湿、痰饮等病理产物，称为"气不行水"；反之，由津液停聚而导致的气机不利，则为"水停气滞"，两者常互为因果。这是在临床上治疗水肿时，行气与利水法并用的理论依据之一。所谓"治痰先治气"即是气能行津理论的具体应用。

**3. 气能摄津**　气具有固摄津液排泄，防止其无故流失的作用。气对津液的固摄是通过各脏腑之气的固摄作用实现的，如肺卫之气对汗液的调控收摄；肾与膀胱之气对尿液形成和排泄的调节约束；脾气和肾气对涎、唾、肠液的收摄，肝气对泪液的收摄等。体内的津液在气的固摄作用下，维持着津液量的相对恒定。若气虚不能固摄，可出现口角流涎、多汗、漏汗、多尿、遗尿、小便失禁等病症，治疗时常采用补气摄津之法。

### （二）津液对气的作用

津液对气的作用表现为津液化气、津液载气两个方面。

1. **津液化气**　气的化生及其功能发挥均离不开津液的滋养。一是津液由脾胃运化的水谷精微所化，在输布过程中受到各脏腑阳气的蒸腾温化，可化生为气，以敷布于脏腑、组织、形体、官窍，促进正常的生理活动。因此，津足则气旺，多汗、多尿、吐泻太过等所致津液不足，均能导致气虚之证。

2. **津液载气**　津液是气的载体，气必须依附于有形之津液，依赖津液之运载作用存在于体内，才能正常运行并流布全身。津液的丢失必然会导致气的损耗。大汗、大吐、大泻、多尿等津液大量丢失时，气无所依附而随之大量外脱，称为"气随津脱"，故有"吐下之余，定无完气"（《金匮要略心典·痰饮》）之说。因此，临床使用汗法、下法和吐法时，必须做到有所节制，中病即止，勿因过多使用而产生变证。

此外，津液输布正常，则气机调畅；津液输布运行受阻，形成水湿痰饮，滞留体内，则会导致气机郁滞不畅，称为"津停气阻"。

## 三、精与气的关系

精与气相对而言，精属阴主静，气属阳主动，二者之间存在着气能生精、摄精，精能化气的关系。

### （一）气对精的作用

气能生精、摄精。一方面气的运动不息能促进精的化生。只有脏腑之气充足，功能旺盛，才能运化吸收饮食水谷之精，使脏腑之精充盈，流注于肾而藏之。另一方面，气的固摄作用又能固摄精液，使精聚而充盈，不致无故耗损外泄。因此，气虚则精的化生不足，或精失固摄而导致精亏、失精的病症，临床上常常采用补气生精、补气固精的方法来治疗。

### （二）精对气的作用

精为气化生的本源，精足则人体之气得以充盛，输布全身各脏腑组织，以促进各脏腑组织的功能活动。同时，在精的滋养作用下，脏腑功能强健，也促进了气的生成。因此，精足则气旺，精亏则气衰。精虚及失精患者常伴有气虚的病理表现。

## 四、精血津液之间的关系

精、血、津液皆依赖于脾胃化生的水谷精微而不断地充实，均具有濡养、化气等作用，三者之间存在着相互资生、相互转化的关系。

### （一）精与血的关系

精和血都由水谷精微化生和充养，两者之间具有相互资生、相互转化的关系，此种关系称为"精血同源"。肾藏精，肝藏血，精能生血，血可化精，因此，精血之间相互资生、相互转化的关系又可称为"肝肾同源"。

精是化生血液的基本物质之一。脾运化吸收的水谷之精，其精粹部分化为营气，与津液渗入于脉中，化生为血；肾藏精，精髓为化血之源。先、后天之精充足，脏腑之精充盛，则全身血液充盈。由于肾为藏精之脏，故肾精化血的意义更为重要。肾之外华为发，肾精化血，荣养头发，故称"发为血之余"。肾精亏耗日久可导致血虚，进而出现头发枯槁脱落之症。血充养脏腑可化生脏腑之精，使肾精充实。故血充盈则精足，血虚少则精亏。临床常见肝血不足与肾精亏损，二者互相影响，表现为头晕眼花、耳鸣耳聋的肝肾精血亏虚病证。

## （二）津血同源

血和津液均由水谷精微所化生，都具有营养和滋润功能，两者之间可以相互资生、相互转化，称为"津液同源"。

1. **血可化津**　血由津液和营气组成。血液行于脉中，当机体需要时，其津液渗出脉外化为津液，濡润脏腑、组织、官窍，可弥补脉外津液不足。

2. **津能生血**　津液是血的重要组成部分，饮食水谷经脾胃的运化生成津液后，在心肺作用下，进入脉中，与营气相合，变化为血。而布散于肌肉、腠理等处的津液，也可不断地渗入孙络，进入脉中而成为血。

血和津液在生理上相互补充，在病理上相互影响。若血液亏耗，尤其是在病人出血过多时，脉中血少，不能化为津液，反而需要脉外津液进入脉中以维持血量，可引起津液的损耗，临床表现为血虚的同时，出现口干、咽燥、尿少、皮肤干燥等症状。因此，对于失血者不宜再使用发汗、利尿等方法治疗，以防津液与血液进一步耗竭的恶性后果。《伤寒论·辨太阳病脉证并治》有"衄家不可发汗""亡血家不可发汗"之诫。当饮食水谷摄入不足，或脾胃功能虚弱，或大汗、大吐、大泻，或严重烧烫伤时，脉外津液不足，不仅不能进入脉内以补充化生血液，脉内的津液也会较多地渗出于脉外，以补充津液的亏耗，导致血液亏少，以及血液浓稠、流行不畅，从而形成血脉空虚、津枯血燥、血瘀等病变。因此，对于大汗、大吐、大泻等津液亏损较多的病人，不可再用破血逐瘀之峻剂，也不能使用放血疗法，以免进一步伤津耗血，故《灵枢·营卫生会》有"夺血者无汗""夺汗者无血"之说。

## 小　结

精、气、血、津液均是构成人体和维持人体生命活动的基本物质。精是由禀受于父母的生命物质与后天水谷精微相结合而形成的一种精微物质，是人体生命的本原，是构成人体和维持人体生命活动的物质基础。人体之精有广义和狭义之分：广义之精为人体一切有形精微物质，包括气、血、津液和水谷精微；狭义之精专指男女生殖之精。精具有繁衍生殖、生长发育、生髓化血、濡润脏腑的作用。

气是指人体内具有很强活力的、运行不息而无形可见的精微物质，是构成人体和维持人体生命活动的最基本物质之一。气的运动形式，可以概括为升、降、出、入四种基本形式。气的生理功能有推动、温煦、防御、固摄、气化和营养作用。气主要可分为元气、宗气、营气、卫气等不同类型。

血运行于脉中，循环流注全身，是构成人体和维持人体生命活动的基本物质之一。血具有濡养、运载和化神的作用。

津液是人体内一切正常水液的总称，包括各脏腑组织的内在正常体液和分泌物。津液的生成、输布和排泄过程，是诸多脏腑相互协调、密切配合的结果，其中尤以肺、脾、肾三脏的作用最为重要。津液具有滋润濡养、化生血液、调节阴阳和运载的作用。

　　精气血津液之间存在着相互依存、相互促进、相互转化而又相互制约的关系，在生理上相互依存、协调制约，在病理上则互相影响、相互累及。

本章现代
研究概述

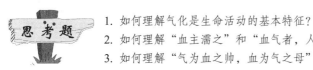

1. 如何理解气化是生命活动的基本特征？

2. 如何理解"血主濡之"和"血气者，人之神"？

3. 如何理解"气为血之帅，血为气之母""津能载气"以及"津血同源"？

# 第五章 经 络

　　经络是人体组织结构的重要组成部分，是一个遍布全身，彼此相贯，并有着内在循行分布规律的复杂网络系统。它将人体各个脏腑组织器官连接成统一的有机整体，通过运行气血、感应传导、调节平衡，维持人体正常的生理活动。

　　经络学说，是研究人体经络系统的相关概念、组成、循行分布、生理功能、病理变化及其与脏腑形体官窍、精气血津液神之间相互联系的理论，是中医学理论体系的重要组成部分。经络学说与阴阳五行、藏象、精气血津液神等理论相互结合、彼此印证，完整而独特地阐释了人体的组织结构、生理功能和病理变化规律，并贯穿于疾病的诊断、防治及养生和康复等各个方面，对临床各科，尤其是针灸、推拿、按摩、气功等，起到极其重要的指导作用。经络学说被历代医家高度重视，《灵枢·经脉》曰："经脉者，所以能决死生，处百病，调虚实，不可不通。"《灵枢·经别》曰："夫十二经脉者，人之所以生，病之所以成，人之所以治，病之所以起，学之所始，工之所止也。"

## 第一节 经络总论

　　经络是构成人体的重要组织结构，是人体特有的联络系统。本节主要介绍经络的基本概念、经络学说的形成、经络系统的组成及经络的生理功能。

### 一、经络的基本概念

　　经络，是人体运行全身气血，联络脏腑形体官窍，沟通上下内外，调节体内各部分功能活动，感应传导信息的通路系统，是人体特有的组织结构和联络系统。经络一词最早见于《黄帝内经》，《灵枢·邪气脏腑病形》曰："阴之与阳也，异名同类，上下相会，经络之相贯，如环无端。"

　　经络，是经脉和络脉的总称。"经"，有路径、途径之意。《释名·释典艺》曰："经，径也，如径路无所不通。"《医学入门·经络》曰："径直者为经。"可见，经脉是经络系统中的主干，即主要通路，比较粗大，以纵行为主。"络"，有联络、网络之意，《说文解字·系部》曰："络，絮也。"言其细密繁多。《灵枢·脉度》曰："支而横者为络。"《医学入门·经穴起止》曰："经之支脉旁出者为络。"说明络脉是经脉的分支，错综联络，遍布全身。

　　经脉和络脉有别，如《灵枢·经脉》曰："经脉十二者，伏行分肉之间，深而不见……

诸脉之浮而常见者，皆络脉也。"《灵枢·脉度》曰："经脉为里，支而横者为络，络之别者为孙。"由此可见，经脉多深而不见，行于分肉之间；络脉多浮而常见，行于体表较浅部位。经脉较粗大，络脉较细小。经脉以纵行为主，络脉纵横交错，网络全身，二者共同构成人体的经络系统，承载着运行气血，联络沟通等作用，将人体五脏六腑、四肢百骸、五官九窍、皮肉筋脉等联结成一个有机的整体。

## 二、经络学说的形成

从《黄帝内经》论述经络的系统性和以针刺为主的治疗方法可见，经络学说源于《黄帝内经》以前医疗实践经验的积累与总结，其形成和发展与我国独特的医疗保健方法如针灸、砭刺、推拿、气功等密不可分。经络的概念源于"脉"，脉，本意指血管，《说文解字·永部》曰："血理分衺（斜）行体者。"脉，原为"脈"，又作"衇"。1973 年底长沙马王堆汉墓帛书又演变为"派"，可见古人是将水流现象比拟血流，"脉"就是"派"的意思。

早在《黄帝内经》问世以前，人们对"脉""血气"及血气的流行等就有一定的认识。《管子·水地》曰："水者，地之血气，如筋脉之通流者也。"将地上水流比喻为人体的"血气"，而筋脉具有通流的功能。又如《史记·扁鹊仓公列传》记载扁鹊以针石刺"三阳五会"治虢太子"尸厥"病时，就已经提到了阳脉、阴脉及经、维、络等名称。马王堆汉墓出土的帛书《阴阳十一脉灸经》和《足臂十一脉灸经》，其成书年代早于《黄帝内经》，书中均记载了十一条脉的具体名称、循行走向、所主疾病及灸法，还指出了"脉"具有既可生病又可治病的两面性。虽然帛书《阴阳十一脉灸经》和《足臂十一脉灸经》原文中只出现"脉"字，而无"经脉"之称，脉与脉之间也没有联系，更没有经络系统气血循环的完整概念，但经络系统的雏形已可辨识。《黄帝内经》的问世，标志着经络学说的确立。《黄帝内经》中多用经脉、络脉、血脉、经隧等概念表述相关内容。《难经》首创"奇经八脉"一词，并对其含义、功能、循行路线和病候等都有较详细的论述，丰富了经络学说的内容。其后，历代医家结合自身的医疗实践，对经络学说不断予以补充、整理和完善，使其日趋成熟，如晋代皇甫谧所著的第一本针灸学专著《针灸甲乙经》，共载各经腧穴 349 个，全面论述了脏腑经络学说；宋代王惟一不仅编撰《铜人腧穴针灸图经》3 卷，还主持设计铸造经络穴位模型"铜人"2 具，统一了宋以前医学家们的一些分歧；元代滑寿《十四经发挥》首次提出"十四经"，着重考证了十四经的分布、循行线路及全身 647 穴，发挥了十四经理论。这些不仅成为针灸、推拿、气功等学科的理论基础，而且对指导中医临床各科的诊断和治疗均有十分重要的意义。《医学入门·经络》强调："医而不知经络，犹人夜行无烛，业者不可不熟。"

总之，《黄帝内经》成书前的漫长岁月，是经络学说形成的萌芽和雏形阶段。经络学说的形成，是我国古代医家在解剖知识积累的基础上，经过长期的针灸、砭刺、推拿、气功等医疗实践，由感性知识的不断积累而逐渐上升为理论。

## 三、经络系统的组成

人体的经络系统由经脉、络脉及其连属部分组成（图 5-1）。

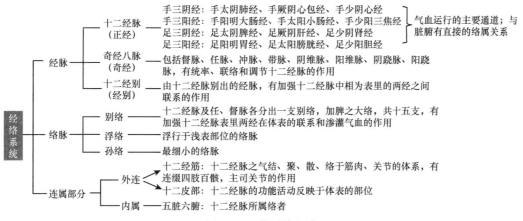

图 5-1 经络系统组成

## （一）经脉

经脉是经络系统的主干，主要有正经、奇经和经别三大类。

正经有十二条，故又称"十二正经"或"十二经脉"，是气血运行的主要通道。包括手三阴经、足三阴经、手三阳经、足三阳经。十二正经有一定的起止，一定的循行部位和交接顺序，在肢体的分布及走向有一定的规律，与脏腑有直接的络属关系，相互之间也有阴阳表里关系。

奇经有八条，即督脉、任脉、冲脉、带脉、阴跷脉、阳跷脉、阴维脉、阳维脉，合称为"奇经八脉"。奇经具有统率、联络和调节十二经脉中气血的作用。奇经八脉与十二经脉不同，不属气血运行的主要通道，与脏腑没有直接的属络关系，相互之间也无表里关系，正如《圣济总录·奇经八脉》所言："脉有奇常，十二经者，常脉也；奇经八脉则不拘于常，故谓之奇经。盖言人之气血，常行于十二经脉，其诸经满溢，则流入奇经焉。"

经别，是从十二经脉别出的重要分支，又称"十二经别"。分别起于四肢肘膝以上部位，具有加强十二经脉中相为表里的两条经脉的联系和补充十二正经的作用。十二经别虽然是十二经脉的最大分支，与十二经脉有别，但也属于经脉的范畴。

## （二）络脉

络脉，是经脉的分支，其循行路径多无规律性。络脉有别络、浮络、孙络之分。

别络是络脉中较大者，又称大络，有本经别走邻经之意。别络的主要生理功能是加强相为表里的两条经脉之间在体表的联系，并能通达某些正经所没有到达的部位，可补正经之不足。别络有十五支，即十二正经与督脉、任脉的别络加上脾之大络，合称"十五别络"。《素问·平人气象论》有"胃之大络，名曰虚里"之论，若加之则有十六别络。

浮络是循行于人体浅表部位，"浮而常见"的络脉。其分布广泛，没有定位，起着沟通经脉，输达肌表的作用。

孙络，是最细小的络脉，属络脉的再分支，分布全身，难以计数，主要有渗灌血气于脏腑组织和抵御邪气的作用。《灵枢·脉度》曰："络之别者为孙。"《素问·气穴论》指出孙络有"溢奇邪""通荣卫"的作用。

### （三）连属部分

经络系统的组成中，还包含了其连属部分。经络对内连属各个脏腑，对外连于筋肉、皮肤而称为经筋和皮部。

经筋，是十二经脉之气"结、聚、散、络"于筋肉、关节的体系，为十二经脉的附属部分，即十二经脉所连属的筋肉和关节的统称，又称"十二经筋"。经筋具有连缀百骸，维络周身，主司关节运动等作用。经筋的病变主要为痹证、筋肉拘挛或痿软不收等。

皮部，是十二经脉功能活动反映于体表的部位，也是络脉之气散布之所在。十二皮部的分布区域，是以十二经脉体表的分布范围为依据，把全身皮肤划分为十二部分，分属于十二经脉，又称"十二皮部"。皮部可反映十二经脉气血盛衰或运行是否正常。中医学把诊察皮部及皮部中浮络的色泽，作为确定该经病变的依据，并把皮部作为外邪入侵该经的起点。

脏腑，是十二经脉属络者。在经络学说中，心包属脏，与心肝脾肺肾合为六脏，加上六腑，以配十二经脉。十二经脉与其本身脏腑直接相连称为"属"，十二经脉与其相表里脏腑相联系，称为"络"，经脉与脏腑之间的这种关系称为属络关系。阴经属脏络腑，阳经属腑络脏，从而构成了脏腑之间以及经脉之间的表里联系。

# 第二节　十二经脉

"十二经脉"一词，最早见于《黄帝内经》。《灵枢·海论》曰："夫十二经脉者，内属于腑脏，外络于支节。"十二经脉是沟通机体表里内外的主要联络通道，也是运行气血的主要通道，因而是经络系统的核心部分。《灵枢·经脉》对十二经脉的循行部位和病候都有详细记载，后世论十二经脉者，均依此说。

## 一、十二经脉的名称

十二经脉对称地分布于人体两侧，分别循行于上肢或下肢的内侧或外侧，每一经脉又分别隶属于一脏或一腑。因此，每一经脉的名称，都是由手或足、阴或阳、脏或腑三个部分所组成，其命名规律如下。

### （一）上为手，下为足

手三阴三阳经行于上肢，起于或止于手部；足三阴三阳经行于下肢，起于或止于足部。

### （二）内为阴，外为阳

分布于四肢内侧面的经脉，属阴经；分布于四肢外侧面的经脉，属阳经。按照阴阳的三分法，阴经分为太阴经、厥阴经、少阴经，阳经分为阳明经、少阳经、太阳经。此三阴三阳的划分是基于《黄帝内经》的有关论述。

　**知识拓展**

**经络系统中的三阴三阳**

阴阳三分即阳分太阳、阳明、少阳；阴分太阴、少阴、厥阴。日本学者丹波元简在《医膫》卷上中曰："太少阴阳，原是四时之称。……以阳明、厥阴，合称三阴三阳者，医家之言也。"由于阴阳三分并不在哲学或历史学的范畴内，因此，三阴三阳理论的渊薮目前研究尚无定论。与医学有关的三阴三阳的论述，最早可能见于马王堆汉墓出土的帛书《足臂十一脉灸经》和《阴阳十一脉灸经》之中，三阴三阳被用以命名经脉。在《黄帝内经》中，对三阴三阳的表述和运用则更为详细和广泛。

《黄帝内经》以阴阳之气的多少来划分三阴三阳。"愿闻阴阳之三也，何谓？岐伯曰：气有多少，异用也。"（《素问·至真要大论》），"阴阳之气各有多少，故曰三阴三阳也。"（《素问·天元纪大论》），"阳明何谓也？岐伯曰：两阳合明也。""厥阴何谓也？岐伯曰：两阴交尽也。"（《素问·至真要大论》）。由此，"太阳、少阳、阳明，太阴、少阴、厥阴"实际上是表示阴阳量变的不同程度。阳气强弱的次序是阳明→太阳→少阳，阴气的强弱次序是太阴→少阴→厥阴。两阳合明为阳明，是阳最盛的状态；两阴交尽为厥阴，是阴盛极而衰的状态，但二者都是表达了阴阳双方盛极而衰的临界状态，也是发生阴阳质变的临界点。《黄帝内经》中三阴三阳的定量模式不仅符合自然界物质变化的一般规律，同时更为具体地阐述了阴阳对立制约、互根互用、消长转化的基本思想。三阴三阳理论在经脉体系中的运用具有以下启示：①十二经脉有阴阳气血盛衰的不同。《素问·血气形志》曰："夫人之常数，太阳常多血少气，少阳常少血多气，阳明常多气多血，少阴常少血多气，厥阴常多血少气，太阴常多气少血，此天之常数。"②阳经循行于手足的外侧面，阴经循行于手足的内侧面。四肢内外侧面都以前、中、后分布三阴三阳，一般规律是太阴、阳明行于前缘，少阴、太阳行于后缘，厥阴、少阳行于中线。阴阳两经的表里配合也是按三阴三阳阴阳气血多少来进行搭配的，这些都体现了三阴三阳气血盛衰之间的互补和阴阳的平衡。

## （三）脏为阴，腑为阳

阴经属脏，阳经属腑。胸中肺、心包、心三脏分属手三阴经，即手太阴肺经、手厥阴心包经、手少阴心经，与此三脏相表里的大肠、三焦和小肠三腑，则分属手阳明大肠经、手少阳三焦经和手太阳小肠经。腹中脾、肝、肾三脏分属足三阴经，即为足太阴脾经、足厥阴肝经和足少阴肾经。与此三脏相表里的胃、胆和膀胱三腑，则分属足阳明胃经、足少阳胆经和足太阳膀胱经（表5-1）。

表 5-1 十二经脉名称分类

| | 阴经（属脏） | 阳经（属腑） | 循行部位（阴经行内侧、阳经行外侧） | |
|---|---|---|---|---|
| 手 | 太阴肺经 | 阳明大肠经 | 上肢 | 前缘 |
| | 厥阴心包经 | 少阳三焦经 | | 中线 |
| | 少阴心经 | 太阳小肠经 | | 后缘 |
| 足 | 太阴脾经 | 阳明胃经 | 下肢* | 前缘 |
| | 厥阴肝经 | 少阳胆经 | | 中线 |
| | 少阴肾经 | 太阳膀胱经 | | 后缘 |

*在小腿下半部和足背部，肝经在前缘，脾经在中线。在内踝尖上8寸交叉后，脾经在前缘，肝经在中线。

# 二、十二经脉的走向和交接规律

## （一）十二经脉的走向规律

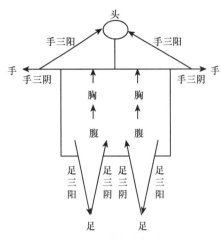

图 5-2  十二经脉走向规律示意图

十二经脉的走向，《灵枢·逆顺肥瘦》曰："手之三阴，从脏走手；手之三阳，从手走头；足之三阳，从头走足；足之三阴，从足走腹。"即手三阴经，从胸腔内脏起，循上肢内侧止于手指末端，交于手三阳经；手三阳经从手指末端走向头面部，交于足三阳经；足三阳经从头面部走向足趾端，交于足三阴经；足三阴经从足趾末端走向腹腔和胸腔，在胸腔内脏交于手三阴经。如此，手经交于手，足经交于足，阳经交于头，阴经交于胸腹内脏，十二经脉构成了《灵枢·营卫生会》所述的"阴阳相贯，如环无端"的循环径路（图 5-2）。

## （二）十二经脉的交接规律

十二经脉的循行衔接过程中，其交接部位呈现出明显的规律性。

**1. 相为表里的阴经与阳经在四肢末端交接**  相为表里的阴经与阳经共 6 对，均在四肢末端交接。其中相为表里的手三阴经与手三阳经交接于上肢末端（手指），相为表里的足三阳经和足三阴经交接于下肢末端（足趾）。即：手太阴肺经和手阳明大肠经在食指桡侧端（商阳）交接；手厥阴心包经和手少阳三焦经在无名指尺侧端（关冲）交接；手少阴心经和手太阳小肠经在小指端（桡侧少冲，尺侧少泽）交接；足阳明胃经和足太阴脾经在足大趾内侧端（隐白）交接；足少阳胆经和足厥阴肝经在足大趾爪甲后丛毛中（大敦）交接；足太阳膀胱经和足少阴肾经在足小趾外侧端（至阴）交接。

**2. 同名手足阳经在头面部交接**  同名的手、足阳经有 3 对，均在头面部交接。即：手阳明大肠经与足阳明胃经交接于对侧鼻翼旁（迎香）；手少阳三焦经与足少阳胆经交接于目外眦（瞳子髎）；手太阳小肠经与足太阳膀胱经交接于目内眦（睛明）。因头面部为手足六阳经交会之处，气血充盛，故有"头为诸阳之会"之说。

**3. 异名的手足阴经在胸部交接**  异名的手足阴经，也有 3 对，交接部位皆在胸部内脏。即：足太阴脾经与手少阴心经交接于心中；足少阴肾经与手厥阴心包经交接于胸中；足厥阴肝经与手太阴肺经交接于肺中。

总之，十二经脉的循行，凡属六脏（五脏加心包）的六条阴经，多循行于四肢内侧及胸腹，上肢内侧为手三阴经，从胸走手；下肢内侧为足三阴经，从足走腹胸。凡属六腑的六条阳经，多循行于四肢外侧及头面、躯干，上肢外侧为手三阳经，从手走头；下肢外侧为足三阳经，从头走足。

# 三、十二经脉的分布规律

十二经脉在全身的分布，可分为内行路线和外行路线两个部分。

## （一）体表分布

十二经脉在体表的分布，以纵行为主，除足阳明胃经外，阴经均行于四肢内侧或躯干的胸腹面，阳经均行于四肢外侧、头面或躯干的背侧面。手经主要行于上肢，足经主要行于下肢。其规律如下。

**1. 头面部** 手足六阳经均行经头面部，诸阳经头面部分布特点是：手、足阳明经分别行于面部、额部；手、足少阳经主要行于头侧部；手、足太阳经分别行于面颊、头顶和头后部。诸阴经虽不起止于头面部，但有些阴经或其分支到达头面部，如手少阴心经的分支、足厥阴肝经均上达目系；足厥阴肝经与督脉会于头顶部；足少阴肾经的分支上抵舌根；足太阴脾经连舌本、散舌下等。

**2. 四肢部** 阴经行于内侧面，阳经行于外侧面。其分布规律大体是太阴、阳明在前缘；厥阴、少阳在中线；少阴、太阳在后缘，其中下肢内侧内踝尖上8寸以下的经脉分布不符合上述规律，即足厥阴肝经在前，足太阴脾经在中，内踝尖上8寸处两条经脉交叉，复归于常。

**3. 躯干部** 手三阴经均从胸行于腋下，手三阳经行于肩部和肩胛部；足三阳经贯穿于整个躯干，其中阳明经行于前（胸腹面），太阳经行于后（背面），少阳经行于侧面，且手足三阳经在大椎交会于督脉。足三阴经均行于腹胸面。循行于腹胸面的经脉，正中线为任脉，自内向外依次为足少阴肾经、足阳明胃经、足太阴脾经和足厥阴肝经；循行于腰背面的经脉，正中线为督脉，自内向外为足太阳膀胱经的两支脉，再向外侧是分布于体侧的足少阳胆经。

## （二）体内分布

体内是指胸腹腔，包括脏腑在内。十二经脉均循行到胸腹腔中。十二经脉在体内的分布，主要是指其与脏腑的联系。

十二经脉在体内的分布基本上是纵行，其与脏腑的联系，主要有"属""络"关系。其中每条经脉各与其本身脏腑直接相联系，称为"属"。同时，十二经脉又各与其相为表里的脏腑相连通，称为"络"。阴经皆属脏络腑，阳经皆属腑络脏。如：手太阴肺经属肺络大肠，手阳明大肠经属大肠络肺，余皆以此类推。十二经脉每经都与其相表里经脉所属的脏或腑相联络，这样就形成了手足三阴经属脏络腑、手足三阳经属腑络脏的十二经脉与脏腑的联系规律。除了以上规律性的分布外，有些经脉还循行经过多个脏腑，如足少阴肾经属肾络膀胱，又过肝、肺、心等脏。

综上，十二经脉循行于躯干胸腹面、背面及头面、四肢，均是左右对称地分布于人体两侧，每侧十二条，共计二十四条。左右两侧经脉除手阳明大肠经在头面部交叉走向对侧，一般不走向对侧。每一条阴经都同另一条相为表里的阳经在体内与脏腑相互属络，在四肢则行于内侧和外侧相对应的部位，并在手足末端相交接。

# 四、十二经脉的表里关系

手足三阴与三阳经，通过各自的经别和别络相互沟通，组成六对表里相合关系（表5-2）。

表5-2 十二经脉表里关系

| 分类 | 十二经脉名称 | | | | | |
|---|---|---|---|---|---|---|
| 表 | 手阳明大肠经 | 手少阳三焦经 | 手太阳小肠经 | 足阳明胃经 | 足少阳胆经 | 足太阳膀胱经 |
| 里 | 手太阴肺经 | 手厥阴心包经 | 手少阴心经 | 足太阴脾经 | 足厥阴肝经 | 足少阴肾经 |

表里关系是指经脉之间的一阴经与一阳经的配合关系。具有表里关系的一阴一阳两条经脉，称为表里经。相为表里的两条经脉，都在四肢末端交接，基本循行分布于四肢内外相对应的位置，并各自属络于互为表里的脏或腑，即阴经属脏络腑，阳经属腑络脏。如足阳明胃经属胃络脾，足太阴脾经属脾络胃等。如此则既加强了表里两经的联系，又促进了相为表里的脏与腑在生理功能上的相互协调和配合。表里两经在病理变化上常相互影响，如肺经受邪影响大肠腑气传导不通而见便秘，心火亢盛循经下移小肠而见尿赤、尿痛等。治疗时，可以根据表里经的经气互相沟通的原理，交叉使用相为表里的两经腧穴。

## 五、十二经脉的流注次序

十二经脉是气血运行的主要通道，其分布于人体内外，首尾相贯、依次衔接，因而脉中气血的运行也是循经脉依次传注的。由于全身气血皆由脾胃运化的水谷精气化生，经脉在中焦受气后，上布于肺，故十二经脉气血之流注从起于中焦的手太阴肺经开始，依次流注各经，最后传至足厥阴肝经，复再回到手太阴肺经，从而首尾相贯，如环无端（图 5-3）。

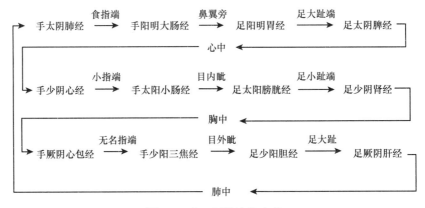

图 5-3　十二经脉流注次序

此流注次序为十二经脉气血大循环的主要规律。除此之外，尚有多种途径和方式运行往复。如营气行脉中，按十二经脉走向，按时循经运行；卫气行脉外，昼行于阳，夜行于阴，环周运行；经别中的气血着重于表里经内部的循行，络脉中的气血着重于体表的弥漫布散；奇经八脉以蓄溢方式调节气血的运行等。它们之间既有体系之间大小主次的区别，又有密切的联系，共同组成了一个以十二经脉为主体的完整的气血循环流注系统。

## 六、十二经脉的循行部位

### （一）手太阴肺经

起于中焦，下络大肠，还循胃口（下口幽门，上口贲门），通过膈肌上行，属肺，从肺系（气管、支气管及喉咙等）横行至胸部外上方（中府穴），出腋下，沿上肢内侧前缘下行，过肘窝，入寸口，上鱼际，直出拇指桡侧端（少商穴）。

分支：从手腕的后方（列缺穴）分出，沿掌背侧走向食指桡侧端（商阳穴），交于手阳明大肠经（图 5-4）。

## （二）手阳明大肠经

起于食指桡侧端（商阳穴），沿食指背部桡侧缘上行，经过合谷穴，行于腕后两筋之间，经过手背部行于上肢伸侧（外侧）前缘，上肩，至肩关节前缘，向后到第 7 颈椎棘突下（大椎穴），再向前下行入锁骨上窝（缺盆），进入胸腔，络肺，向下通过膈肌下行至大肠，属大肠。

分支：从锁骨上窝上行，经颈部至面颊，入下齿中，回出挟口两旁，左右交叉于人中，至对侧鼻翼旁（迎香穴），交于足阳明胃经（图 5-5）。

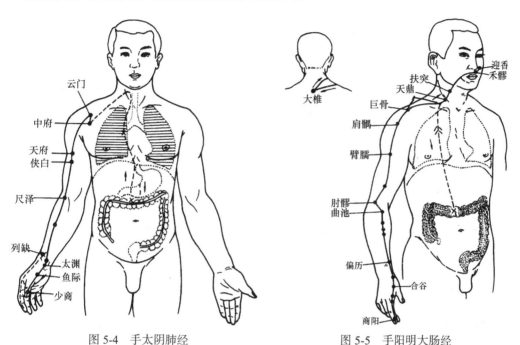

图 5-4　手太阴肺经　　　　　　　图 5-5　手阳明大肠经

## （三）足阳明胃经

起于鼻翼旁（迎香穴），挟鼻上行，左右交会于鼻根部，旁行入目内眦，与足太阳经相交，向下沿鼻柱外侧，入上齿中，出而挟口两旁，环绕口唇，在颏唇沟承浆穴处左右相交，退回沿下颌骨后下缘到大迎穴处，沿下颌角上行过耳前，经过上关穴（客主人），沿发际，到额颅中部。

分支：从颌下缘（大迎穴）分出，下行到人迎穴，沿喉咙向下后行至大椎，折向前行，入缺盆，深入体腔，下行穿过膈肌，属胃，络脾。

直行者：从缺盆出体表，沿乳中线下行，挟脐两旁（旁开 2 寸），下行至腹股沟处的气街（气冲穴）。

分支：从胃下口幽门处分出，沿腹腔内下行至气街，与直行之脉会合，而后沿大腿之前侧下行，至膝膑，向下沿胫骨前缘行至足背，入足第二趾外侧端（厉兑穴）。

分支：从膝下 3 寸处（足三里穴）分出，下行入足中趾外侧端。

分支：从足背（冲阳穴）分出，前行入足大趾内侧端（隐白穴），交于足太阴脾经（图 5-6）。

### （四）足太阴脾经

起于足大趾内侧端（隐白穴），沿内侧赤白肉际，上行过内踝的前缘，沿小腿内侧正中线上行。至内踝尖上 8 寸处，交出足厥阴肝经之前，上行沿大腿内侧前缘，进入腹中，属脾，络胃。向上穿过膈肌，沿食道两旁，连舌本，散舌下。

分支：从胃别出，上行通过膈肌，注入心中，交于手少阴心经（图 5-7）。

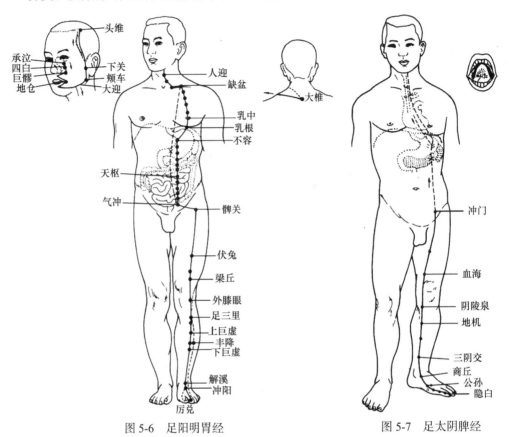

图 5-6　足阳明胃经　　　　　　　　　　图 5-7　足太阴脾经

### （五）手少阴心经

起于心中，走出后属心系（心与其他脏腑相连的脉络），向下穿过膈肌，络小肠。

分支：从心系分出，挟食道上行，连于目系（目与脑相连的脉络）。

直行者：从心系出来，折回上行经过肺，向下浅出腋下（极泉穴），沿上肢内侧后缘，过肘中，经掌后锐骨端，进入掌中，沿小鱼际内侧至小指桡侧端（少冲穴），交于手太阳小肠经（图 5-8）。

### （六）手太阳小肠经

起于小指尺侧端（少泽穴），沿手背尺侧上腕部，循上肢外侧后缘，过肘部，到肩关节后面，绕行肩胛部，交肩上后入大椎穴，再折向前行入缺盆，深入胸腔，络心，沿食道下行，穿过膈肌，到达胃部，下行，属小肠。

分支：从缺盆出来，沿颈部上行到面颊，至目外眦后，折行进入耳中（听宫穴）。

分支：从面颊部分出，向上行于目眶下，至目内眦（睛明穴），交于足太阳膀胱经（图5-9）。

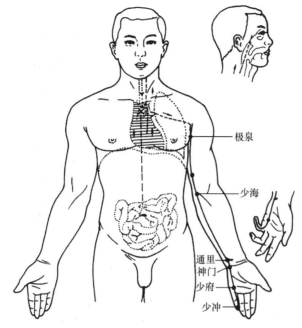

图5-8　手少阴心经

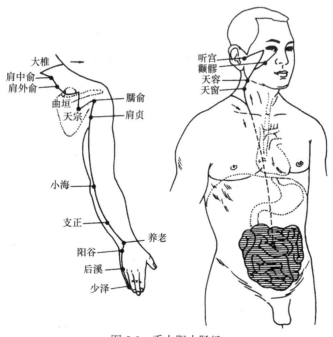

图5-9　手太阳小肠经

## （七）足太阳膀胱经

起于目内眦（睛明穴），向上到达额部，左右交会于头顶部（百会穴）。

分支：从头顶部分出，到耳上角处的头侧部。

直行者：从头顶部分出，向后行至枕骨处，进入颅腔，络脑，回出后下行到项部（天柱穴），下行交会于大椎穴，再分左右沿肩胛内侧、脊柱两旁（脊柱正中旁开 1.5 寸）下行，到达腰部（肾俞穴），进入脊柱两旁的肌肉（膂），深入腹腔，络肾，属膀胱。

分支：从腰部分出，沿脊柱两旁下行，穿过臀部，从大腿后侧外缘下行至腘窝中（委中穴）。

分支：从项部（天柱穴）分出下行，经肩胛内侧，从附分穴挟脊（脊柱正中旁开 3 寸）下行至髀枢（髋关节，当环跳穴处），经大腿后侧至腘窝中，与前一支脉会合，然后下行穿过腓肠肌，出走于足外踝后，沿足背外侧缘至小趾外侧端（至阴穴），交于足少阴肾经（图 5-10）。

## （八）足少阴肾经

起于足小趾下，斜行于足心（涌泉穴），出行于舟骨粗隆之下，沿内踝后，分出进入足跟部，向上沿小腿内侧后缘，至腘窝内侧，上股内侧后缘入脊内（长强穴），穿过脊柱至腰部，属肾，络膀胱。

直行者：从肾上行，穿过肝和膈肌，进入肺，沿喉咙，到舌根两旁。

分支：从肺中分出，络心，注入胸中，交于手厥阴心包经（图 5-11）。

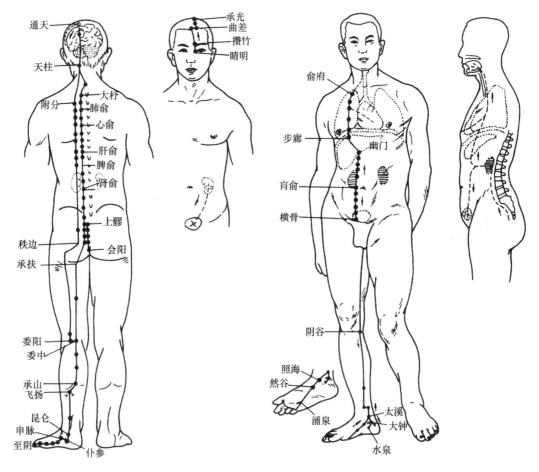

图 5-10　足太阳膀胱经　　　　　　　　　　　　图 5-11　足少阴肾经

### （九）手厥阴心包经

起于胸中，出属心包络，向下穿过膈肌，依次络于上、中、下三焦。

分支：从胸中分出，沿胸浅出胁部，当腋下 3 寸处（天池穴），向上至腋窝下，沿上肢内侧中线入肘，过腕部，入掌中（劳宫穴），沿中指桡侧，出中指桡侧端（中冲穴）。

分支：从掌中分出，沿无名指出尺侧端（关冲穴），交于手少阳三焦经（图 5-12）。

### （十）手少阳三焦经

起于无名指尺侧端（关冲穴），向上沿无名指尺侧至手腕背面，上行前臂外侧尺、桡骨之间，过肘尖，沿上臂外侧向上至肩部，向前行入缺盆，布于膻中，散络心包，穿过膈肌，依次属上、中、下三焦。

分支：从膻中分出，上行出缺盆，至肩部，左右交会于大椎，分开上行到项部，沿耳后（翳风穴），直上出耳上角，然后屈曲向下经面颊部至目眶下。

分支：从耳后分出，进入耳中，出走耳前，经上关穴前，在面颊部与前一支相交，至目外眦交于足少阳胆经（图 5-13）。

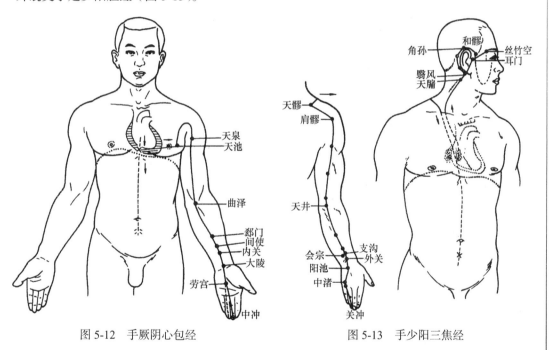

图 5-12　手厥阴心包经　　　　　图 5-13　手少阳三焦经

### （十一）足少阳胆经

起于目外眦（瞳子髎穴），上至额角（颔厌穴），再向下到耳后（完骨穴），再折向上行，经额部至眉上（阳白穴），又向后折至枕骨下风池穴，沿颈侧面下行至肩上，左右交会于大椎穴，分开前行入缺盆。

分支：从耳后完骨穴分出，经翳风穴进入耳中，出走于耳前，过听宫穴至目外眦后方。

分支：从目外眦分出，下行至下颌部的大迎穴处，与手少阳经分布于面颊部的支脉相合，复行至目眶下，再向下经过下颌角部，下行至颈部，经颈前人迎穴旁，与前脉会合于缺盆。

然后下行进入胸腔，穿过膈肌，络肝，属胆，沿胁里浅出气街，绕毛际，横向至髋关节（环跳穴）处。

直行者：从缺盆下行至腋，沿胸侧，过季胁，下行至髋关节（环跳穴）处与前脉会合，再向下沿大腿外侧、膝关节外缘，行于腓骨前面，直下至腓骨下端（绝骨穴），浅出外踝之前，沿足背行出于足第四趾外侧端（足窍阴穴）。

分支：从足背（足临泣穴）分出，前行出足大趾外侧端，折回穿过爪甲，分布于足大趾爪甲后丛毛处，交于足厥阴肝经（图 5-14）。

## （十二）足厥阴肝经

起于足大趾爪甲后丛毛处，下至外侧端（大敦穴），向上沿足背至内踝前 1 寸处（中封穴），向上沿胫骨内缘，在内踝尖上 8 寸处交出足太阴脾经之后，上行过膝内侧，沿大腿内侧中线进入阴毛中，绕阴器，至小腹，挟胃两旁，属肝，络胆，向上穿过膈肌，分布于胁肋部，沿喉咙的后边，向上进入鼻咽部，上行连接目系，出于额，上行与督脉会于头顶部。

分支：从目系分出，下行颊里，环绕口唇的里边。

分支：从肝分出，穿过膈肌，向上注入肺，交于手太阴肺经（图 5-15）。

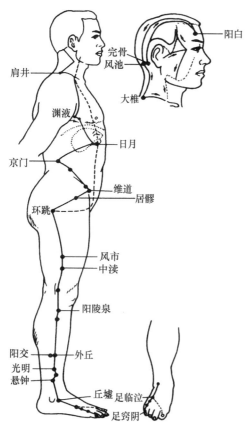

图 5-14　足少阳胆经

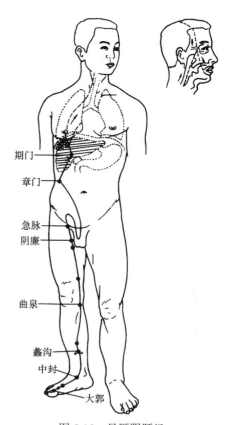

图 5-15　足厥阴肝经

# 第三节　奇 经 八 脉

奇经八脉是十二经脉之外的重要经脉，与十二正经不同，既不直接属络脏腑，又无表里配合关系，因"别道奇行"，故称"奇经"。奇经八脉的分布部位与十二经脉纵横交互，故其有联络、统率、调节十二经脉的功能。

## 一、概　　述

奇经八脉，是督脉、任脉、冲脉、带脉、阴跷脉、阳跷脉、阴维脉、阳维脉的总称。奇经是与正经相对而言的，由于其分布不如十二经脉那样有规律，且与五脏六腑没有直接的属络联系，相互之间也没有表里关系，有异于十二正经，故曰"奇经"。又因其数有八，故曰"奇经八脉"。

## 二、奇经八脉的走向和分布特点

奇经八脉纵横交错于十二经脉之间，循行分布亦有一定的规律。

督、任、冲三脉皆起于胞中，同出于会阴，然后别道而行，分布于腰背胸腹等处，故称此三脉为"一源而三歧"(《素问·骨空论》王冰注)。

督脉从会阴向后再向上，循行分布于腰背正中线，再经颈、头顶、额到口唇；任脉从会阴向前再向上，循行分布于腹胸正中线，经咽喉、口唇至目眶下。督、任二脉不仅是同一起点，而且在口唇部位相连接，形成此二脉之间的紧密联系。

冲脉从会阴向前再向上，夹脐而行，直冲而上，主要分布于腹胸。

带脉横围于腰腹，绕身一周，状如束带。

跷脉和维脉均分阴阳，并且左右对称。阴跷脉起于内踝下，左右各一，向上主要分布于下肢内侧与腹胸部；阳跷脉起于外踝下，左右各一，向上主要分布于下肢外侧与腹胸侧面与肩部。阴维脉起于小腿内侧，左右各一，向上主要分布于大腿内侧与腹胸部；阳维脉起于外踝下，左右各一，向上主要分布于下肢外侧及腰背和头的侧面。

## 三、奇经八脉的循行和功能

### (一)督脉

1.**循行部位**　督脉起于胞中，下出会阴，沿脊柱内上行，至项后风府穴处进入颅内，络脑，并由项沿头部正中线，经头顶、额部、鼻部、上唇，到上唇系带(龈交穴)处。

分支：从脊柱里面分出，络肾。

分支：从小腹内分出，直上贯脐中央，上贯心，到喉部，向上到下颌部，环绕口唇，再向上到两眼下部的中央(图 5-16)。

2.**生理功能**　"督"，有总督、督管、统率之意。

(1)调节阳经气血：督脉行于背部正中，多次与手足三阳经及阳维脉相交会，如督脉与手足三阳经会于大椎，与足太阳会于百会、脑户等，与阳维脉会于风府、哑门。所以督脉与各阳经都有联系，具有统率一身之阳经，调节全身阳经气血的作用，故称"阳脉之海"。

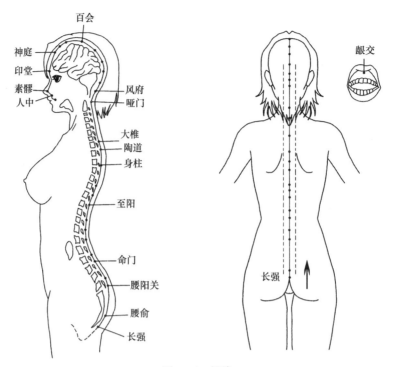

图 5-16　督脉

（2）反映脑、髓和肾的功能：督脉上行脊里，入络于脑，与脑、髓有密切联系，督脉又络肾，因此督脉功能与人体生殖功能有关，临床上对生殖系统方面的病症，多考虑督脉的病变。

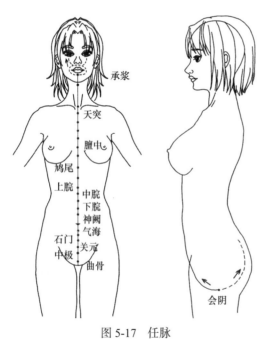

图 5-17　任脉

## （二）任脉

**1. 循行部位**　任脉起于胞中，下出会阴，向前经阴阜，沿腹部和胸部正中线上行，至咽喉，上行至下颌部，环绕口唇，沿面颊，分行至目眶下。

分支：由胞中别出，与冲脉相并，行于脊柱前（图 5-17）。

**2. 生理功能**　"任"，有担任、妊养之意。

（1）调节阴经气血：任脉循行于腹面正中线，多次与足三阴经及阴维脉交会。如任脉与足三阴经会于中极、关元，与足厥阴经会于曲骨，与足太阴经会于下脘，与手太阴经会于上脘，与阴维脉会于廉泉、天突等。任脉具有总任一身之阴经，调节全身阴经气血的作用，故称"阴脉之海"。

（2）任主胞胎：任脉起于胞中，与女子月经来潮及妊养、生殖功能密切相关。任脉为妇人生养之本，故有"任主胞胎"之说。

### （三）冲脉

1.**循行部位**　冲脉起于胞中，下出会阴，从气街部起与足少阴经相并，挟脐上行。散布于胸中，再向上行，经喉，环绕口唇，到目眶下。

分支：从少腹输注于肾下，浅出气街，沿大腿内侧进入腘窝，再沿胫骨内缘，下行到足底。

分支：从内踝后分出，向前斜入足背，进入大趾。

分支：从胞中分出，向后与督脉相通，上行于脊柱内（图 5-18）。

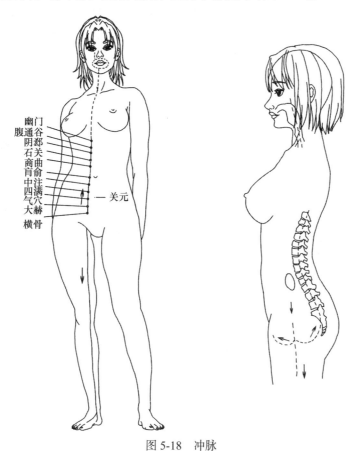

图 5-18　冲脉

2.**生理功能**　"冲"，有要冲之意。

（1）调节十二经气血：冲脉循经上至头，下至足，后行于背，前布于胸腹，可谓贯穿全身，分布广泛，为一身气血之要冲，能"通受十二经气血"（《太平圣惠方·辨奇经八脉法》）。其上行者，行于脊内渗诸阳；下行者，行于下肢渗诸阴，能调节十二经脉及五脏六腑之气血。故有"十二经之海"（《灵枢·动输》）和"五脏六腑之海"（《灵枢·逆顺肥瘦》）之称。

（2）调节女子生殖功能：女子月经来潮及孕育功能，皆以血为基础，冲脉起于胞中，分布广泛，为十二经脉之海，女子月经来潮及妊娠与冲脉盛衰密切相关。因此，冲脉又被称为"血海"（《灵枢·海论》）。

### （四）带脉

1. **循行部位**　带脉起于季胁，斜向下行到带脉穴，绕身一周，环行于腰腹部。并于带脉穴处再向前下方沿髂骨上缘斜行到少腹（图5-19）。

2. **生理功能**　"带"，有束带之意，指带脉循行，绕身一周，"束带而前垂"的特点，故带脉具有约束纵行经脉，以调节脉气，使之通畅和主司妇女带下的功能。

### （五）阴跷脉和阳跷脉

1. **循行部位**　阴跷脉起于内踝下足少阴肾经的照海穴，沿内踝后直上小腿、大腿内侧，经前阴，沿腹、胸进入缺盆，出行于人迎穴之前，经鼻旁，到目内眦，与手足太阳经、阳跷脉会合（图5-20）。

阳跷脉起于外踝下足太阳膀胱经的申脉穴，沿外踝后上行，经小腿、大腿外侧，再向上经腹、胸侧面与肩部，由颈外侧上挟口角，到达目内眦，与手足太阳经、阴跷脉会合，再上行进入发际，向下到达耳后，与足少阳胆经会合于项后（图5-20）。

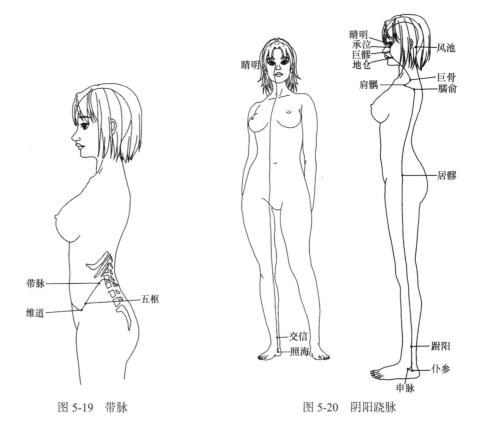

图5-19　带脉　　　　　　　　　图5-20　阴阳跷脉

2. **生理功能**　"跷"，有轻捷矫健的含义。

（1）主司下肢运动：跷脉，起于足踝下，从下肢内、外侧分别上行头面，具有交通一身阴阳之气和调节肢体肌肉运动的功能，主要使下肢运动灵活跷捷。

（2）司眼睑开合：阴阳跷脉交会于目内眦，阳跷主一身左右之阳，阴跷主一身左右之阴。《灵枢·寒热病》曰："阴跷、阳跷，阴阳相交……交于目锐眦，阳气盛则瞋目，阴气盛则瞑目。"所以阴阳跷脉有司眼睑开合的功能。

### （六）阴维脉和阳维脉

1. **循行部位** 阴维脉起于小腿内侧足三阴经交会之处，沿下肢内侧上行，至腹部与足太阴脾经同行，到胁部与足厥阴肝经相合，然后上行至咽喉，与任脉相会（图 5-21）。

阳维脉起于外踝下，与足少阳胆经并行，沿下肢外侧向上，经躯干部后外侧，从腋后上肩，经颈部、耳后，前行到额部，分布于头侧及项后，与督脉会合（图 5-21）。

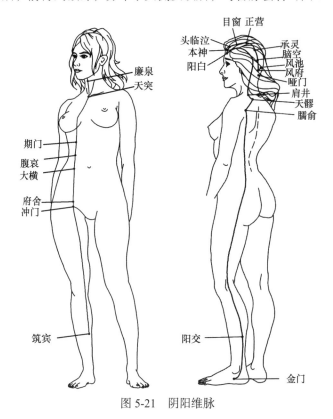

图 5-21　阴阳维脉

2. **生理功能** "维"，有维系，维络之意。

（1）维系全身经脉：《难经集注·二十八难》曰："阳维者，维络诸阳，起于诸阳会也；阴维者，维络诸阴，起于诸阴交也。"由于阴维脉在循行过程中与足三阴经相交会，并最后合于任脉；阳维脉在循行过程中与手足三阳经相交，并最后合于督脉。因此，阳维脉有维系联络全身阳经的作用，阴维有维系联络全身阴经的作用。

（2）调和营卫：由于阴维脉、阳维脉纵行身之两侧，各如一纲，串于阴脉、阳脉各自构成的网上，故能调谐营卫，沟通表里。《难经·二十九难》记载阳维主卫于表，其为病则"苦寒热"；阴维主营于里，其为病则"苦心痛"。

## 四、奇经八脉的生理功能

奇经八脉是十二经脉之外的重要经脉，有联络、统率、调节十二经脉的功能。

### （一）加强十二经脉的联系

奇经八脉在循行分布过程中，不仅与十二经脉交叉相接，加强了十二经脉之间的联系，弥补了十二经脉在循行分布上的不足，而且对十二经脉间的联系有分类组合及统领作用。如督脉与手足六阳经共会于大椎而称"阳脉之海"，统率诸阳经；任脉与足三阴经交会于脐下关元穴，而足三阴又接手三阴，故任脉因联系手足六阴经而称"阴脉之海"，统率诸阴经；冲脉通行上下前后，渗灌三阴三阳，有"十二经脉之海"之称；带脉约束纵行各经，沟通腰腹部的经脉；阳维脉维络诸阳经，联络所有阳经与督脉相合；阴维脉维络诸阴经，联络所有阴经与任脉相会；阳跷、阴跷脉左右成对，有"分主一身左右阴阳"之说。

### （二）调节十二经脉气血

奇经八脉具有蓄溢和调节十二经气血的作用。当十二经脉气血满溢时，则流入奇经八脉，蓄以备用；当十二经脉气血不足时，奇经中所蓄溢的气血则溢出给予补充，以维持十二经脉气血的相对稳定状态，从而保证机体生理机能的需要。说明奇经八脉对十二经脉气血的蓄溢及调节是双向性的，既可蓄入又能溢出，故古人把奇经八脉对十二经脉气血的调节比作湖泽与沟渠的蓄溢关系。

### （三）与肾和某些奇恒之腑关系密切

奇经八脉虽然与脏腑无直接属络关系，但其在循行分布过程中与脑、髓、女子胞等奇恒之腑和肾等有着密切的联系。如督脉的"入颅络脑""行脊中"和"络肾"；任、督、冲三脉同起胞中，相互交通。

## 第四节　经别、别络、经筋、皮部

经别、别络、经筋、皮部都是经络系统的组成部分。经别，有十二条，是从十二经脉别出的重要分支，又称"十二经别"，具有加强十二经脉中相为表里的两条经脉在体内的联系和补充十二正经的作用。别络是络脉的主体，对全身无数细小的络脉起着主导作用，具有加强十二经脉表里两经在体表的联系和人体前、后、侧面统一联系，统率其他络脉的作用，能渗灌气血以濡养全身。十二经筋和十二皮部，都属于经络系统的连属部分，十二经筋，多附于骨和关节，具有约束骨骼、主司关节运动的功能，而十二皮部，简称"皮部"，是十二经脉功能活动反映于体表的部位。

## 一、十二经别

十二经别，简称"经别"，首载于《灵枢·经别》，是从十二经脉别行分出的重要支脉，深入躯体深部，循行于胸腹及头部。

### （一）十二经别的循行分布特点

十二经别多分布于肘、膝、脏腑、躯干、颈项及头部，循行分布特点可用"离、入、出、合"加以概括。十二经别循行一般多从四肢肘、膝关节上下的正经别出，称为"离"；走入体腔脏腑深部，呈向心性循行，称为"入"；然后浅出体表，而上头面，称为"出"；阴经的经别合于相表里的阳经经别，然后一并注入六条阳经，称为"合"。每一对相表里的经别组成一合，十二经别分手足三阴、三阳组成六对，称为"六合"。具体循行分布见表5-3。

**表5-3 十二经别的循行分布**

| 六合 | 循行分布 |
| --- | --- |
| 足太阳与足少阴经别（一合） | 足太阳经别：从足太阳经脉的腘窝部分出，其中一条支脉在骶骨下5寸处别行进入肛门，上行归属膀胱，散布联络肾脏，沿脊柱两旁的肌肉到心脏后散布于心脏内。直行的一条支脉，从脊柱两旁的肌肉处继续上行，浅出项部，脉气仍注入足太阳本经 |
| | 足少阴经别：从足少阴经脉的腘窝部分出，与足太阳的经别相合并行，上至肾，在十四椎（第二腰椎）处分出，归属带脉。直行的一条继续上行，系舌根，再浅出项部，脉气注入足太阳经的经别 |
| 足少阳与足厥阴经别（二合） | 足少阳经别：从足少阳经脉在大腿外侧循行部位分出，绕过大腿前侧，进入毛际，同足厥阴的经别会合，上行进入季胁之间，沿胸腔里，归属于胆，散布而上达肝脏，通过心脏，挟食道上行，浅出下颌、口旁，散布在面部，系目系，当目外眦部，脉气仍注入足少阳经 |
| | 足厥阴经别：从足厥阴经脉的足背处分出，上行至毛际，与足少阳的经别会合并行 |
| 足阳明与足太阴经别（三合） | 足阳明经别：从足阳明经脉的大腿前面处分出，进入腹腔里面，归属于胃，散布到脾脏，向上通过心脏，沿食道浅出口腔，上达鼻根及目眶下，返回联系目系，脉气仍注入足阳明本经 |
| | 足太阴经别：从足太阴经脉的股内侧分出后到大腿前面，同足阳明经别相合并行，向上结于咽，贯通舌中 |
| 手太阳与手少阴经别（四合） | 手太阳经别：从手太阳经脉的肩关节部分出，向下入于腋窝，行向心脏，联系小肠 |
| | 手少阴经别：从手少阴经脉的腋窝两筋之间分出后，进入胸腔，归属于心脏，向上走到喉咙，浅出面部，在目内眦与手太阳经相合 |
| 手少阳与手厥阴经别（五合） | 手少阳经别：从手少阳经脉的头顶部分出，向下进入锁骨上窝，经过上、中、下三焦，散布于胸中 |
| | 手厥阴经别：从手厥阴经脉的腋下3寸处分出，进入胸腔，分别归属于上、中、下三焦，向上沿着喉咙，浅出于耳后，丁乳突下同手少阳经会合 |
| 手阳明与手太阴经别（六合） | 手阳明经别：从手阳明经脉的肩髃穴处分出，进入项后柱骨，向下者走向大肠，归属于肺；向上者，沿喉咙，浅出于锁骨上窝，脉气仍归属于手阳明本经 |
| | 手太阴经别：从手太阴经脉的渊腋处分出，行于手少阴经别之前，进入胸腔，走向肺脏，散布于大肠，向上浅出锁骨上窝，沿喉咙，合于手阳明的经别 |

### （二）十二经别的生理功能

十二经别循行布散范围较广，到达某些十二经脉没有到达的部位，因此，在生理、病理、诊断与治疗等方面都有一定作用。

**1. 加强十二经脉表里两经在体内的联系** 十二经脉中阳经为表、阴经为里，在循行分布和功能活动上，表里两经关系密切，经别则加强了这种联系。主要表现于十二经别进入体腔后，表里两经的经别是相并而行的，大多数经别都循行于该经脉所"属络"的脏腑，特别是阳经的经别全部联系到与本经有关的脏与腑；浅出体表时，阴经经别又都合入阳经经别，一起注入体表的阳经，加强了十二经脉分布于肢体的表里经之间的关系。

**2. 加强体表与体内、四肢与躯干的向心性联系** 十二经别一般都是从十二经脉的四肢分出，进入体内后又都呈向心性运行，扩大了经络的联系以及加强由外向内的信息传递。

**3. 加强足三阴、足三阳经脉与心脏的联系** 足三阴、足三阳的经别循行过腹、胸，除加强了腹腔内脏腑的表里联系外，又都与胸腔内的心脏相联系，为"心者，五脏六腑之大主也"（《灵枢·邪客》）提供了理论依据。

**4. 加强了十二经脉和头面部的联系** 十二经脉主要是六条阳经分布于头面部，而十二经别中六条阳经及六条阴经的经别均上达头面部。这样加强了十二经脉与头部的联系，为"十二经脉，三百六十五络，其血气皆上于面而走空窍"（《灵枢·邪气脏腑病形》）的理论提供了经络结构上的支持，也为近代发展的耳针、面针、鼻针等提供了一定的理论依据。

**5. 扩大十二经脉的主治范围** 十二经别的循行，使十二经脉的分布和联系的部位更加广泛，从而也扩大了十二经脉的主治范围。如足太阳膀胱经不经过肛门，但是其经别却"别入于肛"，故足太阳膀胱经的某些穴位如承山、承筋等，可治肛门疾病。

# 二、十五别络

十五别络，简称"别络"，别络有十五条，即十二经脉各有一条，加之任脉、督脉的别络和脾之大络。如再加胃之大络，亦可称为"十六别络"。

别络是络脉的主体，对全身无数细小的络脉起着主导作用。从别络分出的细小络脉称为"孙络"，分布在皮肤表面的络脉称为"浮络"。

## （一）十五别络的循行分布特点

十二经脉的别络从肘膝关节以下分出后，阴经的别络均络于阳经，阳经的别络均络于阴经。别络循行于四肢，或上行头面，或进入躯干，与内脏有某些联系，但均没有固定的属络关系。具体循行分布见表5-4。

表5-4　十五别络的循行分布

| 名称 | 循行分布 |
| --- | --- |
| 手太阴之别络 | 从列缺穴分出，起于腕关节上方，在腕后半寸处走向手阳明经；其支脉与手太阴经相并，直入掌中，散布于鱼际部 |
| 手阳明之别络 | 从偏历穴处分出，在腕后3寸处走向手太阴经；其支脉向上沿着臂膊，经过肩髃，上行至下颌角，遍布于牙齿；其支脉进入耳中，与宗脉会合 |
| 足阳明之别络 | 从丰隆穴处分出，在外踝上8寸处，走向足太阴经；其支脉沿着胫骨外缘，向上联络头项，与各经的脉气相合，向下联络咽喉部 |
| 足太阴之别络 | 从公孙穴处分出，在第一跖趾关节后1寸处，走向足阳明经；其支脉进入腹腔，联络肠胃 |
| 手少阴之别络 | 从通里穴处分出，在腕后1寸处走向手太阳经；其支脉在腕后1寸半处别而上行，沿着本经进入心中，向上系舌本，连属目系 |
| 手太阳之别络 | 从支正穴处分出，在腕后5寸处向内注入手少阴经；其支脉上行经肘部，络肩髃部 |
| 足太阳之别络 | 从飞扬穴处分出，在外踝上7寸处，走向足少阴经 |
| 足少阴之别络 | 从大钟穴处分出，在内踝后绕过足跟，走向足太阳经；其支脉与本经相并上行，走到心包下，外行通贯腰脊 |
| 手厥阴之别络 | 从内关穴处分出，在腕后1寸处浅出于两筋之间，沿着本经上行，维系心包，络心系 |
| 手少阳之别络 | 从外关穴处分出，在腕后2寸处，绕行于臂膊外侧，进入胸中，与手厥阴经会合 |
| 足少阳之别络 | 从光明穴处分出，在外踝上5寸处，走向足厥阴经，向下联络足背 |

续表

| 名称 | 循行分布 |
|------|----------|
| 足厥阴之别络 | 从蠡沟穴处分出，在内踝上 5 寸处，走向足少阳经；其支脉经过胫骨，上行到睾丸部，结聚在阴茎处 |
| 任脉之别络 | 从鸠尾（尾翳）穴处分出，自胸骨剑突下行，散布于腹部 |
| 督脉之别络 | 从长强穴处分出，挟脊柱两旁上行到项部，散布在头上；下行的络脉从肩胛部开始，向左右别走足太阳经，进入脊柱两旁的肌肉 |
| 脾之大络 | 从大包穴处分出，浅出于渊腋穴下 3 寸处，散布于胸胁部。另外，胃之大络，名曰虚里，贯膈络肺，出于左乳下 |

## （二）十五别络的生理功能

**1. 加强十二经脉表里两经在体表的联系**　阴经的别络走向阳经，阳经的别络走向阴经，因而，具有加强十二经脉表里两经联系的作用，并能通达某些正经所没有到达的部位，可补正经之不足。

别络和经别都有加强表里两经联系的作用，但有一定的区别：其一，别络从四肢肘、膝关节以下分出，大多分布于体表，虽然也有的进入胸腹腔和内脏，但都没有固定的属络关系；经别多从四肢肘膝关节以上分出，循行多深入体腔内部，而后浅出体表。其二，别络着重沟通体表的阳经和阴经，经别则既能密切表里经在体内的沟通连接，又能加强其脏腑的属络关系。其三，别络和经别联系表里经的方式也不同，经别是借阴经经别会合于阳经经别，突出了阳经的统率作用；别络则是阴经与阳经相互交通而联络。其四，经别没有所属穴位，也没有所主病症；别络有络穴，并有所主病症，在针刺选穴上有特殊意义。

**2. 加强人体前、后、侧面统一联系，统率其他络脉**　任脉的别络散布在腹部，有统属腹部诸阴经络脉的作用；督脉的别络起于长强，脉气经背部而散布于头，在肩胛部别走太阳，有统属头、背部诸阳经络脉的作用；脾之大络散布在胸胁部。因此，别络不仅加强人体前、后、侧面的统一联系，也加强了全身络脉的联系。

**3. 渗灌气血以濡养全身**　孙络、浮络等络脉从别络等大的络脉分出后，呈网状扩散，密布全身。循行于经脉中的气血，通过别络的渗灌作用注入孙络、浮络，逐渐扩散到全身而起到濡养作用。

# 三、十二经筋

十二经筋，简称"经筋"，是十二经脉之气濡养筋肉骨节的体系，是十二经脉各自的筋肉系统。

## （一）十二经筋的循行分布特点

十二经筋的循行特点可概括为"结、聚、散、络"，是指十二经筋起于四肢末端，盘旋结聚于关节，布于胸背，终于头身。从总体分布来看，其循行与十二经脉的体表循行基本一致，十二经筋走向从四肢末端向心循行。

### （二）十二经筋的生理功能

十二经筋多附于骨和关节，具有约束骨骼、主司关节运动的功能。《素问·痿论》曰："宗筋主束骨而利机关也。"十二经筋除附于骨骼外，还满布于躯体和四肢的浅部，延伸了十二经脉在体表的循行，加强经络系统对肢体的连缀作用，且深入体内，对脏腑等器官组织起到一定的保护作用。

# 四、十 二 皮 部

十二皮部，简称"皮部"，是十二经脉功能活动反映于体表的部位。

十二经脉及其所属络脉，在体表有一定分布范围，十二皮部即十二经脉及其所属络脉在体表的分区。《素问·皮部论》曰："欲知皮部，以经脉为纪。"皮部受十二经脉及其络脉气血的濡养滋润而维持正常生理功能。皮部位于人体最浅表部位，与外界直接接触，并依赖布散于体表的卫气，发挥其抗御外邪的作用。

观察不同部位皮肤的色泽和形态变化，有助于诊断某些脏腑、经络的病变。在皮肤一定部位施以贴敷、艾灸、热熨、梅花针等疗法，可治疗内在脏腑的病变。

# 第五节　经络的生理功能及应用

## 一、经络的生理功能

经络是人体组织结构的重要组成部分，是人体运行全身气血，联络脏腑形体官窍，沟通贯穿上下内外，调节体内各部分功能活动，感应传导信息的通路系统，是脏腑组织器官发挥功能的重要结构基础。以十二经脉为主体的经络系统，具有沟通联络、运行气血、感应传导、调节平衡等基本生理功能。

### （一）沟通联络作用

人体的五脏六腑、五官九窍、四肢百骸、皮肉筋骨等器官和组织，虽然功能不同，各司其职，但又彼此联系，协调配合，共同进行着有机的整体活动，这种相互联系和协调配合主要是通过经络系统的联络沟通作用实现的。经络在人体内所发挥的沟通联系作用是多方位、多层次的，其主要表现为以下几个方面：

1. **脏腑与体表、肢节的联系**　内在脏腑与外周体表肢节的联系，主要是通过十二经脉的沟通作用来实现的。《灵枢·海论》曰："夫十二经脉者，内属于腑脏，外络于肢节。"十二经脉中，手之三阴三阳经，循行于上肢内外侧；足之三阴三阳经，循行于下肢内外侧。每条经脉对内与脏腑发生特定的属络关系，对外联络筋肉、关节和皮肤，即十二经筋与十二皮部。外周体表的筋肉、皮肤组织及肢节等，通过十二经脉的内属外连而与脏腑相互沟通。这种联系表现有特定性和广泛性两方面，即体表的一定部位和体内一定脏腑之间存在着内外统一关系。

2. **脏腑与官窍的联系**　十二经脉内属于脏腑，位于体表的目、舌、口、鼻、耳和前阴、后阴等五官九窍，都是经络循行所过的部位。这样就使脏腑与官窍之间，通过经脉的沟通而联系起来。《灵枢·邪气脏腑病形》曰："十二经脉，三百六十五络，其血气皆上于面而走空窍。"如手少阴心经属心，络小肠，系"目系"，其别络"系舌本"；足厥阴肝经属肝，络胆，绕阴器，系"目系"；足阳明胃经属胃，络脾，环绕口唇，挟鼻；手阳明"挟鼻孔"，足阳明"起于鼻"，手太阳"抵鼻"；手太阳小肠经、手少阳三焦经、足少阳胆经均进入耳中；足少阳"绕毛际"，足厥阴"入毛中，过阴器"，冲、任、督三脉均"下出会阴"等，足太阳膀胱经的经别"入于肛"等。这样使内在脏腑得以通过经络与官窍相互沟通而成为一个整体，脏腑的生理活动和病理变化亦可通过经络反映于相应的官窍。

**3. 脏腑之间的联系** 通过经络的沟通紧密联系在一起。十二经脉中，每一条经脉分别属络一脏和一腑，且通过经别和别络加强联系，此为脏腑相合理论的主要生理结构基础。有些经脉除属络特定内在脏腑外，尚与多个脏腑联系。如足少阴肾经，既属肾络膀胱，又贯肝，入肺，络心，注胸中接心包；足厥阴肝经，除属肝络胆外，还挟胃、注肺中等。更有多条经脉同入一脏者，如通达肺脏的经脉有手太阴肺经属肺，手阳明大肠经络肺，以及足厥阴肝经注肺，足少阴肾经入肺和手少阴心经过肺等。此外，还有经别补正经之不足，如胃经之经别上通于心，胆经之经别贯心等。这样，通过经络的沟通形成了脏腑之间的多重联系。

**4. 经脉之间的联系** 经络系统各部分之间的联系是多方面、多层次的。十二经脉有一定的衔接和流注规律，除依次首尾相接如环无端外，又有许多交叉和交会。如手足六条阳经均与督脉会于大椎，手少阴经与足厥阴经皆连目系，手足少阳经与手太阳经在目外眦和耳中交会，手足少阳经的支脉相合于面部等。十二经脉中的表里经、同名经和异名经之间，均有经脉相互贯通，气血相互交流，其中表里经尤为突出，六阴经和六阳经之间有阴阳表里相互交流的关系，凡相表里的经脉，在内者属脏络腑，或属腑络脏；在外者必在上下肢端相互交接沟通。加之十二经的别络从内外加强了表里经之间的联系，使表里经在不同层次充分融合交流，为脏腑表里相合理论奠定结构基础。十二经脉与奇经八脉之间也纵横交错相互联系。如足厥阴肝经在头顶与督脉和足太阳膀胱经交会于百会穴，足少阳胆经与阳跷脉会于项后，手太阳经与足阳明经及阴阳跷脉会合于目内眦，足三阴经与阴维脉、冲脉均会于任脉，冲脉从气街起与足少阴经相并上行，冲脉与任脉并于胸中，后通于督脉，任、督二脉又通于十二经等。奇经八脉间联系亦密切，如阴维、冲会于任脉，冲脉与任脉并于胸中，又与督脉相通等，都体现出奇经间的关联性。更有阳维脉与督脉会于风府穴，冲、任、督三脉同起于胞中而"一源而三歧"等。此外，也有无数络脉从经脉分出，网络沟通于经脉与脏腑、经脉与经脉之间，使经络系统成为一个具有完整结构的网络状的调节系统。

## （二）运行气血作用

经络可运行气血，濡养周身。气血是人体生命活动的物质基础，机体的各个组织器官，均需气血的濡养才能发挥其正常的生理功能，而气血必须通过经络的传输才能布散于全身各处，"阴脉荣其脏，阳脉荣其腑，如环之无端，莫知其纪，终而复始。其流溢之气，内溉脏府，外濡腠理"（《灵枢·脉度》），维持机体的正常生命活动。《灵枢·本脏》曰："经脉者，所以行气血而营阴阳，濡筋骨，利关节者也。"经络是人体运行气血的主要通道，经脉内溉脏腑，外濡腠理，将各种营养物质输送到全身各脏腑组织器官，而经脉分支的络脉又可布散和渗灌经脉气血到脏腑形体官窍及经络自身，使其得到气血的充分濡养，方可发挥各自的生理功能。因此，经络的功能活动正常，气血运行畅通，各脏腑功能强健，则能抵御外邪的侵袭，防止疾病的发生。反之，经络失去正常的机能，经气不利，则御邪不力，外邪就会乘机入侵而致病。

### （三）感应传导作用

感应传导，是指经络具有感应及传导各种信息的作用。经络在联络沟通基础上，以经气为中介，既能将机体内在的生理病理变化传输于体表，又可感受作用于体表的各种刺激且传输至全身各脏腑组织器官。感应传导的方式有两种：一是由内传外，内脏的各种生理病理变化通过经气感应传导至体表，即"有诸内必形诸外"；二是由外传内，指经络系统可感应传导针刺、艾灸、推拿、按摩等刺激信息。对经穴刺激引起的感应及传导，又称为"针感""经络感传""经络现象"等，《黄帝内经》称为"气至"，即"得气"。得气后局部有酸、麻、重、胀、寒、热等特殊的感觉，有时还会沿一定线路传导。经络的感应传导作用，通过运行于经络之中的经气对信息的感应传导而实现。经气能够感应、负载、传导信息，各种治疗刺激随经气到达病所，从而调整疾病的寒热虚实，《灵枢·九针十二原》曰："刺之要，气至而有效。"

人的生命活动是一个极其复杂的过程，机体中每时每刻都有许多生命信息的发出、交换和传递。经络循行分布于人体各脏腑形体官窍，通上达下，出表入里，犹如机体的信息传导网络，经络不但能感受信息，而且能按信息的性质、特点、量度进行传导，分别将信息传输至相关的脏腑形体官窍，反映和调节其功能状态，此信息传导既可以发生在各脏腑形体官窍之间，又可以发生在体表与内脏之间。此信息由经络中的经气感受和负载，并沿经络传送至内脏，根据信息的性质和强度的不同，产生或补或泻的作用。而内脏功能活动或病理变化的信息，亦可由经络中的经气感受，并沿经脉、络脉、经筋、皮部等传达于体表，反映出不同的症状和体征。

### （四）调节平衡作用

经络系统通过其沟通联系、运行气血及其经气的感应传导作用，对各脏腑形体官窍的功能活动进行调节，使人体复杂的生理功能相互协调，维持阴阳动态平衡状态。经络的调节作用，可促使人体功能活动恢复平衡协调。当患病时，机体阴阳平衡遭到破坏，通过对适宜的穴位施以适度的刺激，激发经络的调节自律作用，调畅气血，以"泻其有余，补其不足，阴阳平复"（《灵枢·刺节真邪》），故《灵枢·根结》曰："用针之要，在于知调阴与阳。"如针刺足阳明胃经的足三里穴，可调节胃的功能。当胃的功能低下时，可增强胃气；当邪滞胃中，可泻其有余。又如针刺手厥阴心包经的内关穴，既可使心动加速，在某些情况下，又可抑制心动。可见，经络具有良性的双向调节作用。

## 二、经络学说的应用

经络学说不仅可以用来说明人体的生理功能，而且在阐释疾病病理变化，指导疾病诊断与治疗方面，也具有极为重要的价值。

### （一）阐释病理变化

在生理情况下，经络有通行气血、感应传导及联络脏腑组织等作用，而在发生病变时，经络也成为了病邪由表及里、体内病变反映于体表、脏腑病变传变的途径，故经络学说可用于阐释病理变化。

**1. 病邪传变的途径**　经络内属于脏腑，外联体窍，加强了脏腑之间、脏腑和形体官窍之间的联系。经络的功能活动正常，气血运行通畅，各脏腑器官功能强健，则能抵御病邪的侵袭，防止疾病的发生。当经络功能活动失常，则经气不利，病邪易于乘虚侵袭。在病理状态下，经络既可成为外邪由表入里的传播途径，亦可成为脏腑间病变相互影响的途径。

由于经络内属于脏腑，外布于肌表，因此当体表受到病邪侵袭时，可通过经络由表及里，由浅入深，逐次向里传变而波及脏腑。如外邪侵袭肌表，初见发热恶寒、头身疼痛等症状，因肺合皮毛，表邪不解，久之则内传于肺，出现咳嗽、胸闷、胸痛等症状。肺经和大肠经相互络属，故又可伴有腹痛、腹泻或大便燥结等大肠病变。《素问·缪刺论》曰："夫邪之客于形也，必先舍于皮毛；留而不去，入舍于孙脉；留而不去，入舍于络脉；留而不去，入舍于经脉，内连五脏，散于肠胃。"指出外邪侵犯体表，可通过经络的传导联系而内传脏腑。其传变规律一般为皮毛→孙络→络脉→经脉→脏腑。

**2. 脏腑病变相互传变的途径**　表里脏腑之间的疾病，可以通过经络互相传变。如脾失健运，可影响胃的受纳和腐熟；大肠传导失司，可致肺失宣肃；手少阴心经和手太阳小肠经相互络属，故心热可移于小肠而致小便黄赤，甚则尿血。非表里关系的脏腑之间，其病变也可以由经脉传变。如肝失疏泄，可以影响脾胃运化，因为足厥阴肝经入腹后，挟胃两旁，属肝络胆；足少阴肾经"入肺""络心"，故肾阳亏虚，气化失司，水湿泛滥，可致水气凌心、射肺。

**3. 内脏病变反映于体表的途径**　由于内在脏腑与外在形体、官窍之间，通过经络密切相连，故内脏的病变可通过经络反映于体表的某些特定部位及官窍。临床上常用经络学说阐释五脏六腑病变所出现的体表特定部位或相应官窍的症状和体征，并用"以表知里"的思维方法诊察疾病。如足阳明胃经入上齿中，手阳明大肠经入下齿中，故胃肠积热可见齿龈肿痛；足少阳胆经入耳中，故胆火上扰可致耳暴鸣或暴聋；手少阴心经之别络上达于舌，故心火上炎可见舌尖碎痛或口舌生疮；足少阴肾经别入跟中，故肾精亏虚可见足根部绵绵作痛。

### （二）指导疾病诊断

经络循行起止有一定的部位，属络相应脏腑，内脏的疾病可通过经络反映于相应的形体部位。根据经脉的循行部位和所属络脏腑的生理病理特点来分析各种临床表现，可推断疾病发生在何经、何脏、何腑，并且可根据症状的性质和先后次序来判断病情的轻重及发展趋势。

**1. 循经诊断**　是根据疾病表现的症状和体征，结合经络循行分布部位及其属络脏腑进行的诊断。例如两胁疼痛，多为肝胆疾病；在胸前"虚里"处疼痛，痛连左手臂及小指，则应考虑真心痛等心脏疾病。有些脏腑经络的疾病反映在经络循行部位时并没有像上述那样有明显的征象，需要医生切、按、触摸，甚至要借助多种仪器才能检测出其异常征象。如在临床实践中，发现一些患者在经络循行通路上，或经气聚结的某些穴位处，有明显的压痛，或有条索状、结节状反应物，或局部皮肤的色泽、形态、温度等发生变化。根据这些病理反应，可辅助病证的诊断。如中府穴压痛或肺俞穴出现梭状或条索状结节，可以显示肺脏的疾病；阑尾穴明显压痛，多为肠痈；横骨穴痛，多反映月经不调或遗精。有的压痛还与疾病的证型有关。如高血压性头痛在期门穴压痛者多为肝火上炎，在京门穴压痛者多为肾阴亏损。

**2. 分经诊断** 是根据病变所在部位，详细区分疾病所属经脉进行的诊断。如头痛在前额者，多与阳明经有关；痛在两侧者，则与少阳经有关；痛在后头及项部，多为太阳经病变；痛在巅顶，主要与厥阴经有关。又如上牙痛，病在足阳明胃经；下牙痛，病在手阳明大肠经。此外，《伤寒论》六经辨证，也是在经络学说的基础上发展起来的辨证体系。

经络学说在疾病诊断中还有多方面的应用，如观察小儿手指络脉，依据络脉的颜色、长短及结聚状态来进行判断，青色主寒主痛，赤色主热，络脉小短主气虚，络脉结聚主血瘀等。

### （三）指导疾病治疗

**1. 指导针灸推拿治疗** 针灸、推拿疗法是以经络学说作为理论基础的常用治病保健方法。经络能够通行气血，沟通上下内外，联络脏腑形体官窍，感应传导信息，协调阴阳，同时又是病邪入侵和疾病传变的通道。利用经络的这些特性，用针灸、推拿等多种方式刺激腧穴，以达到调理经络气血及脏腑功能，扶正祛邪的治疗目的。腧穴是经络气血转输交会之处，又是病邪侵入脏腑经络的门户，所以刺激特定腧穴，通过经气的传导作用和脏腑的反应来调整人体气血和脏腑功能，可恢复体内阴阳的相对协调平衡。由于经络在人体分布上呈密切联系的网状结构，因而针灸推拿在治疗学中有着整体性调节的特点，即刺激腧穴可在不同水平上同时对机体多个器官、系统的正常或异常功能产生影响。如在针刺麻醉产生镇痛效应时，还对有关系统的功能进行了多方面的调节，有助于手术中血压、脉搏维持稳定，同时术后切口疼痛程度轻，合并症少，恢复加快。因此，针灸的调节作用大多不是直接针对致病因素或病变组织，而主要是通过调节体内失衡的经络气血和脏腑功能来实现的。

针灸处方中的配穴原则，是以经络学说为指导的。经络是按一定部位循行分布的，所以取穴的基本原则是"循经所过，主治所及"。又由于经络循行有交叉纵横、错综分布的现象，所以有变通的取穴原则。常用的循经取穴、十二经表里配穴、输募配穴、阴阳配穴以及某些特定的配穴法，都以经络的循行为依据。

此外，目前广泛应用于临床的针刺麻醉，以及电针、耳针、头针、穴位注射、穴位结扎、穴位埋线等治疗方法，同样是在经络学说指导下创立和发展起来的。这些疗法的发展和应用，又进一步充实和发展了经络学说。

**2. 指导药物治疗** 中药口服和外治疗法，是以经络为通道，以气血为载体，通过经络的传输，到达病所而发挥治疗作用的。中药四气五味理论，与经络学说的关系非常密切。经络的十二经脉病候，按经脉、脏腑对病证的寒热虚实作了提示性的归纳，对后世按脏腑经络辨证论治，应用药物的四气五味理论，针对病证遣药有很大启发作用。

中药归经，指不同药物与不同的脏腑经络之间存在着特殊的亲和关系和选择性作用。金代张元素根据经络学说，在中药归经基础上，倡导分经用药，并创立"引经报使"理论。引经，即某些药物能引导其他药物选择性地治疗某经、某脏之病。如《汤液本草·细辛》曰："太阳则羌活，少阳则细辛，阳明则白芷，厥阴则川芎、吴萸，少阳则柴胡。"报使则略同药引，因方剂不同而分别选取，如以姜为引者，取其走表祛寒；以大枣为引者，取其补血健脾；以酒为引者，取其活血引经。中药归经理论使得药物运用更为灵活多变，反映了临床用药的一些特殊规律。

方剂是临床针对疾病证候性质，按照君、臣、佐、使组方原则，配伍而成的中药处方。如张元素所创的"九味羌活汤"，为分经论治的代表方剂。可见，经络学说也是指导方剂组成的主要理论之一。

本章现代
研究概述

总之，经络学说是中医学独特的理论，指导着疾病与证候的诊断与针灸、推拿、气功、药物治疗等多方面，故《灵枢·经脉》曰："经脉者，所以能决死生，处百病，调虚实，不可不通。"

 小 结

经络是运行全身气血、联络脏腑肢节，沟通上下内外，调节体内各部分功能活动，感应传导信息的通路系统，是经脉和络脉的总称，是人体结构的重要组成部分。

经络系统由经脉、络脉及其连属部分组成。经脉包括：十二经脉、奇经八脉、十二经别。十二经脉又称十二正经，即手太阴肺经、手厥阴心包经、手少阴心经、手阳明大肠经、手少阳三焦经、手太阳小肠经、足太阴脾经、足厥阴肝经、足少阴肾经、足阳明胃经、足少阳胆经、足太阳膀胱经。奇经八脉是督脉、任脉、冲脉、带脉、阴跷脉、阳跷脉、阴维脉、阳维脉的总称。十二经别是从十二经脉别出的重要分支。

络脉，是经脉的分支，有别络、浮络、孙络之分。十二经脉对内连属脏腑，对外连于筋肉、皮肤而分别成为经筋、皮部。

在生理方面，经络具有沟通联络、运行气血、感应传导、调节平衡等作用。在病理方面，经络作为病邪传变的途径，可以反映病候。在临床上，经络还应用于诊断、指导疾病治疗等方面。

**思考题**

1. 请举例说明经络学说中所体现的中医原创思维。
2. 试述经络的感应传导作用。

# 第六章　体　　质

　　体质，又称"素质""禀质""气质""形质"，是不同个体在形态、功能及相关的心理活动上表现出的特殊性。体质学说是以中医理论为指导，研究体质的概念、构成、特征、分类、差异规律及其对疾病发生、发展、演变过程的影响，并以此指导对疾病的诊断、防治和康复的理论。它融医学与生物学、社会学和心理学于一体，是研究人体生命、健康和疾病问题的医学科学的重要组成部分，是研究人类体质与疾病、健康关系的新的分支学科。

　　体质学说源于《黄帝内经》，在《灵枢·阴阳二十五人》中应用阴阳五行学说对体质分类及其特征进行了较为详细的描述，明确指出体质与脏腑形态结构、气血盈亏有密切的关系，论述了不同个体及不同群体体质的差异性，初步形成了比较系统的中医体质学说。体质学说在东汉和唐宋时期得到了发展。东汉张仲景十分重视体质与外感热病、内伤杂病的关系。宋代钱乙《小儿药证直诀》将小儿的体质特征精辟地概括为"成而未全""全而未壮"。体质学说成熟于明清时代，如清代温病学家从温热病学角度，对体质的分型及临床脉症（证），体质与温病的发生、发展、转归、治疗和用药关系进行阐述，使中医体质学说在临床实践中得到了新的发展。从 20 世纪 70 年代开始，随着对中医理论体系整体研究的逐步深入，中医体质学说的研究也受到重视，相继有《中医体质学》《体质病理学》《体质食疗学》《人体体质学》《体质病理学与体质食疗学实验研究》等著作问世，逐步完善了体质学说，成为中医学理论体系的重要组成部分。

## 第一节　概　　述

　　体质是禀受于先天、获得于后天，在生长、发育和衰老过程中所形成的与自然、社会环境相适应的人体个性特征。

### 一、体质的构成与评价

#### （一）体质的基本概念

　　体质是人体在生命过程中，由先天禀赋和后天获得所决定的表现在形态结构、生理功能和心理特征方面综合的、相对稳定的固有特性。它在生理上表现为功能、代谢以及对外界刺激反应等方面的个体差异，影响着人对自然环境、社会环境的适应能力和对疾病的抵抗能力。在病理上表现为对某些病因和疾病的易感性，以及产生病变的类型与疾病传变转归中的某种倾向性等，影响着某些疾病的证候类型和个体对治疗措施的反应性。

## （二）体质的构成

人体正常生命活动是形与神的协调统一。《类经·藏象类》曰："形神俱备，乃为全体。"一定的形态结构必然有相应的生理功能和心理特征，而良好的生理功能和心理特征是正常形态结构的反映，两者相互依存，相互影响。总之，体质由形态结构、生理功能和心理特征三个方面构成，不同个体在这三个方面都存在着一定的差异性。

1. **形态结构的差异性** 形态结构的差异性反映在外部形态结构和内部形态结构两个方面。外部形态结构是体质的外在表现，内部形态结构是体质的内在基础，两者之间是密不可分的。人的体质特征在体表形态等方面存在差异。体表形态是个体外观形态的特征，包括体格、体型、体重、体姿、面色、毛发、舌象、脉象等。体格是反映人体生长发育水平、营养状况和锻炼程度的状态。体型是指身体各部位大小比例的形态特征。中医观察体型，主要观察形体之肥瘦高矮，皮肉之厚薄、坚松，肤色之黑白、苍嫩等的差异，其中尤以肥瘦最有代表性。体型差异反映体质特征，朱丹溪在《格致余论·治病先观形色然后察脉问证论》中进一步将体型与发病相联系，提出了"肥人湿多，瘦人火多"的观点。

2. **生理功能的差异性** 形态结构是产生生理功能的基础，不同个体的形态结构特点决定着机体生理功能及对刺激反应的差异，而机体生理功能的个性特征，又会影响其形态结构，引起一系列相应的改变。因此，生理功能的差异是个体体质特征的重要组成部分，反映了个体在生长发育、生殖、水谷运化、呼吸吐纳、血液运行、津液代谢、精神意识思维等各方面的差异。同时，机体的防病抗病能力和自我调节能力等均是脏腑经络、精气血津液生理功能的反映，也是了解体质状况的重要内容。

3. **心理特征的差异性** 心理是指客观事物在大脑中的反映，是感觉、知觉、情感、记忆、思维、性格、能力等的总称，属中医学神的范畴，心理特征是个体形态结构和生理功能的反映，存在差异性。不同形态结构的个体具有特定的心理倾向，而个体的不同生理功能活动也常常表现为特定的情感、情绪反应和认知倾向。人的心理特征不仅与形态结构、生理功能有关，而且与个体的生活经历以及所处的社会环境等也有密切的联系。同一类型个体在不同的环境氛围内可表现出不同的心理特征。如《灵枢·阴阳二十五人》中所论述的木、火、土、金、水五种类型特征的人所共有二十五种心理类型。心理特征在长期的生命过程中又影响着形态结构与生理功能，并表现出相应的行为特征。

## （三）体质的评价

体质的评价主要从形态结构、生理功能及心理特征三个方面进行综合分析。

1. **体质的评价指标**

（1）身体的形态结构状况，包括体表形态、体格、体型等外在表现及内部结构和功能的完整性、协调性。

（2）身体的功能水平，包括机体的新陈代谢和各脏腑系统的功能。

（3）身体素质及运动能力水平，包括速度、力量、耐力、灵敏性、协调性及走、跑、跳、投、攀跃等身体的基本活动能力。

（4）心理的发育水平，包括智力、情感、认知、感知觉、个性、性格、意志等方面。

（5）适应能力，包括对自然环境、社会环境和各种精神心理环境的适应能力，对疾病和其他损害健康因素的抵抗力、调控能力与修复能力。

**2. 理想体质的标志**　《素问·生气通天论》曰："阴平阳秘，精神乃治。阴阳离决，精气乃绝。"机体内部及其与外部环境的阴阳平衡、形神协调统一是理想体质的标志。理想体质指人体在禀赋的基础上，经过后天积极培育，使机体在形态结构、生理功能、心理特征等方面处于最佳状态。其具体标志主要包括：

1）身体发育良好，体格健壮，体形匀称，体重适当。

2）面色红润，两目有神，须发润泽，肌肉皮肤有弹性。

3）声音洪亮，牙齿坚固，双耳聪敏，脉象和缓均匀，睡眠良好，二便正常。

4）精力充沛，动作灵活，有较强的运动与劳动等能力。

5）情绪乐观，感觉灵敏，意志坚强，有较强的抗干扰、抗不良刺激的能力。

6）处事态度积极、镇定，有主见，富有理性和创造性。

7）应变能力强，对自然、社会环境有较强的适应能力。

# 二、体质的特点

体质是人体身心特征的概括，具有个体差异性、形神一体性、群体趋同性、相对稳定性、连续可测性、动态可变性和后天可调性等特点。

**1. 个体差异性**　由于个体的先天禀赋和后天因素不同，所形成的体质特征因人而异，并通过人体的形态结构、生理功能和心理特征的差异性而表现出来。因此，个体差异性是体质学说研究的核心问题。

**2. 形神一体性**　中医学认为"神乃形之主，形乃神之宅"，形神合一是体质的基本特征之一，人的形体和精神思维活动在生理上相互依存，在病理上相互影响。体质是生理特性与心理特征的综合体，是对个体身心特性的概括。

**3. 群体趋同性**　同一种族或聚居在同一地域的人，由于生存环境和生活习惯相同，遗传背景和生存环境具有同一性和一致性，从而使人群的体质具有相同或类似的特点，形成具有地域性的体质特征，因此体质具有群体趋同性。

**4. 相对稳定性**　先天禀赋决定着个体体质的相对稳定性。个体禀承于父母的遗传信息，使其在生命过程中遵循某种既定的内在规律，呈现出与亲代类似的特征，这些特征一旦形成，不会轻易改变，在生命过程的某个阶段体质具有相对的稳定性。

**5. 连续可测性**　体质的存在和改变在时间上呈现的不间断性决定了体质的连续性，体现于生、长、壮、老、已的全过程。偏于某种体质类型者，多具有循着这类体质固有规律逐步发展的趋势，这种趋势使体质具有可预测性。体质的这种可预测性，为体质状态干预及治未病提供了可行性。

**6. 动态可变性**　体质具有动态可变性，具体体现在两个方面：一是机体随着年龄变化呈现出特有的体质特点；二是机体由于居处条件、饮食习惯、精神因素、疾病损伤、针药治疗等因素的影响呈现出体质状态的变化。两者同时存在，相互影响，使体质具有动态可变性。

**7. 后天可调性**　体质的相对稳定与动态可变的特点为改善体质提供了前提。因此，采取后天有针对性的干预措施，可以使偏颇体质得以纠正或改善，减少对疾病的易感性，预防疾病的发生和发展，甚至从根本上改变体质，从而达到未病先防，既病防变的目的。

## 三、体质的形成

体质禀受于先天，获得于后天。体质的形成主要取决于先天因素和后天因素两个方面。

### （一）先天因素

先天因素是体质形成的基础，是人体体质强弱的前提条件，决定着体质的相对稳定性与特异性。体质形成的先天因素主要与父母的生殖之精、血缘关系、生育年龄、养胎和妊娠期疾病等因素有关。先天因素为体质的形成提供了前提，而体质强弱又有赖于后天因素。

### （二）后天因素

后天因素是人出生之后赖以生存的各种因素的总和。后天因素如饮食、生活起居、劳逸、精神情志、疾病损害、针药治疗等，这些因素可以影响体质的形成。如饮食充足，营养较好，作息合理，则体质较好；饮食不足，营养较差，起居无节，则体质偏弱。

# 第二节　影响体质的因素

体质禀受于先天，长养于后天，因而体质的形成、发展和变化受到机体内外环境多种因素的共同影响。先天禀赋是体质形成的基础，决定着体质的相对稳定性和特异性，是体质强弱的前提条件。而体质的形成、发展与强弱在很大程度上还受其他各种因素的影响。

## 一、先 天 禀 赋

先天禀赋是指子代出生之前在母体内所禀受的一切，包括父母生殖之精、血缘关系、生育年龄、养胎和妊娠期疾病等因素的影响。父母生殖之精的盈亏盛衰和体质决定着子代禀赋的厚薄强弱，影响其体质；父母的血缘关系、生育年龄可以直接形成子代体质的差异，如身体强弱、肥瘦、刚柔、高矮、肤色、先天性生理缺陷和遗传性疾病等。母体妊娠期间，注意饮食、起居、情志、劳逸等因素的调养，可使先天之精充盈，子代出生之后体质强壮而少偏颇。如先天之精不足，禀赋虚弱或偏颇，可使小儿生长发育迟缓，影响身体素质和心理素质的健康发展。《医宗金鉴·幼科杂病心法要诀》曰：“小儿五迟之证，多因父母气血虚弱，先天有亏，致儿生下筋骨软弱，行步艰难，齿不速长，坐不能稳，要皆肾气不足之故。”

## 二、年 龄 因 素

体质在生命过程中随着个体发育的不同阶段而不断发生变化，在生长、发育、壮盛以至衰老、死亡的过程中，脏腑精气由弱到强，又由盛至衰，一直影响着人体的生理活动和心理变化，决定着人体体质的变化。《素问·上古天真论》《灵枢·天年》等都从不同角度论述了人体脏腑精气盛衰与年龄的关系。一般来讲，小儿因精气血津液尚未充盛，其体质特点是脏腑娇嫩，形气未充，易虚易实，易寒易热。成年人一般精气血津液充盛，脏腑功能强健，体质强壮。老年人由于脏腑功能活动的生理性衰退，精气神渐衰，体质特点多见虚实错杂，或虚多实少。

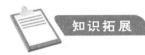

## 小儿体质的特点

小儿具有不同于成年人的体质特点，历代医家对小儿体质有丰富的认识，概括起来，主要有以下几个方面：

1. **纯阳之体**  《颅囟经·脉法》曰："凡孩子三岁以下，呼为纯阳，元气未散。"首次提出了小儿纯阳之说，认为小儿禀受肾中元阴元阳，生机旺盛，生长发育极为迅速。此后，小儿为"纯阳之体"说被历代医家所尊崇。如宋代钱乙《小儿药证直诀·序》曰："小儿纯阳，无烦益火。"清代叶天士《幼科要略·总论》认为："襁褓小儿，体属纯阳，所患热病最多。"

"纯阳之体"概括了小儿发育尚未完全成熟，生长机能旺盛的特点。阳气旺盛而阴气相对较弱，故小儿疾病多表现为阳热之证。

2. **五脏有余不足**  对于小儿的生理特点，宋代钱乙指出"五脏六腑，成而未全……全而未壮"（《小儿药证直诀·变蒸》），并强调其病理特点为"脏腑柔弱，易虚易实，易寒易热"（《小儿药证直诀·序》）。明代儿科医家万全在钱乙的基础上，进一步发展完善了对小儿生理、病理特点的认识，提出了"肝常有余""脾常不足""心常有余""肺常不足""肾常虚"的观点。

3. **稚阴稚阳**  清代吴鞠通在《温病条辨·解儿难》中，创立了"稚阴稚阳"学说，指出小儿"稚阳未充，稚阴未长"，概括了小儿时期的物质基础与生理功能均未达到成熟完善的生理特点。

# 三、性别差异

由于男女在性别上的差异，其形态结构、生理功能和心理特征也有所区别。因此性别是影响体质的因素。男性多禀阳刚之气，体魄健壮魁梧，性格多外向，喜动，粗犷；女性多禀阴柔之气，体形小巧苗条，性格多内向，喜静，细腻。男子以肾为先天，以精气为本，男子多用气，病多在气分；女子以肝为先天，以血为本，女子多用血，病多在血分。此外，女子由于经、带、胎、产、乳等特殊生理过程，在月经期、妊娠期和产褥期其体质可发生一定的变化。

# 四、饮食因素

合理的膳食结构和习惯，能保持和促进身体的正常生长发育，使精气神旺盛，脏腑功能协调，体质强壮。长期饮食失调，可影响体质。如嗜食肥甘厚味可助湿生痰，形成痰湿体质；嗜食辛辣则易化火灼津，形成阴虚火旺体质；过食生冷寒凉会损伤脾胃，形成阳虚体质。

# 五、劳逸所伤

适度的劳作或体育锻炼，可使筋骨强壮，关节通利，气机通畅，气血调和，脏腑功能旺盛；适当的休息，有利于消除疲劳，恢复体力和脑力，维持人体正常的功能活动。因此，劳逸结合有利于人体身心健康，保持良好的体质。但过度劳作，则易于损伤筋骨，消耗气血，导致脏腑精气不足，功能减弱，形成虚性体质，《素问·举痛论》曰："劳则气耗。"而过度安逸，长期养尊处优，四体不勤，则可使气血运行不畅，筋肉松弛，脏腑功能减退，而形成痰瘀体质。

## 六、情 志 因 素

情志活动的产生和维持有赖于脏腑的功能活动和精气血津液的化生和充养。情志和调，可使气血调畅、脏腑功能协调、体质强壮。反之，突然强烈或长期、持久的情志刺激，超过了人体的生理调节能力，可致脏腑精气不足或紊乱，可影响正常体质。如忧愁日久，郁闷寡欢可导致"肝郁质"。

## 七、地 理 因 素

《素问·异法方宜论》中即详细论述了地域方土不同，形成了东、南、西、北、中五方人的不同体质。因此，不同地域的人群在体质上有差异性。一般而言，北方人形体多壮实，易形成阳虚寒湿体质；东南之人形体多瘦弱，易形成阴虚湿热体质；滨海临湖之人，易形成多湿多痰体质。

## 八、疾病及针药等其他因素

疾病是促使体质改变的一个重要因素。一般来说，大病、久病之后常使体质虚弱。有时感染邪气，罹患某些疾病（如麻疹、痄腮）之后，会使机体具有相应的防御能力，使患者终生不再罹患此病。此外，疾病损害而形成的体质改变与疾病变化有一定关系。

药物和针灸能够调整脏腑气血阴阳之盛衰及经络气血之偏颇，用之得当，将会收到补偏救弊的功效，使病理体质恢复正常；用之不当，或针药误施，将会加重损害，使体质由壮变衰，由强变弱。

# 第三节  体质的分类

在多种因素的共同作用下，形成了不同的体质。因此，对体质进行分类研究，掌握体质的差异规律及特征，对临床实践具有重要的指导意义。

## 一、体质分类方法

体质的分类方法是认识和掌握体质差异性的重要手段。体质是以整体观念为指导，以阴阳五行学说为框架，以藏象及精气血津液等理论为基础而进行分类的。

古今医家从不同角度对体质进行了分类。《黄帝内经》提出了阴阳划分法、五行划分法、形态与功能特征分类法、心理特征分类法等，明代张介宾采用藏象阴阳分类法，清代叶天士和章虚谷分别以阴阳属性和阴阳虚实进行分类。现代医家多从临床角度根据发病群体中的体质变化、表现特征进行分类。但由于观察角度、分类方法不同，对体质划分的类型、命名方法也有所不同，有四分法、五分法、六分法、七分法、九分法、十二分法等。

脏腑气血阴阳及其功能的差异和经络气血之偏颇，导致了个体之间在生命活动中表现形式的某种倾向性和属性上偏阴偏阳的差异性，从而决定了人类体质的多样性。因此，着眼于整体生理功能的强弱，运用阴阳的分类方法对体质进行分类，是体质分类的基本方法。

# 二、常用体质分类及其特征

理想体质是阴阳平和之质，《素问·调经论》曰："阴阳匀平……命曰平人。"在机体阴阳动态的消长变化之中，会出现或偏阴或偏阳的状态。因此，人体正常体质大致可分为阴阳平和质、偏阳质和偏阴质三种类型。

## （一）阴阳平和质

阴阳平和质是阴阳协调的、最理想的体质类型。体质特征是身体强壮，胖瘦适度；面色与肤色虽有五色之偏，但明润含蓄；目光有神，性格开朗随和；食量适中，二便通调；舌红润，脉和缓有神；夜寐安和，精力充沛，反应灵活，思维敏捷；自身调节和对外适应能力强。

具有这种体质特征的人，不易感受外邪，很少生病。即使患病，多为表证、实证，且易于治愈，康复亦快，有时会不药而愈。如果后天调养得宜，无暴力外伤及不良生活习惯，其体质不易改变，多长寿。

## （二）偏阳质

偏阳质是指具有亢奋、偏热、多动等特性的体质类型。体质特征是形体适中或偏瘦，但较结实；面色多略偏红或微苍黑，或呈油性皮肤；性格外向，喜动好强，易急躁，自制力较差；食量较大，消化吸收功能健旺；大便易干燥，小便易黄赤；平时畏热喜冷，或体温略偏高，动则易出汗，喜冷饮；唇、舌偏红，苔薄易黄，脉多滑数；精力旺盛，动作敏捷，反应灵敏，性欲较强。

具有这种体质特征的人，对风、暑、热等阳邪的易感性较强，受邪发病后多表现为热证、实证，并易化燥伤阴；皮肤易生疮疡；内伤杂病多见火旺、阳亢或兼阴虚之证；容易发生眩晕、头痛、心悸、失眠及出血等病症。

## （三）偏阴质

偏阴质是指具有抑制、偏寒、喜静等特征的体质类型。体质特征是形体适中或偏胖，但较弱，容易疲劳，面色偏白而欠华；性格内向，喜静少动，或胆小易惊；食量较小，消化吸收功能一般；平时畏寒喜热，或体温偏低；精力偏弱，动作迟缓，反应较慢，性欲偏弱。

具有这种体质特征的人，对寒、湿等阴邪的易感性较强，受邪发病后多表现为寒证、虚证；表证易传里或直中内脏；冬天易生冻疮；内伤杂病多见阴盛、阳虚之证；容易发生湿滞、水肿、痰饮、瘀血等病症。

阴阳平和质、偏阳质和偏阴质的特征和具体表现见表6-1。

表 6-1　体质阴阳分类表

| 分类 | 概念 | 生理特征 | 病理倾向 | 变化趋势 |
|---|---|---|---|---|
| 阴阳平和质 | 阴阳协调的体质 | 身体强壮，胖瘦适度 | 很少生病，即使患病，易于治愈 | 体质不易改变 |
| 偏阳质 | 具有亢奋、偏热、多动等特性的体质 | 形体适中或偏瘦，较结实，功能健旺 | 对阳邪易感性较强，发病后多表现为热证、实证，易化燥伤阴 | 易演化成阳亢、阴虚、痰火等病理性体质 |
| 偏阴质 | 具有抑制、偏寒、喜静等特征的体质 | 形体适中或偏胖，体质较弱，容易疲劳 | 对寒、湿等阴邪的易感性较强，发病后多表现为寒证、虚证 | 易演化成阳虚、痰湿、水饮等病理性体质 |

**知识拓展**

## 九种常见体质

2009 年中华中医药学会编制了《中医体质分类与判定》，根据个体的形体特征、常见表现、心理特征、发病倾向和对外界环境的适应能力等，将常见体质划分为九种类型。

1. 平和质（A 型）　该型体质阴阳气血调和，体形匀称健壮，肤色润泽，目光有神，唇色红润，不易疲劳，精力充沛，耐受寒热，睡眠良好。性格随和开朗。平素患病较少。对自然环境和社会环境适应能力较强。

2. 气虚质（B 型）　该型体质元气不足，肌肉松软不实。平素语音低弱，气短懒言，容易疲乏，精神不振，易出汗。性格内向，不喜冒险。易患感冒、内脏下垂等病，病后康复缓慢。

3. 阳虚质（C 型）　该型体质阳气不足，平素畏冷，手足不温，喜热饮食，精神不振，舌淡胖嫩。性格多沉静、内向。易患痰饮、肿胀、泄泻等病，感邪易从寒化。

4. 阴虚质（D 型）　该型体质阴液亏少，体形偏瘦。常手足心热，口燥咽干，喜冷饮食，大便干燥。性情易急躁，外向好动。感邪易从热化，不耐受暑、热、燥邪。

5. 痰湿质（E 型）　该型体质痰湿凝聚，体形肥胖，腹部肥满松软。面部皮肤油脂较多，多汗且黏，胸闷，痰多，口黏腻或甜。性格温和、稳重，善于忍耐。对梅雨季节及潮湿环境适应能力差。

6. 湿热质（F 型）　该型体质湿热内蕴，常面垢油光，易生痤疮，口苦口干，身重困倦，大便黏滞不畅或燥结，小便短黄。易患疮疖、黄疸、热淋等病，男性易阴囊潮湿，女性易带下增多。

7. 血瘀质（G 型）　该型体质血行不畅，肤色晦暗，易出现瘀斑，口唇暗淡，舌暗或有瘀点，舌下络脉紫暗或增粗，脉涩。易烦，健忘。易患癥瘕及痛证，血证等。

8. 气郁质（H 型）　该型体质气机郁滞，以形体偏瘦者为多。常神情抑郁，情感脆弱，烦闷不乐。性格内向不稳定，敏感多虑。易患脏躁、梅核气、百合病及郁证等。对精神刺激适应能力较差。

9. 特禀质（I 型）　该型体质先天失常，以生理缺陷、过敏反应等为主要特征。过敏性疾病患者，常见哮喘、风团、咽痒、鼻塞、喷嚏等特征。遗传性疾病患者，如血友病、唐氏综合征等，常有垂直遗传、先天性、家族性等特征。胎传性疾病患者，如五迟、五软等，多具有母体影响胎儿个体生长发育及相关疾病特征。对外界环境适应能力差。

## 第四节 体质学说的应用

体质与病因、发病、病机、辨证、治疗及养生预防均有密切的关系，体质的差异性在很大程度上决定着疾病的发生发展、转归预后的不同，可作为个性化治疗的依据。

## 一、预测疾病倾向

体质反映了机体自身阴阳寒热的盛衰偏倾，决定着个体对某些病邪的易感性、耐受性。偏阳质者易感受风、暑、热之邪而耐寒；偏阴质者易感受寒湿之邪而耐热。清代吴德汉《医理辑要·锦囊觉后编》曰："要知易风为病者，表气素虚；易寒为病者，阳气素弱；易热为病者，阴气素衰；易伤食者，脾胃必亏；易劳伤者，中气必损。"一般而言，小儿脏腑娇嫩，体质未壮，易患咳喘、腹泻、食积等病症。年高之人，五脏精气多虚，体质转弱，易患痰饮、咳喘、眩晕、心悸、消渴等病症。肥人或痰湿内盛者，易患中风、眩晕等病症。瘦人或阴虚之体，易罹肺痨、咳嗽等诸疾。

## 二、阐明发病机理

疾病发生与否主要取决于邪正的盛衰，正气不足是发病的内在根据，邪气是发病的重要条件，而体质是正气盛衰偏颇的反映。一般而言，体质强壮者，正气旺盛，抗病力强，邪气难以侵入致病；体质羸弱者，正气虚弱，抵抗力差，邪气易于乘虚侵入而发病。《灵枢·论勇》曰："有人于此，并行并立，其年之长少等也，衣之厚薄均也，卒然遇烈风暴雨，或病或不病。"

内伤杂病的发病亦与体质密切相关。个体体质的特殊状态或缺陷是内伤杂病发生的关键性因素。《灵枢·本脏》曰："愿闻人之有不可病者，至尽天寿，虽有深忧大恐，怵惕之志，犹不能减也，甚寒大热，不能伤也；其有不离屏蔽室内，又无怵惕之恐，然不免于病者，何也？"疾病发生，除由正邪斗争的结果决定外，还受环境、饮食、遗传、年龄、性别、情志、劳逸等多方面因素的影响，这些因素均可影响个体体质的状态，导致疾病的发生。

## 三、阐释病理变化

体质决定病机的从化。从化，即病情随体质而变化。由于体质的特殊性，不同的体质类型有其潜在的、相对稳定的倾向性，可称为"质势"。人体遭受致病因素的作用时，即在体内产生相应的病理变化，而且不同的致病因素具有不同的病变特点，这种病理变化趋势，称为"病势"。病势与质势结合就会使病变性质发生不同的变化。这种病势依附于质势，顺从体质而发生的转化，称为"质化"，亦称从化。《医门棒喝·六气阴阳论》曰："邪之阴阳，随人身之阴阳而变也。"从化的一般规律是：素体阴虚阳亢者，功能活动相对亢奋，受邪后多从热化；素体阳虚阴盛者，功能活动相对不足，受邪后多从寒化；素体津亏血耗者，易致邪从燥化；气虚湿盛者，受邪后多从湿化。

体质还可影响疾病的传变。具体体现在两个方面：其一，通过影响正气强弱，决定是否传变。体质强壮者，正气充足，抗邪能力强，病势虽急，但不易传变；体质虚弱者，正气不足，抗邪能力弱，邪易深入，病情多变，易发生重证或危证。其二，通过决定病邪的"从化"而影响传变。如，素体阴虚阳亢者，感邪多从阳化热；素体阳虚阴盛者，则邪多从阴化寒。

## 四、指导临床辨证

体质是辨证的基础，体质的差异性决定着发病后临床证候类型的倾向性，证候的特征中包含着体质的特征，即感受相同的病邪或患同一种疾病，因个体体质的差异可表现出阴阳、表里、寒热、虚实等不同的证候类型，即同病异证。相反，感受不同的病邪或患不同的疾病，因体质相同，可表现为相同或类似的证候类型，即异病同证。同病异证与异病同证主要是以体质差异为生理基础。

## 五、指导疾病治疗

体质是辨证治疗的基础。体质有阴阳之别、强弱之分、偏寒偏热之异，在疾病的治疗中，无论是药物治疗、针刺艾灸还是康复调理，患者的体质状态都是确立治疗方案的重要依据，即"因人制宜"。"同病异治"和"异病同治"作为辨证论治的具体体现，体质在其中起着重要作用。

### （一）辨体施药，权衡性味

体质有寒热虚实之异，药物有四气五味之偏，故应视体质不同而选择用药。阴阳平和质者宜视病情权衡寒热补泻，忌妄攻蛮补；体质偏阳者宜甘寒、酸寒、咸寒、清润，忌辛热温散、苦寒沉降；体质偏阴者宜温补益火，忌苦寒泻火；素体气虚者宜补气培元，忌耗散克伐；痰湿质者宜健脾化湿，忌阴柔滋补；湿热质者宜清热利湿，忌滋补厚味；瘀血质者，宜疏通气血，忌固涩收敛等。体质强壮者，对药物耐受性强，剂量宜大，用药可峻猛；体质瘦弱者，对药物耐受性差，剂量宜小，药性宜平和。

### （二）辨体针灸，治法各异

针灸施治根据体质应有补泻之分。体质强壮者，多发为实证，当用泻法；体质虚弱者，多发为虚证，当用补法。一般体质强壮者，对针石、火焫的耐受性强，体质弱者，耐受性差；肥胖体质者，对针刺反应迟钝，进针宜深，刺激量宜大，多用温针艾灸；瘦弱体质者，对针刺反应敏感，进针宜浅，刺激量相应宜小，少用温针艾灸。

### （三）辨体康复，善后调理

康复调理根据体质施以不同方法，包括饮食调养、精神调摄等。如体质偏阳者初愈，应慎食狗肉、羊肉、桂圆等温热及辛辣之品；体质偏阴者初愈，应慎食龟鳖、熟地等滋腻之物和五味子、诃子、乌梅等酸涩收敛之品。

## 六、指导养生防病

养生防病是根据不同体质采用相应的养生方法和防病措施，纠正其体质之偏，以达到预

本章现代
研究概述

防疾病、延年益寿的目的，包括顺时摄养、精神调摄、起居有常、劳逸适度、饮食调养及运动锻炼等，贯穿于衣食住行的各个方面，故养生防病方法因体质而异。如体质强壮者，应加强精神调摄，锻炼身体，并注意预防疾病，防止疾病损伤人体，使体质下降。体质虚弱者，除预防疾病外，还要注意饮食起居，调摄情志，动静结合，促使体质增强。

 **小　结**

体质是人体在生命过程中，由先天禀赋和后天获得所决定的表现在形态结构、生理功能和心理特征方面综合的相对稳定的固有特性，是在生长、发育和衰老过程中所形成的与自然、社会环境相适应的人体个性特征。中医学对体质的认识，源于《黄帝内经》。体质禀受于先天，长养于后天，其形成、发展和变化受到先天禀赋、年龄、性别、情志、饮食等机体内外多种因素的共同影响，具有个体差异性、形神一体性、群体趋同性、相对稳定性、连续可测性、动态可变性、后天可调性等特点。在机体阴阳动态的消长变化之中，体质会出现或偏阴或偏阳的状态。因此，人体正常体质大致可分为阴阳平和质、偏阳质和偏阴质三种类型。体质的差异性在很大程度上决定着疾病的发生发展、转归预后，是个性化治疗的依据，在临床诊疗中具有重要的应用价值，对预测发病倾向、阐明发病原理、阐释病理变化、指导辨证论治、指导养生防病均具有重要意义。

**思考题**

1. 什么是体质？体质的构成要素有哪些？
2. 如何认识体质与证候的关系？

# 第七章 病 因

病因学说，是中医学理论体系的重要组成部分，是研究各种致病因素的概念、性质、致病途径、致病特点及其所致临床表现的理论。中医病因学说以整体观念为指导思想，通过辩证地分析六淫、疠气、情志、饮食、劳逸、痰饮、瘀血、结石等因素对人体生理病理的影响，从而准确地探求病证所形成的原因，并在此基础上进行正确的诊断和防治。

## 第一节 概 述

### 一、病因的基本概念

病因即导致疾病发生的原因，又称病源、病原、病邪等。中医学所论述的病因主要包括两个方面。一方面，是指自然界气候异常变化、疠气传染、情志内伤、饮食失宜、劳逸失度、持重努伤、跌打金刃以及虫兽所伤等导致疾病的因素。另一方面，是指继发于其他病变过程而产生的病理产物，如痰饮、瘀血、结石等。这些病理产物形成之后，又作为新的致病因素作用于人体，不仅加重原有病情，还可以引起新的病变。

### 二、病因的分类

综观历代医家之论述，致病的原因多种多样，包括六淫、疠气、七情内伤、饮食失宜、劳逸失度、痰饮、瘀血、结石、外伤、寄生虫、药邪、医过、先天因素。历代医家依据各种致病因素的来源、性质、致病途径、致病特点等，提出了不同的病因理论及分类方法。《黄帝内经》根据病因来源和侵害部位的不同，提出了阴阳分类法和三部分类法，其中阴阳分类法影响较大。《素问·调经论》曰："夫邪之生也，或生于阴，或生于阳。其生于阳者，得之风雨寒暑；其生于阴者，得之饮食居处，阴阳喜怒。"是将病因与发病相结合，明确分为阴阳两大类。此外，《灵枢·百病始生》曰："夫百病之始生也，皆生于风雨寒暑，清湿喜怒。喜怒不节则伤脏，风雨则伤上，清湿则伤下。三部之气，所伤异类。喜怒不节则伤脏，脏伤则病起于阴也；清湿袭虚，则病起于下；风雨袭虚，则病起于上，是谓三部。"明确提出了病因的"三部"分类法。张仲景将病因与发病途径结合而概括为三类。《金匮要略·脏腑经络先后病脉证》曰："千般疢难，不越三条：一者，经络受邪入脏腑，为内所因也；二者，四肢九窍，血脉相传，壅塞不通，为外皮肤所中也；三者，房室、金刃、虫兽所伤。以此详之，病由都尽。"宋代陈无择在前人病因分类的基础上，明确提出了"三因学说"（《三因极一病证方论·三因论》)。将病因分为外因、内因、不内外因三类，即六淫为外所因，七情所伤为内所因，饮食不节、劳倦过度、跌仆金刃及虫兽所伤等为不内外因。综合历代医家对病因分类的认识，现代中医通常将病因分为外感病因、内伤病因、病理产物性病因和其他病因四类。其中，将六淫、疠气归属于外感病因；七情内伤、饮食失宜、劳逸失度归属于内伤病因；痰饮、瘀血、结石归属于病理产物性病因；外伤、寄生虫、药邪、医过、先天因素等属于其他病因。

## 三、中医探求病因的方法

病因学说认为，在疾病的发生、发展和变化过程中，任何症状和体征均为致病因素作用于机体，导致脏腑、精气血津液等功能异常所出现的病理改变。由于不同致病因素的性质和致病特点不同，故病因侵袭机体所表现出来的症状和体征也有区别。中医学探求病因的方法主要有三种。一是通过发病的客观条件认识病因。如自然界风、寒、暑、湿、燥、火六种邪气的侵袭，情志刺激，饮食失节，外伤等。二是采用取象比类的方法。古代医家将长期临床观察和反复实践所获得的认识与一些自然现象或生活体验相类比，如，将头痛、关节疼痛部位不固定，疹块此起彼伏，肢体抽搐震颤，头晕、目眩、肌肤瘙痒等症状与自然界空气流动产生风时的飘忽不定，风引起的云物飘摇等生活体验进行类比，并在此基础上将引起上述症状的病因抽象概括为"风邪"。三是辨证求因，又称审证求因。辨证求因是以疾病的临床表现为主要依据，通过综合分析病证的症状、体征来推求致病因素。辨证求因的关键在于掌握各种病因的性质和致病特点。

# 第二节 外 感 病 因

外感病因亦称外邪，是指存在于自然界的致病因素。它们多从肌表、口鼻侵犯人体，导致疾病的发生。外感病因引起的疾病称为外感病，一般具有发病急、病位浅、病程短、传变快等特点。外感病初起多为表证，以恶寒或恶风、发热、舌苔薄白、脉浮为主要临床表现，兼见头身痛、咽喉肿痛、鼻塞等症。外感病因主要包括六淫和疠气。

# 一、六 淫

## （一）六淫的概念及共同致病特点

1. **基本概念** 六淫，又称为"六邪"，"淫"有太过和浸淫之意。六淫是风、寒、暑、湿、燥、火（热）六种外感病邪的总称。六淫之名，首见于《三因极一病证方论·三因论》："夫六淫者，寒、暑、燥、湿、风、热是也。……然六淫，天之常气，冒之则先自经络流入，内合于脏腑，为外所因。"张介宾注："淫，邪胜也，不务其德是谓之淫。"（《类经·天地淫胜病治》）。

正常情况下，风、寒、暑、湿、燥、火（热）是自然界常见的六种气候变化，又称为"六气"，是万物生、长、化、收、藏的必要条件，也是人类赖以生存繁衍的自然条件。《素问·宝命全形论》曰："人以天地之气生，四时之法成。"六气的变化决定了四季之不同，表现出春天多风、夏天多暑热、长夏多潮湿、秋天多干燥、冬天多寒冷的气候特点。人类在生产生活实践过程中，遵循四时气候变化的规律，在自然界风、寒、暑、湿、燥、火（热）周而复始的更替之中，逐步认识到六气变化的规律，通过自我调节去适应气候变化，使机体的功能活动顺应寒暑更替，从而达到人与自然的协调统一。因此，一般情况下六气不会导致人体发病。当六气的变化超过了一定的限度，一是六气太过或者不及，如某个地区冬季平均气温较常年同期明显偏低或者偏高，二是非其时而有其气，如春行冬令、冬行夏令等，三是气候骤变，如暴冷、暴热等，使人体不能与之适应，就会导致疾病的发生。或人体正气不足，防御能力低下，不能适应正常的六气变化，也会导致机体发病。如气虚易受风、阳虚易感寒等。《灵枢·四时气》曰："四时之气，各不同形，百病之起，皆有所生。"六气能否成为致病因素，不仅与自然界气候的异常变化有关，而且与机体正气的强弱密不可分。

**2. 六淫致病的共同特点**

（1）外感性：六淫侵犯人体多从肌表或口鼻而入，或两者同时受邪。如风邪、寒邪、湿邪多伤肌腠，亦可侵犯口鼻；温燥之邪常犯口鼻，亦可伤于肌腠。六淫侵袭人体，在发病的初起阶段，每以恶寒或恶风、发热、舌苔薄白、脉浮为主要临床特征，又称为表证。在某些特殊情况下，六淫亦可直中于里，而无表证出现。

（2）季节性：六淫的形成与自然界气候的异常变化密切相关，故六淫致病具有明显的季节性。由于每个季节都有其各自的气候特点，如春季多风、夏季暑热、长夏潮湿、秋季干燥、冬季寒冷，故不同季节的外感病亦有不同。临床可见，春季多发风病、夏季多发暑病、长夏多发湿病、秋季多发燥病、冬季多发寒病等。因为六淫致病与时令气候具有密切的关系，所以其引发的病证又称为"时令病"。由于六淫致病常常受到诸多因素的影响，在暑热的夏季也可见寒性病证，寒冷的冬季亦有热性病证。

（3）地区性：六淫致病常与工作、生活地区的环境密切相关。一方面，由于不同地域的气候有别，所以时令病亦有所不同。如北方地区气候寒冷而干燥，多见寒病、燥病；南方地区气候温暖而潮湿，多见热病、湿病。另一方面，由于居住工作环境不同，易患外感病亦不同。如久居湿地、工作环境潮湿或水中作业者易患湿病；居处炎热或高温作业者易患暑病、热病等。

（4）相兼性：六淫既可单独侵袭人体，也可以两种或两种以上同时侵袭人体。如风邪兼热邪袭表的风热感冒、暑邪兼湿邪伤人的暑湿感冒以及风邪、寒邪和湿邪三者相兼为患的风寒湿痹等。《素问·痹论》曰："风寒湿三气杂至，合而为痹也。其风气胜者为行痹，寒气胜者为痛痹，湿气胜者为着痹也。"《三因极一病证方论·外所因论》曰："所谓风寒、风温、风湿、寒湿、湿温，五者为并。风寒湿、风湿温，二者为合。"通常情况下，寒、暑、湿、燥、火（热）五种外邪多依附于风邪侵犯人体，或者六淫以同类相聚、同气相求的方式侵犯人体致病。

（5）转化性：在一定条件下，六淫所致病证的性质可发生转化。如感受风寒之邪通常引发风寒表证，若患者素体阳盛，邪气可从阳化热而形成风热表证。此外，在疾病的发展过程中，初起的风寒表证，亦可随邪气入里化热转变为里热证。这种证候属性的改变，与患者的体质、病程的长短以及治疗用药状况等密切相关。如六淫侵犯体质偏阳者，病证容易化热、化燥；六淫侵犯体质偏阴者，病证容易化寒、化湿。

## （二）六淫各自的性质和致病特点

风邪、寒邪、暑邪、湿邪、燥邪和火（热）邪，致病既有共性，亦有个性。中医学通常采用取象比类的方法来归纳总结六淫各自的特性和致病特点，以自然界的气象、物象与人体的症状、体征进行对比，分别归类，经过反复的临床实践验证，不断进行合理推演、详细归纳和系统总结。

**1. 风邪**

（1）基本概念：风邪是指具有轻扬开泄、善动不居特性的外感病邪。风邪多从肌表侵入人体而产生外风病证。风为春季的主气，故风邪致病多见于春季，但四时皆有。

（2）风邪的性质及致病特点

1）风为阳邪，轻扬开泄，易袭阳位。风邪具有质轻浮越、发散透泄的特性，故为阳邪。风邪发散透泄，侵袭人体使皮毛腠理宣泄舒张而致汗出异常。《伤寒论·辨太阳病脉证并治》曰："太阳病，发热，汗出，恶风，脉缓者，名为中风。"风邪上升外越，常易侵袭人体的肌表、头面、腰背、阳经等属阳的部位。如风邪客于肌表，汗孔开合失常可见汗出、恶风、发热等症；风邪侵扰头面，可见头昏头痛、颈项强直、口眼㖞斜、鼻塞流涕、咽痒咳嗽等症。《素问·太阴阳明论》曰："伤于风者，上先受之。"

2）风邪善行而数变。"善行"指风邪具有善动不居、行无定处的特性，故风邪致病有部位游走不定的特点。如以风邪为主的外邪侵袭机体所致的行痹，出现四肢关节的游走性疼痛；又如瘾疹（荨麻疹）的病位常发无定处、此起彼伏等。"数变"指风邪致病，表现出发病急、病理变化无常、传变快的特性。如瘾疹表现出发病迅速、皮肤瘙痒、时作时止、时隐时现的特点；再如小儿风水病，病变初起仅有表证的临床表现，但在短时间内即可出现全身浮肿、小便短少等症。《素问·风论》曰："风者，善行而数变。"

3）风邪主动。风邪致病的临床症状常具有动摇不定的特点。风邪侵犯头面，出现肌肉抽掣、震颤、眩晕；风中经络，出现口眼㖞斜；金刃外伤，复感风毒之邪，出现四肢抽搐、角弓反张等症。《素问·阴阳应象大论》曰："风胜则动。"

4）风邪为百病之长。"长"，始也，首也。有首领之意。风邪为六淫之首，是引发外感病的先导。风邪终岁常在，无处不到，侵犯机体可发生多种病证，所以风邪是六淫中的主要致病因素。风邪致病常兼夹六淫中的其他五种邪气，成为寒、暑、湿、燥、火（热）邪致病的先导。如风邪兼寒邪侵犯人体形成外感风寒证，风邪与热邪相合可导致外感风热证，《临证指南医案·风》曰："盖六气之中，惟风能全兼五气。如兼寒则风寒，兼暑则曰暑风，兼湿曰风湿，兼燥曰风燥，兼火曰风火。盖因风能鼓荡此五气而伤人，故说百病之长。"由于临床上风邪善行数变，动而不居，又易与六淫中其他诸邪相合而致病，故其侵犯部位广泛，可变生多种病证。所以说风为百病之长、六淫之首。古人甚至把风邪作为外感病因的总称。《素问·骨空论》曰："风者，百病之始也。"《素问·风论》曰："风者，百病之长也。"

**2. 寒邪**

（1）基本概念：寒邪是指具有寒冷、凝结、收引特性的外感病邪。寒邪侵犯人体导致外寒病证。寒为冬季的主气，故寒邪致病多见于冬季，但也可见于其他季节。如气温骤降，贪凉露宿，过食寒凉，均可使机体感受寒邪。

根据寒邪侵犯机体的部位，外寒致病可分为伤寒和中寒两类。寒邪伤于肌腠，阻遏阳气，形成"伤寒"证；寒邪直中于里，伤及脏腑阳气，则形成"中寒"证。

（2）寒邪的性质及致病特点

1）寒为阴邪，易伤阳气。寒属阴邪，寒邪侵犯人体，邪并于阴，机体阴寒过盛，最易伤及人体阳气。如寒邪束表，卫阳郁遏，可见恶寒发热、无汗、流清涕等症；寒邪直中于里，损伤脾胃阳气，受纳与运化水谷精微功能失常，可见脘腹冷痛、吐泻清稀等症；若寒邪直中少阴，心肾阳气受损，则见精神萎靡、畏寒蜷卧、下利清谷、手足厥冷、脉微细等症。《素问·阴阳应象大论》曰："阴盛则寒""阴胜则阳病"。

2）寒性凝滞而主痛。"凝滞"是凝结、阻滞之意。机体的气血津液能够循行周身、运动不息，有赖于阳气的温煦和推动。寒邪侵袭，阳气受损，温煦推动功能减弱，使气血津液凝结、经络阻滞不通，不通则痛。因此，寒邪伤人以疼痛为重要临床表现，其痛多为冷痛，得温则减，遇寒加剧。《素问·痹论》曰："寒气胜者为痛痹""痛者，寒气多也，有寒故痛也"。寒邪侵犯机体的不同部位，表现各不相同。如寒邪客于肌表，凝滞经脉，气血凝滞不通，则出现头身、肢体关节疼痛；以寒邪为主的某些外邪侵犯机体而导致的痛痹，出现四肢关节疼痛剧烈；寒邪直中胃肠，则见脘腹冷痛；寒邪痹阻胸阳，可见胸背剧痛；寒凝肝经，则见少腹或阴部冷痛。

3）寒性收引。"收引"是收缩、牵引之意。寒邪侵袭，气机收敛，腠理闭塞，经络、筋脉等收缩挛急。如寒邪侵袭肌表，腠理闭塞，卫阳被遏，失于宣畅，可见恶寒发热、无汗等症；寒客经脉，则血脉挛缩，可见脉紧；寒客筋脉，则筋脉收缩拘急，可见筋肉关节拘挛作痛、肢体屈伸不利，甚至冷厥不仁等症。《素问·举痛论》曰："寒气客于脉外则脉寒，脉寒则缩蜷，缩蜷则脉绌急，绌急则外引小络，故卒然而痛。"

**3. 湿邪**

（1）基本概念：湿邪是指具有重浊、黏滞、趋下特性的外感病邪。湿邪侵犯人体导致外湿病证。湿为长夏的主气。长夏是指从农历夏至至处暑等五个节气，时值夏秋之交，自然界阳热尚盛，雨水较多，湿蕴热蒸，水气弥漫，是一年中湿气最重的季节，故湿邪致病多见于长夏。但四季均可见湿邪为患，如居处潮湿、淋雨涉水、水中作业等均可使机体感受湿邪。

（2）湿邪的性质及致病特点

1）湿为阴邪，易伤阳气，阻遏气机。湿类于水，水散为湿，湿聚为水，水性属阴，故湿邪属于阴邪。《素问·阴阳应象大论》曰："阴胜则阳病。"湿邪侵犯人体，邪并于阴，阴盛与机体阳气相互抗争，导致阳气受损，温煦失职。清代叶天士《温热论·外感温热篇》曰："湿胜则阳微。"湿邪伤人，常先困脾。脾阳不振，运化无权，水湿留聚，可见泄泻、尿少、水肿等症。《素问·六元正纪大论》曰："湿胜则濡泄，甚则水闭胕肿。"

湿邪侵犯机体，阻滞气机，因其阻遏部位不同，临床表现各异。如湿邪上犯头目，阻遏清阳，则头昏、头痛；湿邪阻滞胸膈，胸阳不展，则胸闷、气短；湿邪困遏中焦，脾气不升，胃气不降，纳运失调，则脘痞腹胀、大便不爽；湿邪停聚下焦，肾失气化，膀胱不利，则小便短涩。

2）湿性重浊。"重"即沉重、附着之意。湿邪致病，患者常出现以沉重及附着难移为特点的临床症状。如湿邪袭表，阻遏气机，清阳不升，可见周身困重、四肢倦怠难移、头重如束布帛等症。《素问·生气通天论》曰："因于湿，首如裹。"如以湿邪为主的某些外邪侵犯机体而导致的着痹，由于湿邪留滞于经络关节，气血阻滞，阳气不达，故常表现为四肢关节沉重疼痛，肌肤不仁。《三因极一病证方论·伤湿叙论》曰："《经》云：湿为停着。凡关节疼痛，重痹而弱，皆为湿着。"

"浊"即秽浊、垢腻之意。湿邪致病，患者的排泄物和分泌物常具有秽浊不清的特点。如湿邪上犯，可见面垢、眵多；湿浊下注，常致小便浑浊、大便不爽、下痢脓血、妇女带下过多；湿邪浸淫肌肤，可见湿疹脓水秽浊。

3）湿性黏滞。所谓"黏滞"即黏腻、停滞之意。湿邪致病的临床症状常具有胶着黏腻、停滞不爽的特点。主要体现在两个方面：一是症状的黏滞性，即湿邪为患，多呈现分泌物和排泄物不爽的特征。如湿滞大肠，腑气不利，大便黏滞不爽，甚或里急后重，舌苔垢腻；湿阻膀胱，气化不利，小便淋漓不畅，或短赤涩痛；二是病程的缠绵性，即湿邪致病多起病隐缓，反复发作，病程较长，缠绵难愈。如湿温病，发热时起时伏，病程长，难以速愈；湿疹、湿痹及风湿感冒，因湿邪胶着难解，阻滞气机，故病证常反复发作。此外，由于湿邪具黏滞之性，易与风、寒、热、暑等邪相兼为病，常常使病情复杂，故难以治愈。

4）湿邪趋下，易袭阴位。"阴位"指人体下部。水性润下，湿类于水，性重而下行，故湿邪具有趋下的特性，易伤及人体下部。如湿邪所致的浮肿多以下肢较为明显。小便浑浊、泄泻、下痢、下肢溃疡以及妇女带下等，也多由湿邪下注所致。《素问·太阴阳明论》曰："伤于湿者，下先受之。"《灵枢·邪气脏腑病形》曰："身半已下者，湿中之也。"

#### 4. 燥邪

（1）基本概念：燥邪是指具有干燥、涩滞等特性的外感病邪。燥邪侵犯人体导致外燥病证。燥为秋季的主气，燥邪致病虽四季均有，但多见于秋季。清代石寿棠《医原·百病提纲论》曰："如久旱则燥气胜，干热干冷，则燥气亦胜。"燥邪伤人，多自口鼻而入，首先侵犯肺卫。

燥邪致病有温燥、凉燥之分，初秋有夏季余热之气，久晴无雨，燥邪与温热之邪相合，侵犯人体，即为温燥；深秋近冬之时，寒气日重，燥邪与寒邪相合，侵犯人体，即为凉燥。

（2）燥邪的性质及致病特点

1）燥邪干涩，易伤津液。所谓"干涩"即干燥、涩滞之意。燥邪性质干燥，侵犯人体，容易损伤津液，阴液亏虚则滋润濡养功能减退，可见各种干燥、涩滞不畅的表现。如燥邪侵犯肺卫，可见口干唇燥、鼻咽干燥；燥邪伤于肌表，可见皮肤干燥，甚则皲裂，毛发干枯不荣；燥邪损及胃肠，可见小便短少、大便干结。《素问·阴阳应象大论》曰："燥胜则干。"《素问玄机原病式·燥类》曰："诸涩枯涸，干劲皴揭，皆属于燥。"

2）燥邪易于伤肺。肺为娇脏，性喜清肃、濡润。肺主气司呼吸，开窍于鼻，外合于皮毛，与自然界直接相通。燥邪多从口鼻而入，最易伤肺。燥邪伤肺，耗伤津液，肺气宣发肃降失职，甚则肺络受损，出现干咳少痰，或痰黏难以咯出，或痰中带血，甚则喘息胸痛等症。

#### 5. 火（热）邪

（1）基本概念：火（热）邪是指具有炎热、升发等特性的外感病邪。火（热）邪侵犯人体导致外火（热）病证。火（热）之气旺于夏季。温、热、火邪皆为阳邪，温为热之渐，火为热之极，三者在程度上不同。火邪与热邪的主要区别是热性弥散而火性结聚。热邪致病，临床多表现为全身性弥漫性发热征象；火邪致病，临床多表现为某些局部症状，如肌肤局部红、肿、热、痛，或口舌生疮，或目赤肿痛等。此外，与火热之邪同类的尚有温邪。温邪是温热病的致病因素，一般只在温病学范畴中应用。

（2）火（热）邪的性质及致病特点

1）火（热）为阳邪，其性炎上。"炎上"即炎热、向上之意。火热之性燔灼、升腾，故火（热）邪属阳。火热之邪侵袭人体，邪并于阳，机体阳偏盛，发为实热证。临床上多见高热、恶热、心烦、汗出、脉洪数等症。火热之邪有升腾向上的特性，故侵犯人体，病证多表现在上部，尤以头面部多见。如头痛耳鸣、目赤、咽喉肿痛、牙龈肿胀、面赤、口舌糜烂等。《素问·至真要大论》曰："诸逆冲上，皆属于火。"

2）火（热）邪易扰心神。心在五行属火，火（热）之邪在五行归属上与心相同，故火热之邪致病，入于营血，常可影响心主神明的功能。轻者心神不宁而出现心烦、惊悸、失眠等症；重者可致神不守舍，心神错乱，出现狂躁妄动，神昏谵语等症。《素问·至真要大论》曰："诸热瞀瘛，皆属于火""诸躁狂越，皆属于火"。

3）火（热）邪易伤津耗气。火热之邪耗伤津液主要表现在两个方面：一是火热之邪燔灼蒸腾，邪热迫津外泄；二是火热之邪侵袭，机体阳热偏盛，直接消灼、煎熬阴津。《素问·阴阳应象大论》曰："阳胜则阴病。"故火热之邪为病，临床上除热象显著外，常伴有口渴喜饮、咽干舌燥、小便短赤、大便秘结等津液耗伤的症状。津能载气，火热之邪迫津外泄，气亦随之耗伤。邪热亢盛势必耗伤正气，即《素问·阴阳应象大论》所言："壮火食气。"因此，火热之邪为病，还可以出现体倦乏力、少气懒言等气虚的症状，甚至因气随津脱而出现神昏。

4）火（热）邪易生风动血。所谓"生风"是指肝风内动；所谓"动血"是指血液妄行。肝主藏血，在体合筋，火热之邪侵犯人体，"阳胜则阴病"，耗伤阴液，燔灼肝经，筋失濡养，可出现高热神昏、四肢抽搐、两目上视、颈项强直、角弓反张等肝风内动之象。《素问·至真要大论》曰："诸热瞀瘛，皆属于火。"火热之邪侵犯血脉，可灼伤脉络，迫血妄行，引起各种出血病证，如吐血、咯血、便血、尿血、皮肤发斑、崩漏等。《温热论·逆传入营》曰："营分受热，则血液受劫，心神不安，夜甚无寐，或斑点隐隐。"

5）火（热）邪易致阳性疮痈。火热之邪侵入血分，聚于局部，腐蚀血肉而发为阳性疮疡痈肿。临床表现以局部红、肿、热、痛为特征，甚至溃破流脓。《灵枢·痈疽》曰："大热不止，热盛则肉腐，肉腐则为脓……故命曰痈。"

**6. 暑邪**

（1）基本概念：暑邪是指夏至以后，立秋以前，具有炎热、升散等特性的外感病因。侵犯人体常导致暑病。暑为夏季的主气，独见于夏令，具有明显的季节性。《素问·热论》曰："先夏至日者为病温，后夏至日者为病暑。"

暑邪致病有伤暑和中暑之分。感受暑邪，发病相对缓慢，病情较轻者，为伤暑；感受暑邪，发病相对急迫，病情较重者，为中暑。《医学心悟·伤暑》曰："然有伤暑、中暑、暑闭之不同。伤暑者，感之轻者也，其症烦热、口渴……中暑者，感之重者也，其症汗大泄，昏闷不醒，或烦心、喘、妄言也。"

（2）暑邪的性质及致病特点

1）暑为阳邪，其性炎热。暑邪为盛夏的火热之邪，火性炎热而属阳，故暑邪亦属阳邪，且暑邪之热，较其他季节的火热之邪更甚。"阳胜则热"，暑邪致病，人体常出现一派阳热亢盛之象，如壮热、心烦、面赤、大汗、脉洪大等症。

2）暑邪升散，易扰心神，伤津耗气。所谓"升散"即上升、发散之意。暑邪不仅性质炎热，而且有上升的趋势，故暑邪为病，常侵犯头目，出现头昏、目眩、面赤等症。暑邪属火，心亦属火，故暑邪之炎热最易上扰心神。轻者出现心烦不宁，重者出现突然昏倒、不省人事。暑邪侵犯机体，邪并于阳，"阳胜则阴病"，使阴津耗伤。此外，暑邪还具有发散的趋势，故暑邪为病，可使腠理开泄，汗液大泄而耗散津液，出现口渴喜饮、唇干舌燥、尿赤短少等症；气随津泄可致正气虚损，出现气短乏力，甚则突然昏倒、不省人事等病症。《素问·举痛论》曰："炅则腠理开，荣卫通，汗大泄，故气泄。"

3）暑邪多夹湿。盛夏之季，不仅气候炎热，而且多雨潮湿，热蒸湿蕴。故暑邪为病，多与湿邪相兼为患。临床上除有发热、烦渴等暑热之象外，常兼见四肢困倦、胸闷呕恶、大便溏泄不爽等湿阻症状。

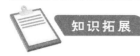

### 六淫与气象医学

"六淫"理论源于《黄帝内经》,《素问·至真要大论》曰:"夫百病之生也,皆生于风寒暑湿燥火,以之化之变也。"正常情况下自然界风寒暑湿燥火六种气候的变化称为"六气",若六气变化异常则可成为六淫病因而致人发病。

中医六淫学说是古人以"天人相应"观为指导,利用天文、气象、历数、物候等自然科学的技术和方法,阐明气象因素与人体生理、病理、诊断、防治的关系及其规律的理论。因此,六淫病因与气象医学密切相关。气象医学是研究气候、季节对人体健康、疾病影响的学科。从气象因素角度而言,六淫归属于气温、气湿与气流的范畴。其中寒、暑、火(热)是对大气温度两极的定性描述,湿与燥是对大气水汽含量的定性概括,风是对由气温和气压变化引起的空气流动的概述,风邪常以气溶胶的形式存在,研究发现流感、柯萨奇等100多种病毒能通过气溶胶的方式引起疾病。暑邪是长波辐射和短波辐射。湿邪除了水湿之外,还包括需要一定湿度而生长繁殖的病原微生物,如伤寒、副伤寒、沙门氏菌属感染和某些病毒感染,湿邪可以导致人体水液代谢失调、免疫功能紊乱、微量元素和激素代谢异常。燥邪可使气道分泌功能下降,分泌性IgA免疫分子持续减少,气道"纤毛-黏液毯"与局部免疫屏障功能减弱。温热和火热多与某些病原微生物或条件致病微生物感染密切相关。伤风、风寒、风热则部分相当于上呼吸道微生物感染所致的疾病。临床研究发现风邪与免疫疾病、寒邪与肿瘤、湿邪与艾滋病、燥邪与呼吸系统疾病等具有相关性。

从生态环境因素来看,六淫致病包括两种生态因子:一是各种气象因子,如日照、气温、湿度、风速、气压等理化因素直接对人体的影响;二是生物性致病因子,包括细菌、病毒等微生物侵犯人体引起的病理变化。

六淫病因是一个复合型的概念,既包括机体的敏感性、受气象因素影响的免疫状态以及病理生理状态,同时还包括生物、化学、物理等受气象影响的致病原。研究六淫病因应当重点从气象因素、生物性致病因素和机体反应性三个层次入手,将生命活动的整体性与自然环境的统一联系在一起,才能较为清楚地观察到六淫致病性。

# 二、疠　气

## (一)基本概念

疠气,是指一类具有强烈致病性和传染性的外感病邪的统称。在中医文献中,疠气又称为"疫毒""疫气""异气""戾气""毒气""乖戾之气"等。明代吴有性《温疫论·原序》曰:"夫瘟疫之为病,非风非寒非暑非湿,乃天地间别有一种异气所感。"指出疠气是有别于六淫的一类外感病邪。当自然环境急剧变化之时,疠气易于产生和流行,疠气引起的疾病统称为"疫病""瘟病""瘟疫病"。

疠气可以通过空气传染,多从口鼻而入,也可随饮食入里或由蚊叮虫咬、皮肤接触、血液传播、性接触等途径感染而发病。

疠气致病的种类很多,如大头瘟、虾蟆瘟、疫痢、白喉、烂喉丹痧、天花、霍乱、鼠疫、疫黄（急性传染性肝炎）、流行性出血热、艾滋病（AIDS）、严重急性呼吸综合征（SARS）、禽流感、甲型 H1N1 流感等，包括了许多现代传染病。

### （二）致病特点

1. **传染性强，易于流行**　疫疠之气具有强烈的传染性和流行性，可经空气、食物等多种途径在人群中传播。当处在疫疠之气流行的地域时，无论男女老少，体质强弱，凡触之者，多可发病。

2. **特异性强，症状相似**　疠气侵犯人体发病，具有一定的特异性，其病位也具有一定选择性。同一种疠气侵袭不同人体，其发病病位、临床表现及传变规律大体相同，即所谓"众人之病相同"。而每一种疠气所致之疫病，均有各自的临床特点和传变规律，亦所谓"一气一病"。如霍乱的临床表现多以剧烈的呕吐、泄泻为主要特点，病位在胃肠；又如痄腮，无论男女多表现为耳下腮部肿胀。

3. **发病急骤，病情危笃**　疫病之气多属热毒之邪，其性疾速，常夹秽浊之气侵犯人体，故其气致病发病急骤，来势凶猛，变化多端，病情险恶，因而发病过程中常出现扰神、动血、生风、剧烈吐泻等症状，甚者发病便进入危重状态，死亡率极高。《温疫论·杂气论》曰："缓者朝发夕死，急者顷刻而亡。"

### （三）影响疠气产生的因素

1. **气候反常**　自然气候的反常，如久旱酷热、水涝、湿雾、寒冷、雨水洪涝等，均可滋生疠气而导致疾病的发生与流行。如流感、SARS 等病的大流行多与此类因素有关。

2. **环境污染和饮食不洁**　环境卫生不好，如水源、空气污染也会滋生疠气。同样，食物污染，饮食不当亦可引起疫病发生。如霍乱、痢疾多是疠气直接通过饮食进入体内而发病。

3. **预防措施不当**　由于疠气具有强烈的传染性，无论男女长幼，触之者皆易发病。因此，一旦发现疫情，当及时将患者隔离，若预防隔离工作不力，往往会使疫病传染流行。

4. **社会因素**　生活极度贫困，或战乱不停、百姓流离失所，或工作环境恶劣，正常的生活与卫生服务得不到保障，均可导致疫病不断发生和流行。若国家安定，人们安居乐业，采取一系列积极有效的防疫和治疗措施，疠气所致疫病便能得到有效的控制。

# 第三节　内伤病因

内伤病因是指情志或行为不循常度，直接伤及脏腑而发病的致病因素。包括七情内伤、饮食失宜、劳逸失度等。内伤病因在邪气来源、侵入途径、致病特点等方面均与外感病因有明显差异。

# 一、七情内伤

### （一）七情内伤的基本概念

《素问·阴阳应象大论》曰："人有五脏化五气，以生喜怒悲忧恐。"《三因极一病证方论》指出："喜、怒、忧、思、悲、恐、惊，七者不同，各随其本脏所生所伤而为病。""七情，人之常性，动之先自脏腑郁发，外形于肢体，为内所因也。"七情即喜、怒、忧、思、悲、恐、惊，是指人类的基本情绪，是对人外在情绪变化的总结，并且是先天性的、本能的。一般而言，"思"是指思考、思维，属于心理活动和认知系统和过程，但"思"在七情概念中的含义不是指思维活动，不是认知，而是指在所思问题不解、事件未决时所处的一种思（忧）虑不安的情绪状态。

情志，本属于中国古代文化中的问题，是指情感与志趣。中医学对情志的系统论述，首见于《素问·阴阳应象大论》，即"人有五脏化五气，以生喜怒悲忧恐""肝在志为怒，心在志为喜，肺在志为忧，脾在志为思，肾在志为恐"，由此创立了"五志"概念。《黄帝内经》将人的情绪心理概括为五种基本的情志，并论述了五志与人体生理、病理的关系。对情志的并称，则首见于明代张景岳《类经》中的"情志九气"，并提出了"情志病"的病名。

中医学中，常以七情指代情志，是指人类对外界事件和机体内环境变化所产生的生理和心理的复杂反应。一般情况下，七情变化不会导致疾病。七情内伤（情志内伤），是指异常的情志刺激引起脏腑功能紊乱和精气血津液失调而导致疾病的发生，属中医所述的内伤病因。

情志活动以脏腑精气作为物质基础。若五脏精气阴阳及气血失调，则可出现情志的异常变化。《灵枢·本神》曰："肝气虚则恐，实则怒……心气虚则悲，实则笑不休。"《素问·调经论》曰："血有余则怒，不足则恐。"反之，情志变化亦可影响脏腑功能。情志变化过于强烈、持久，均可引起脏腑精气阴阳及气血津液运行失调。因此，七情致病与否取决于情志的变化是否超出人体的适应范围。如突然的、强烈的、持久的情志刺激超越了人体的适应能力，或机体脏腑虚衰，对情志刺激的适应调节能力低下，均可导致或诱发疾病。

七情内伤不同于外感病因，外感病因主要从口鼻或皮毛侵入人体，而七情致病直接影响相关的内脏而发病。如大喜大惊易伤心，大怒郁怒易伤肝，过度思虑易伤脾，过度恐惧易伤肾。此外，七情内伤所导致的疾病多与精神刺激有关，多发为情志疾病。

## （二）七情内伤的致病特点

### 1. 直接伤及脏腑

（1）七情内伤首先影响心神：心为"君主之官"，五脏六腑之大主。主血脉而藏神。情志活动的产生和调节是各种刺激作用于人体，通过心做出反应，从而影响其他脏腑功能。《类经·情志九气》曰："情志之伤，虽五脏各有所属，然求其所由，则无不从心而发。"《类经·疾病类》曰："故忧动于心则肺应，思动于心则脾应，怒动于心则肝应，恐动于心则肾应。"故七情内伤首先影响心神的功能，产生异常的情志反应和精神状态。

（2）损伤相应之脏：七情分属五脏，心在志为喜，过喜则伤心；肝在志为怒，过怒则伤肝；脾在志为思，过度思虑则伤脾；肺在志为悲为忧，过度悲忧则伤肺；肾在志为恐，过恐则伤肾。《素问·阴阳应象大论》有"喜伤心""怒伤肝""思伤脾""忧伤肺""恐伤肾"之说。

（3）易伤心肝脾：因情志内伤影响脏腑气血运行，而心主血藏神；肝藏血主疏泄，调畅气机，调节气血运行，调畅情志；脾主运化，是气机升降的枢纽，气血生化之源。因此，情志所伤的病证以心、肝、脾三脏多见。如惊喜太过伤心，可致心神不宁，可见心悸、失眠、健忘等症状；郁怒太过则伤肝，可致肝气郁结，可见两胁胀痛、胸闷太息、痛经、闭经、癥瘕等症状；思虑劳神过度常伤及心脾，可致心脾两虚，可见心悸、失眠多梦、食少腹胀、便溏等症状。

（4）易损潜病脏腑：潜病是指曾经发生但目前已无明显临床表现，在某些诱因的作用下常易复发的病证。潜病的脏腑是指潜病对应的病位所属脏腑。遇有情志刺激，最易出现原有所患病证的临床症状，如真心痛患者遇有情志刺激，则易出现心前区疼痛，甚至两臂内痛。

必须指出，情志有其复杂性，七情内伤可单独发病，损伤一个或多个脏腑。如过惊可伤心肾。亦可由多种情志交织为病，损伤一个或多个脏腑。如悲忧同伤肺，忧思过度，伤及心脾肺；惊恐过度，可损伤心肾。且脏腑之间相互关联，因此七情内伤的致病特点不可完全拘泥于五行对应。

2. **影响脏腑气机**　七情内伤致病，主要是通过影响脏腑气机，导致气机失调、气血逆乱而发病。《素问·举痛论》曰："怒则气上""喜则气缓""悲则气消""恐则气下""惊则气乱""思则气结"。七情致病均有其原因、病症特点和主要临床表现，具体如下：

（1）怒则气上："怒"应肝而生，气上，即气机逆上之意。怒则气上，是指过度愤怒可使肝气疏泄太过而气机上逆，血随气逆，并走于上的病机变化。气机升降失衡导致肝气有余、化火生风、肝阳上亢、肝风内动，临床表现可见面红目赤、头痛头晕、甚者呕血或昏厥卒倒等。《素问·生气通天论》曰："大怒则形气绝，而血菀于上，使人薄厥。"若兼发肝气横逆，影响脾胃，亦可见食欲不振，腹痛腹泻等症。《素问·举痛论》曰："怒则气逆，甚则呕血及飧泄。"

（2）喜则气缓："喜"应心而生，气缓，包括缓和紧张情绪和气机涣散。正常情况下，适度的喜乐能缓和情绪紧张，使营卫通利，心情舒畅。喜则气缓，指暴喜过度，导致心气涣散，甚者神不守舍，心气暴脱的病机变化。临床表现可见精神不集中，神志失常，狂乱，或见心气暴脱所致的大汗淋漓，气息微弱，脉微欲绝等。《素问·举痛论》曰："喜则气和志达，营卫通利，故气缓矣。"

（3）悲则气消："悲"应肺而生，气消，即气的消散或功能减退。悲则气消，是指过度悲忧可使肺气耗伤、肺失宣降的病机变化。临床表现可见气短胸闷、精神萎靡不振、乏力懒言，甚者气绝死亡。悲哀过度，使心脏的络脉发生急迫，形成热郁胸中，于是消灼肺气，造成肺气损伤。《素问·举痛论》曰："悲则心系急，肺布叶举，而上焦不通，荣卫不散，热气在中，故气消矣。"《灵枢·本神》曰："因悲哀动中者，竭绝而失生。"

（4）恐则气下："恐"应肾而生，气下，即气机下陷。恐则气下，指恐惧过度，可使肾气不固，气陷于下的病机变化。临床表现可见大恐引起的二便失禁，或恐惧不解而伤精，甚者产生骨酸痿厥、遗精等。《素问·宣明五气》曰："五精所并……并与肾则恐。"《灵枢·本神》曰："恐惧而不解则伤精，精伤则骨酸痿厥，精时自下。"

（5）惊则气乱：气乱，即气机紊乱。惊则气乱，指猝然受惊伤及心肾，导致心神不定、气机逆乱、肾气不固的病机变化。临床可见惊悸不安，慌乱失措，甚者精神错乱，或二便失禁等症。《素问·举痛论》曰："惊则心无所倚，神无所归，虑无所定，故气乱矣。"

（6）思则气结："思"应脾而生，气结，即气机郁结不畅之意。思则气结，是指思虑劳神过度，导致心脾受伤，暗耗阴血，心神失养；或气机郁结阻滞，脾的运化无力，胃的受纳腐熟失职，临床可见心悸、健忘、失眠、多梦或纳呆、脘腹胀满、便溏，甚者肌肉消瘦等症。《素问·举痛论》曰："思则心有所存，神有所归，正气留而不行，故气结矣。"

3. **多发为情志病**　情志病，病名首见于张介宾《类经》，系指发病与情志刺激有关，具有异常情志表现的病证。情志病包括三个方面：其一，因情志刺激而导致的以情志失常为主的病证，如郁证、癫、狂等；其二，是因情志刺激而诱发的病证，如胸痹、真心痛、眩晕等；

其三，其他原因所致，但具有情志异常表现的病证，如癥积、慢性肝胆疾病等。

**4. 影响病势变化** 病势变化与情志活动关系密切，或有利于疾病康复，或使病情加重、恶化。情绪积极乐观，七情反应适当，当怒时怒而不过，当悲时悲而不消沉，有利于病情的好转乃至痊愈；反之情绪消沉，悲观失望，或七情异常波动，可使病情加重或急剧恶化。如素有阴虚阳亢、肝阳化风的眩晕患者，若遇事恼怒，气血冲逆于上，眩晕加重，甚至突然昏厥，或突然口眼㖞斜，半身不遂；胸痹、真心痛、乳癖、消渴、恶性肿瘤等患者，也常因情志波动使病情加重或迅速恶化。

# 二、饮 食 失 宜

饮食指人体摄取饮食物，宋代严用和《济生方·宿食门》曰："善摄生者，谨于和调，使一饮一食入于胃中，随消随化，则无滞留之患。"合理膳食，是水谷精微化生的前提，有利于气血生成、充养脏腑，是维持生命活动的基本条件。

饮食失宜，是指不合理的膳食，是导致疾病发生的内伤病因之一。包括饮食不节、饮食不洁、饮食偏嗜等。《金匮要略·禽兽鱼虫禁忌并治》曰："凡饮食滋味，以养于生，食之有妨，反能为害……若得宜则益体，害则成疾，以此致危。"饮食物的消化吸收主要依靠脾胃的功能，故饮食所伤，常引起胃受纳腐熟水谷功能以及脾运化转输水谷精微功能的失常；或为宿食积滞，或聚湿生痰、化热，或致气血不足，亦可累及其他脏腑而变生他病。另外，大病之后，余邪未尽，脾胃虚弱，亦可因伤食而复发。

## （一）饮食不节

饮食应以结构合理、适量、适时为宜。饮食不节是指饮食的质、量或时间没有节制与规律，包括饥饱失常和饮食规律失常等。若过饥、过饱，失其常度，或进食失其规律，均可导致疾病的发生。

**1. 过饥** 是指摄食不足，或饥不得食，或有意识地限制饮食，或因脾胃功能受损而不思饮食，或因七情波动而不思食等。长期摄食不足，则化源缺乏，气血化生不足，久之必然亏虚为病，可见形体日渐消瘦，功能衰退；或因正气不足，易致外邪入侵而发病。《灵枢·五味》曰："谷不入，半日则气衰，一日则气少矣。"如婴幼儿因母乳不足，营养不良，可影响其正常生长发育。此外临床上还有一部分患者，有意抑制食欲，导致气血化生不足，变生他病，严重者可发展成厌食、神经衰弱等较顽固的身心疾病。

**2. 过饱** 是指饮食过量，损伤脾胃。如暴饮暴食，或中气虚弱而强食，以致脾胃运化失司而引起疾病。表现为饮食积滞不化，可见脘腹胀满疼痛、嗳腐吞酸、呕吐泄泻、厌食纳呆等，《素问·痹论》曰："饮食自倍，肠胃乃伤。"此类病症，小儿尤为多见，因小儿进食缺乏规律，且脏腑娇嫩，形气未充，脾胃较成人为弱。食滞日久，可积而化热，常可酿成"疳积"，出现手足心热、心烦易哭、脘腹胀满、便溏、面黄肌瘦等。若成人饮食过量，常可阻滞肠胃经脉气血运行，或积久化热，伤及气血，形成下利、便血及痔疮等。

## （二）饮食不洁

饮食不洁是指进食不洁净、陈腐变质或有毒的食物而导致某些疾病发生的病因。《金匮要略·禽兽鱼虫禁忌并治》曰："秽饭、馁肉、臭鱼，食之皆伤人……六畜自死，皆疫死，则有毒，不可食之。"饮食不洁所致病变常以胃肠病为主。若进食不洁净，胃肠受损，可出现腹痛、吐泻、痢疾等；若进食被疫毒污染的食物，则可发生传染性疾病；若进食或误食被毒物污染或有毒的食物，可引发食物中毒，轻则脘腹疼痛，呕吐腹泻，重则毒气攻心，神志昏迷，甚至导致死亡。此外，饮食不洁也可导致多种寄生虫病，如蛔虫病、蛲虫病、绦虫病等，可见腹痛时作、嗜食异物、面黄肌瘦、肛门瘙痒等。

### （三）饮食偏嗜

饮食偏嗜，是指特别喜好某种性味的食物，或为长期偏食某些食物而导致某些疾病发生的病因。饮食偏嗜主要表现在寒热偏嗜、五味偏嗜、种类偏嗜、烟酒偏嗜等。

1. 寒热偏嗜　《灵枢·师传》曰："食饮者，热无灼灼，寒无沧沧，寒温中适，故气将持，乃不致邪僻也。"饮食宜寒热适中，饮食过冷过热皆不相宜。若嗜好偏寒或偏热的饮食，可导致人体阴阳失调而发生某些病变。偏食生冷寒凉之品，易于损伤脾胃阳气，导致寒湿内生，临床可见腹痛、泄泻等症；偏嗜辛温燥热饮食，可导致肠胃积热，临床可见口渴、口臭、腹满腹痛、便秘或痔疮等症。

2. 五味偏嗜　五味是指酸、苦、甘、辛、咸。饮食需谨和五味，不可偏废。五味与五脏，各有一定的亲和性，《素问·至真要大论》曰："夫五味入胃，各归其喜，故酸先入肝，苦先入心，甘先入脾，辛先入肺，咸先入肾。"如果长期偏嗜某种性味的食物，就会导致相应所入之脏气偏盛，久之则可按相克关系传变而发生"伤己所胜"的病机变化，《素问·至真要大论》曰："久而增气，物化之常也。气增日久，夭之由也。"如偏食咸味，可见面色失去光泽；偏食苦味，可见皮肤枯槁少津；偏食辛味，可见筋脉拘急、爪甲枯槁；偏食酸味，可见皮肉坚厚皱缩，口唇干薄而掀起；偏食甘味，可见骨骼疼痛而头发脱落。

3. 种类偏嗜　人体生长发育和功能活动需要各种不同的营养成分，各种营养成分又来源于各种饮食物中，故人的膳食结构应谷、肉、果、蔬齐全，且以谷类为主，肉类为辅，蔬菜为充，水果为助，调配合理，《素问·脏气法时论》曰："五谷为养，五果为助，五畜为益，五菜为充。"若膳食结构不适，调配失宜，有所偏嗜，久则可导致某种营养物质缺少，日久可成为某些疾病发生的原因，如瘿瘤、佝偻、夜盲病等。种类偏嗜亦包括过食肥甘厚味。肥，指肥腻厚味，甘，指甜腻之物，过食油腻肥甘厚味，可损伤脾胃，内生痰热，阻滞气血，或化热化火，易患消化不良、胸痹、肥胖、痈肿疮疡、痔疮下血等病，甚则动风，发为半身偏枯等。《素问·生气通天论》曰："高粱之变，足生大丁。"《素问·奇病论》曰："此人必数食甘美而多肥也，肥者令人内热，甘者令人中满，故其气上溢，转为消渴。"

4. 烟酒偏嗜　是指长期过量地抽烟、饮酒。饮酒过度可致急性酒毒涌发之证。烟草为辛温有毒之品，用之得当，可作药用。使用不当，长期过量抽烟，成瘾成癖，则易"耗肺而焦皮毛""熏灼脏腑"，容易耗肺伤津。临床可见口干喜饮，吞咽困难，甚则干呕呃逆。另外，过量吸烟可以引起头痛、失眠等神志症状。嗜酒成癖，可损伤脾胃，久易聚湿、生痰而致病，甚至变生癥积。嗜酒过度不仅伤及脾胃，可对人体所有脏腑产生较大的危害。《秘传证治要诀及类方·诸伤门》曰："伤酒恶心呕逆，吐出宿酒，昏冒眩晕，头痛如破。"

## 三、劳逸失度

劳逸结合、动静相兼是保障人体健康的重要条件。长时间过于劳累或过于安逸静养，都不利于健康，往往损伤机体而引发疾病。劳逸失度，包括过度劳累和过度安逸两个方面。

## （一）过劳

过劳即过度劳累，包括劳力过度、劳神过度和房劳过度三个方面。

**1. 劳力过度** 又称"形劳"，指较长时间的过度用力，劳伤形体，积劳成疾，或病后体虚，勉强劳作而致病。劳力过度的致病特点是：一是过度劳力而耗气，损伤内脏的精气，导致脏气虚少，功能减退。由于肺为气之主，脾为生气之源，故劳力太过尤易耗伤肺脾之气。临床可见少气懒言、体倦神疲、喘息汗出等。《素问·举痛论》曰："劳则气耗。"二是过度劳力而致形体损伤，即劳伤筋骨。体力劳动，主要是筋骨、关节、肌肉的运动，如果长时间用力太过，则易致形体组织损伤，功能减退，导致积劳成疾。《素问·宣明五气》曰："久立伤骨，久行伤筋。"

**2. 劳神过度** 又称"心劳"，指长期思虑太过，劳伤心脾，积劳成疾。劳神过度的致病特点是耗伤心血、损伤脾胃。心主血藏神，脾在志为思，思虑劳神过度，则耗伤心血，损伤脾气，以致心神失养，脾失健运，临床可见心悸、健忘、失眠、多梦、纳少、腹胀、便溏、消瘦等症状。《医醇賸义·劳伤》曰："百忧感其心，万事劳其形，有限之气血，消磨殆尽矣，思虑太过则心劳。"

**3. 房劳过度** 又称"肾劳"，指房事太过，或手淫恶习，或妇女早孕多育等，耗伤肾精、肾气而致病。房劳过度的致病特点是耗伤肾精、肾气。肾藏精，为封藏之本，若房事不节则肾精耗伤，《素问·生气通天论》曰："因而强力，肾气乃伤，高骨乃坏。"临床可见腰膝酸软、眩晕耳鸣、精神萎靡、性功能减退等症状。妇女早孕多育，亏耗精血，累及冲任及胞宫，易致月经失调、带下过多等妇科疾病。此外，房劳过度也是导致早衰的重要原因。

## （二）过逸

过逸，即过度安逸，主要是指体力过逸。正常的劳作，有助于气血流畅、精神振奋、身心健康。长期安闲少动、久卧、久坐者，可导致气机不畅，脾胃功能呆滞，出现食少、胸闷、腹胀、肢体无力、臃肿发胖等。久则形成气滞血瘀、痰湿内生等病变。另外，过度安逸或长期卧床可致阳气不振，正气不足，以致脏腑经络机能减退，抵抗力下降，可见动则心悸、气喘汗出等，或抗病力弱，易感外邪。《素问·宣明五气》曰："久卧伤气，久坐伤肉。"

# 第四节　病理产物性病因

病理产物性病因，是指在疾病发生、发展、演变过程中，由于精气血津液的运行失常及脏腑功能失调而产生的病理产物。这些病理产物形成之后，潴留在体内，成为新的致病因素，又可进一步影响脏腑功能及气血运行，既能加重原有病情，又会引起新的病变发生，故又称"继发性病因"。病理产物性病因主要包括痰饮、瘀血、结石等。

## 一、痰　饮

### （一）基本概念

痰饮是脏腑气化失司，水液代谢障碍所形成的病理产物，属继发性致病因素。痰饮病邪性质属阴,一般认为,湿聚为水,积水为饮,饮凝为痰。就性质而言,弥满状态者为湿,质地最清者为水,质地较清稀者为饮,较稠浊者为痰。痰饮有广义与狭义之分。广义的痰饮泛指由水液代谢失常所形成的病理产物及其病理变化和临床症状;狭义的痰饮是指停聚于肺的痰饮。

痰可分为有形之痰和无形之痰。有形之痰是指视之可见,闻之有声,触之可及的实质性的痰浊和水饮,如咳嗽吐痰、喉中痰鸣等;无形之痰是指不见其形质,但可见痰饮引起的特殊症状和体征,如胸闷心悸、眩晕、癫狂、痴呆等。虽然无形质可见,但用祛痰药治疗有效。因此,中医学对"痰"的认识,主要是以临床征象为依据来进行分析。饮则多留积于人体脏腑组织的间隙或疏松部位,并因其所停留的部位不同而名称各异,《金匮要略·痰饮咳嗽病脉证并治》有"痰饮""悬饮""溢饮""支饮"等不同病名之分。

## (二)痰饮的形成

痰饮多由外感六淫,或饮食失宜及七情所伤等,使肺、脾、肾及三焦等脏腑气化功能失常,水液代谢障碍,以致水液停滞而成。如外感湿邪留滞体内,火热之邪煎灼津液,恣食肥甘厚味致湿浊内生,七情内伤致气郁水停等均可导致痰饮的形成。肺、脾、肾、肝及三焦等对水液代谢起着重要作用,因此痰饮的形成,多与肺、脾、肾、肝及三焦的功能失常紧密相关。脾主运化水液,为制水之脏,若脾虚中阳不振,运化失职,则水湿内生,凝聚生痰;肺主宣发肃降,通调水道,若肺失宣降,通调不利,津液输布失司,则聚水而生痰饮;肾主水,若肾阳不足,蒸化无力,则水液不得气化,停留而成痰饮;肝主疏泄,调畅一身气机,若肝失疏泄,气机郁滞,则津液停积为痰为饮;三焦为决渎之官,是水液运行的通道,若水道不利,津液失布,亦能聚水生痰。由此可见,凡对脏腑气化失司,津液代谢有影响的致病因素,均可导致痰饮的形成。津液代谢障碍是形成痰饮的病理基础。

## (三)痰饮的致病特点

痰饮一旦形成后,可随气流窜全身,外至经络、肌肤、筋骨,内而脏腑,全身各处,无处不到,极易产生多种病变。《临证指南医案·痰》曰:"痰症之情状,变幻不一。"概括而言,痰饮的致病特点主要有以下几个方面。

1. **阻滞气血运行** 痰饮可随气流行全身,或停滞于经脉,或留滞于脏腑组织,阻滞气机,阻碍气血运行。若痰饮流注于经络,易使气机阻滞,气血运行不畅,出现肢体麻木、屈伸不利,甚至半身不遂等;若结聚于局部,则形成瘰疬、痰核,或阴疽、流注等。无形之痰结滞于咽喉,气机不利,则形成"梅核气",临床常见咽中梗阻如有异物,咽之不下,吐之不出等症。若痰饮留滞于脏腑,则阻滞气机,使脏腑气机升降失常。如痰饮阻肺,肺气失于宣降,则见胸闷气喘、咳嗽吐痰等;痰浊痹阻心脉,血气运行不畅,可见胸闷心痛;痰饮停胃,胃气失于和降,则见恶心呕吐等。

2. **影响津液代谢** 痰饮一旦形成之后,作为一种致病因素作用于机体,可进一步影响肺、脾、肾等脏腑的气化功能,导致津液代谢障碍。如痰湿困脾,脾气不升,可致水湿不运;痰饮阻肺,肺不行水,可致津液不布;痰饮停滞下焦,肾气蒸化失司,可致水饮停蓄。因此,痰饮可影响机体津液的输布和排泄,加重津液代谢障碍。

3. **易于蒙蔽心神** 心神以清明为要,痰饮为浊物,为病易随气上逆,尤易蒙蔽清窍,扰乱心神,出现头晕目眩、精神不振等症。痰浊与风、火相合,上扰心神,可见胸闷、心悸、神昏谵妄，或引起癫、狂、痫等病证。

**4. 症状复杂，变幻多端** 痰饮随气流行，内而五脏六腑，外而四肢百骸、肌肤腠理，无处不到，可停滞而引发多种疾病。由于其致病范围广，发病部位不一，且又易于兼邪致病，如痰饮停滞于体内，其病变可伤阳化寒，或郁而化火；可夹风、夹热，或化燥伤阴；可上犯清窍，或下注足膝，且病势缠绵，病程较长，因而在临床上形成的病证繁多，变幻多端，症状表现十分复杂，故有"百病多由痰作祟""怪病多痰"之说。

### （四）痰饮致病的病症特点

一般说来，痰之为病，多表现为咳喘，痰多，胸部痞闷，恶心呕吐，腹泻，心悸，眩晕，癫狂，皮肤麻木，皮下肿块，关节疼痛或肿胀，或溃破流脓，久而不愈（表7-1）。饮之为害，多表现为咳喘、疼痛、水肿、泄泻等（表7-2）。痰饮在不同的部位表现出不同的症状，变化多端，其临床表现，可归纳为咳、喘、悸、眩、呕、满、肿、痛八大症。

**表 7-1 痰所在病位及其病症特点（举例）**

| 病位 | 主要症状 |
| --- | --- |
| 心 | 胸闷、心悸、神昏、痴呆等 |
| 肝 | 头晕、目眩、抽搐等 |
| 肺 | 咳嗽、气喘、痰多等 |
| 咽喉 | 咽中梗阻、吐之不出、咽之不下等 |
| 经络 | 瘰疬、痰核、肢体麻木、半身不遂、阴疽流注等 |
| 皮下 | 皮下结节、肿块等 |
| 骨与肌肉 | 肿胀、结块等 |
| 关节 | 关节疼痛、强直、畸形等 |

**表 7-2 饮所在病位及其病症特点**

| 分类 | 病位 | 主要症状 |
| --- | --- | --- |
| 支饮 | 胸膈 | 咳嗽气逆、胸闷短气、喘息不得卧等 |
| 悬饮 | 胁肋 | 两肋或单侧疼痛、转侧加重、气短息促、胸间胀痛等 |
| 痰饮 | 肠胃 | 腹中辘辘有声、呕吐清水等 |
| 溢饮 | 四肢 | 身体困重疼痛、肢体浮肿、小便不利、无汗等 |

# 二、瘀　血

### （一）基本概念

瘀血是指体内由于血液停积所形成的病理产物，属继发性致病因素。包括因血液运行不畅，停滞于经脉或脏腑组织内的血液及体内瘀积的离经之血。又称"败血""恶血""蓄血""衃血""污血"等。"血瘀"与"瘀血"有所不同，血瘀是指人身血液运行迟缓，凝聚，甚或停滞的病理状态，属病机学概念；而瘀血是指能进一步产生新的病变的致病因素，属病因学概念。

## （二）瘀血的形成

瘀血的形成主要体现在两个方面。一是由内外伤或其他原因引起出血，离经之血积存体内而形成瘀血；二是外感六淫、疠气、内伤七情、饮食劳倦、久病年老等所致的人体气滞、气虚、血虚、阴虚、阳虚、津亏、血寒、血热、痰饮等，使血液运行不畅而凝滞产生瘀血。

1. **血出致瘀**　各种外伤诸如跌打损伤、金刃所伤、手术创伤等，引起脉管破损出血；或因脾不统血、肝不藏血而致出血；或因妇女经行不畅、流产；以及出血后过用寒凉止涩等原因，使血离经脉，停积在体内不能及时消散或排出体外而成瘀血。即所谓"离经之血为瘀血"。

2. **气滞致瘀**　气行则血行，气滞则血瘀。若情志郁结，气机不畅，或痰饮积滞，阻滞气机，皆可导致血液运行不畅，形成瘀血。《血证论·吐血》曰："气为血之帅，血随之而营运；血为气之守，气得之而静谧。气结则血凝，气虚则血脱，气迫则血走。"

3. **因虚致瘀**　气血阴阳亏虚可导致血液运行不畅使血液停积而成瘀血。气虚推动无力而运行迟缓或固摄失权而溢出脉外；阳虚则脉道失于温通而滞涩；阴血及津液亏虚则脉道不充而失于柔润，皆可引起血液运行涩滞而形成瘀血。此为因虚致瘀。

4. **血寒致瘀**　血得温则行，得寒则凝。感受外寒，或阴寒内盛，血脉挛缩，血液凝涩，运行不畅，导致血液在体内停积而形成瘀血。《医林改错·积块》曰："血受寒则凝结成块。"

5. **血热致瘀**　外感火热邪气，或体内阳盛化火，热入营血，血热互结，煎灼血中津液而使血液黏滞而运行不畅；或热灼脉络，血溢脉外，停积体内，亦可导致瘀血。《医林改错·积块》曰："血受热则煎熬成块。"

## （三）瘀血的致病特点

瘀血形成之后，停积体内，不仅失去血液的正常濡养作用，还可引起新的病机变化。

1. **易于阻滞气机**　血为气之母，血能载气，瘀血一旦形成，必然影响和加重气机郁滞，故有"血瘀必兼气滞"之说。此外，气为血之帅，气机郁滞可引起全身或局部的血液运行不畅，导致血瘀气滞、气滞血瘀的恶性循环。如外伤局部，破损血脉，血出致瘀，出现局部青紫、肿胀、疼痛等症。

2. **影响血脉运行**　瘀血是血液运行失常而产生的病理产物，瘀血一旦形成，无论是溢于脉外而留积，还是在脉内滞留，均可影响肝、心、脉等脏腑组织的功能，导致局部或全身的血液运行失常。如瘀血阻滞于心，导致心脉痹阻，气血运行不畅，可见胸痹心痛；瘀血阻滞于经脉，气血运行不利，因脉络瘀阻，可见口唇爪甲青紫、皮肤瘀斑、舌有瘀点瘀斑、脉涩不畅等。

3. **影响新血生成**　作为病理产物的瘀血已失去了对机体的濡养滋润作用，故久瘀常见肌肤甲错，毛发不荣等失于濡养的临床表现。瘀血阻滞体内，日久不散，影响气血与脏腑的功能，势必影响新血的生成。因而有"瘀血不去，新血不生"的说法。

4. **病位固定，病证繁多**　瘀血一旦停滞于某脏腑组织，多难于及时消散，故其致病又具有病位相对固定的特点。瘀血因阻滞的部位不同，形成原因各异，兼邪不同，其病理表现也就不同。如瘀阻于心，出现胸痹、心痛、心悸、癫狂；瘀阻于肝，可见胁痛，或见胁下癥积；瘀阻于胞宫，可见小腹疼痛、痛经、经闭等。

5. **易生险证**  瘀血阻滞某些脏腑,可变生急证、险证。如瘀血阻碍气机或累及神明之主,可致心痛暴作;瘀阻于脑,脑络不通,可致突然昏倒,不省人事,或引起严重的后遗症,如语言謇涩、痴呆、半身不遂等;瘀阻于肺,可致肺气宣降失调,或致肺络破损,可见胸痛、气促、咯血等。

### （四）瘀血致病的症状特点

瘀血病证虽然繁多,但其临床表现的共同特点可概括为以下几方面。

（1）疼痛:多为刺痛,痛处固定不移,拒按,且多有昼轻夜重的特征,病程较长。

（2）肿块:固定不移,在体表色青紫肿胀,体内则多为癥积,其质较硬或有压痛。

（3）出血:血色紫暗或夹有瘀块。

（4）紫绀:面色紫暗,口唇、爪甲青紫。

（5）舌质紫暗,或有瘀点瘀斑,或舌下静脉曲张。这是瘀血最常见也最敏感的指征。

（6）脉象多见细涩或结代。

此外,面色黧黑、肌肤甲错、皮肤紫癜、肢体麻木以及某些精神神经症状,如善忘、狂躁、昏迷等亦较多见。

**知识拓展**

**痰 瘀 相 关**

痰瘀是机体津液和血液代谢失常的病理产物,同时又是临床疑难杂病的致病因素,故有"怪病多痰""怪病多瘀"之说。痰瘀在人体会相互搏结,形成恶性循环而致疾病缠绵难愈。历代医家对痰瘀之间的联系早有论述,《灵枢·百病始生》曰:"肠胃之络伤,则血溢于肠外,肠外有寒,汁沫与血搏结,则合并凝聚不得散……而积成矣。"其"汁沫"即是痰饮。《丹溪心法·痰饮》曰:"痰夹瘀血,遂成窠囊。"提出痰瘀互为因果,不能截然分开。痰瘀相关主要包括三个方面:痰瘀同源、痰瘀互化和痰瘀同治。

（1）痰瘀同源:津血同源为生理基础,津液和血均来源于水谷精微,生理上可相互转化;病理上亦相互影响,津凝为痰,血滞为瘀。血和津液的生成、输布均依赖于气的推动和温煦作用,一旦气的功能失常,发生气虚、气滞或气逆,血和津液皆受累而发病,导致痰饮和瘀血的产生。反之,痰瘀产生后也可阻滞气机,加重气分病变,从而形成恶性循环。

（2）痰瘀互化:痰瘀以气分病为中心环节,互为因果,相互转化。一是因痰致瘀。痰浊为有形实邪,停留于体内易阻滞气机,血为之瘀滞,形成痰中夹瘀。二是因瘀致痰。因瘀血阻滞,脉络不通,气滞而津停,聚而为痰,形成瘀中夹痰。

（3）痰瘀同治:鉴于痰瘀同源而相生,痰瘀互化而相兼,痰瘀致病多属沉疴痼疾,病程缠绵。因此治疗痰瘀互结应当化痰祛瘀双管齐下。活血不忘祛痰,化痰不忘行血,这为指导临床治疗疑难杂病提供了思路和理论基础。

## 三、结　石

### （一）基本概念

结石是指体内某些部位形成并停滞为病的砂石样病理产物或结块。结石是在疾病过程中形成的病理产物，其形成后又可成为某些病证如淋证、黄疸的致病因素。因此，结石也属于继发性致病因素。结石多见于空腔性的脏器结构内，形状各异，大小不一。常见有泥沙样结石、圆形或不规则形状等结石。一般而言，结石小者，易于排出；而较大者，难于排出，多留滞而致病。结石可见于机体的诸多部位，以肝胆、肾、膀胱、胃为多见。

### （二）结石的形成

结石的成因较为复杂，机制亦不甚清楚，常见的原因有以下几方面：

1. **饮食失宜** 喜食肥甘厚味及酒热之物，损伤脾胃，蕴生湿热，内结于胆，日久可形成胆结石。或湿热下注，蕴结于下焦，日久可形成肾结石或膀胱结石。若空腹长期或过量嗜食柿、山楂、黑枣等，可影响胃的受纳和通降，形成胃结石。此外，某些地域的水质中含有过量的矿物及杂质等，也是导致结石形成的原因。

2. **情志内伤** 长期情志失和，所愿不遂，肝气郁结，疏泄失职，可导致胆气不达，胆汁郁结，排泄受阻，日久也可形成肝、胆结石。

3. **服药不当** 长期过量服用某些药物，致使脏腑功能失调，或药物代谢产物沉积于体内，与浊物、水湿、热邪相合而形成结石。

4. **体质差异** 由于先天禀赋及后天因素引起的体质差异，导致对某些食物或药物的代谢异常，在体内易于形成结石。

### （三）结石的致病特点

结石致病，由于致病因素、发病部位不同，临床表现差异较大。但总体而言，气机不畅为各种结石的基本病机，疼痛是各种结石的共同症状。

1. **多发于肝、胆、肾、膀胱等脏腑** 肝主疏泄，调节胆汁的生成和排泄；肾主水，肾气蒸腾气化以调节尿液的生成和排泄，故肝肾功能失调易生结石；胆与膀胱等管腔性器官使结石易于停留，故结石为病，以肝、胆、肾、膀胱脏腑最为常见。

2. **病程较长，病情轻重不一** 结石多为湿热内蕴，日渐煎熬炼液为石，故大多数结石的形成过程比较缓慢。由于结石的大小不等，停留部位不一，故临床症状表现差异较大。一般来说，若结石小，病情较轻，有的甚至无任何症状；若结石过大，梗塞在较狭窄部位，则病情较重，或发作频繁，症状明显，疼痛剧烈。

3. **阻滞气机，损伤脉络** 结石为有形实邪，停留体内某些部位，一方面阻滞气机，影响气血津液运行，引起局部胀痛以及水液停聚等。其重者，嵌滞在狭窄部位，如胆道或输尿管中，常出现剧烈绞痛；另一方面，可直接损伤血脉而致出血，如肾结石、膀胱结石可致尿血等。

## 第五节　其他病因

除上述外感病因（六淫、疠气）、内伤病因（七情内伤、饮食失宜、劳逸失度）、病理产物性病因（痰饮、瘀血、结石）之外的致病因素，统称为其他病因，主要有外伤、寄生虫、药邪、医过、先天因素等。

# 一、外 伤

## （一）基本概念

外伤，主要指跌仆、利器等外力击撞、虫兽咬伤、烫伤、烧伤、冻伤等意外因素导致皮肤、肌肉、筋骨和内脏等形体组织的创伤。外伤致病，多有明确的外伤史。常见的外伤有外力损伤、烧烫伤、冻伤、虫兽所伤等。

## （二）外伤的形成与致病特点

1. **创伤** 是指机械暴力所引起的创伤。包括跌仆、坠落、撞击、金刃、压轧、负重、努责、枪弹等所伤。轻者可为皮肉损伤，出现青紫、肿痛、出血、筋肉撕裂、关节脱臼、骨折；重者大出血，进而导致昏迷、抽搐等严重病变，亦可致毒邪内攻，甚至死亡。

2. **烧烫伤** 是指水火烫伤，包括火焰、沸水、热油、蒸汽、雷电等灼伤形体。轻者灼伤皮肤而见局部灼热、红肿、疼痛或起水疱；重者焦灸肌肉筋骨而见患部如皮革样，或呈蜡白、焦黄，甚至炭化样改变。严重烧烫伤，除创面较大之外，可致火毒内攻脏腑，而神识昏迷，或大量伤津耗液而致亡阴、亡阳，甚则死亡。

3. **冻伤** 是指低温所造成的全身或局部的损伤，以冬季较为常见，冻伤的程度常与温度、受冻时间、部位等密切相关。温度越低，受冻时间越长，则冻伤程度越重。局部冻伤，多发生在手、足、耳、鼻及面颊等裸露和末端部位。初起，局部可见肌肤苍白、冷麻、作痛，继而青紫肿胀、痒痛，甚至溃烂，日久组织坏死而难愈。全身性冻伤，多为外界阴寒过盛，御寒不当，致使阳气严重受损，失其温煦而出现寒战、面色苍白、体温骤降、唇舌爪甲青紫、肢体麻木、反应迟钝，甚则呼吸衰微，脉微欲绝，如不及时救治，可危及生命。

4. **虫兽伤** 是指因猛兽、毒蛇、疯犬及其他家畜动物咬伤，或某些昆虫螫伤等。猛兽所伤，轻者局部皮肉受损、疼痛、肿胀、出血；重者可伤及内脏，或出血过多、毒邪内陷出现全身中毒症状，甚者可致死亡。疯犬咬伤，可见局部皮肉损伤、出血、肿痛等，或经过一段时间潜伏后，发为"狂犬病"，进而出现烦躁、惊慌、恐水、恐风、抽搐等症，甚至死亡。蜂、蝎、蚂蚁螫伤或蜈蚣、毒蛇咬伤，多致局部肿痛，有时出现头晕、心悸、恶心呕吐，甚则昏迷等全身中毒症状。

# 二、寄 生 虫

## （一）基本概念

寄生虫是动物性寄生物的统称。是指导致人体寄生虫病的各种虫体。寄生虫感染指个体通过进食或接触寄生虫及虫卵所污染的水、土、食物等，而引起寄生虫病的发生，中医学称之为"虫积"。

## （二）寄生虫的形成与致病特点

人体常见的寄生虫有蛔虫、蛲虫、绦虫、钩虫、血吸虫、疟原虫等。寄生虫寄居于人体内，不仅消耗人体的营养物质，还可以损伤脏腑的生理功能，导致疾病发生。

肠道寄生虫病包括蛔虫、蛲虫、绦虫、钩虫等。蛔虫致病较为普遍，多见于儿童，多由饮食不洁，摄入被蛔虫卵污染的食物而感染。临床表现有厌食或多食易饥；腹部疼痛，尤以脐周疼痛为多，痛无定时、喜按；或夜间磨牙等。若蛔虫上窜胆道，则见胁部绞痛，恶心呕吐，或吐蛔，四肢厥冷，称为"蛔厥"。若蛔虫寄宿日久，可致脾胃虚弱，气血日亏，而见面黄肌瘦，在小儿易致疳积。蛲虫，主要通过手指、食物污染而感染，多寄生于人体的小肠与大肠。致病可见肛门、会阴部奇痒，夜间尤甚，以致睡眠不安。病久亦常伤人脾胃出现食欲不振、腹痛、腹泻。绦虫多由食用生的或未熟的猪、牛肉而得，致病多见腹部隐痛、腹胀或腹泻、食欲亢进、面黄体瘦，有时在大便中可见白色带状成虫节片。钩虫，常由手足皮肤黏膜接触到被钩虫蚴污染的粪土而发病，初起见局部皮肤痒痛、红肿，成虫寄生在小肠，可严重影响脾胃功能和耗伤气血。出现腹部隐痛、食欲不振、面黄肌瘦、神疲乏力，甚或肢体浮肿等症状。

血吸虫，古代文献称"蛊"或"水蛊"，多因皮肤接触了有血吸虫幼虫的疫水而感染。血吸虫病急性期多表现为发热、咳嗽、肝肿大和肝区疼痛，腹痛腹泻等；慢性期可见腹泻、肝脾肿大；晚期有肝硬化。若儿童患此病可严重影响生长发育。脑型血吸虫病可致癫痫等。

# 三、药 邪

## （一）基本概念

药邪指因药物加工不当，或用药不当而引起疾病的一类致病因素。药物有四气五味，可以治病，但有大毒、常毒、小毒、无毒之分。若炮制不当，或医生不熟悉药物的性味、用量、配伍禁忌而使用不当，或病人不遵医嘱而擅自服用某些药物，均可导致疾病的发生。

## （二）药邪的形成

1. **用药过量** 药物用量过大，特别是一些药性峻猛和有毒药物的用量过大，则易产生毒副反应。如生川乌、生草乌、马钱子、细辛、巴豆等均含有毒成分，临床使用有用量规定，必须严格遵守。

2. **炮制不当** 某些含有毒性成分的药物，经过适当的炮制加工可减轻毒性。如乌头火炮或蜜制，半夏姜制，马钱子去毛去油等。此类药物若不加工炮制或加工炮制不规范，则易致中毒。

3. **配伍不当** 药物配伍不当则会产生不良反应，甚则中毒。中药"十八反""十九畏"就是对中药配伍禁忌的概括。

4. **用法不当** 有些药物在使用时有着特殊要求和禁忌。如有的药物应先煎久煎以减低毒性，如附子、川草乌等；有些药物是妇女妊娠期绝对禁忌的，如水银、砒霜、雄黄、轻粉、乌头、马钱子、麝香等。若用法不当，或违反禁忌，均可致中毒或变生他疾。

## （三）药邪的致病特点

1. **中毒** 用药过量或误服有毒药物易致中毒，中毒症状的轻重与毒性药物的成分、剂量有关。中毒后，轻者头晕心悸、恶心呕吐、腹痛腹泻、舌麻等；重者全身肌肉震颤或烦躁、黄疸、紫绀、出血、昏迷，甚至死亡。

2. **加重病情，变生他疾** 药物使用不当，会助邪伤正，不但可使病情加重，还会导致其他疾病的发生。如药物中毒、过敏等可导致脏器损害；孕妇用药不当还可导致流产、畸胎或死胎等。

# 四、医　过

## （一）基本概念

医过，亦称医源性致病因素，是指由于医生的过失而导致病情加重或变生他疾的一类致病因素。医源性因素涉及面较广，医护人员接触患者整个过程中的言行举止，都有可能产生正反两方面的效应。

## （二）医过的形成

1. 言行不当　医生态度生硬，甚或粗暴，或说话不注意场合和分寸，或有意无意地泄露了该对病人保密的资料，会给患者带来精神和心理上的伤害，轻则可给患者带来不信任感，影响临床疗效，重则患者拒绝治疗，导致病情加重，甚至产生新的病症或发生意外。

2. 处方草率　医生在诊治疾病时，对患者漫不经心、马虎草率，会使患者产生不信任或疑惑感，将对治疗和服药效果带来不利影响。医生处方字迹潦草难辨，或故意用别名、僻名，亦可引起错发药物，造成严重的医疗事故。

3. 诊治失误　医生诊断错误，治疗不当，或粗心大意，均是重要的医源性致病因素。常见的如用药时犯"虚虚""实实"之戒，或寒热不辨，补泻误投；针刺手法不当而刺伤重要脏器，导致气胸或内脏出血，或针断体内；推拿时用力过大或不当，而引起筋脉损伤，甚或骨折等。

## （三）医过的致病特点

1. 易致情志异常波动　医生的言行不当或态度不认真，极易引起患者的不信任，甚至引起医患矛盾，使患者产生情志异常波动而拒绝治疗，或导致气血逆乱而使病情更为复杂。

2. 加重病情，变生他疾　医生的言行不当，或诊治失误，均可贻误治疗，加重病情、变生他疾，甚至导致患者死亡。

# 五、先 天 病 因

## （一）基本概念

先天病因，是指个体出生时受之于父母的病因，包括父母的遗传性病因和母体在胎儿孕育期及分娩异常所形成的病因。主要包括胎弱与胎毒两个方面。

## （二）先天病因的形成与致病特点

1. 胎弱　指胎儿禀受父母的精气不足，以致先天禀赋薄弱，日后发育障碍，出现畸形或不良。气旺则胎牢，气衰则胎弱。一是表现为各类遗传性疾病，如先天性畸形等；二是表现为先天禀赋虚弱，如小儿五迟（立迟、行迟、发迟、齿迟、语迟）之证。胎弱的表现是多方面的，如皮肤脆薄、毛发不生、面黄肌瘦、形寒肢冷、筋骨不利、齿生不齐、发生不黑、项软头倾、手足痿软等。

2. 胎毒　胎毒指婴儿在母腹时，受母体的毒邪，出生后发生疮疹和遗毒等病变。胎毒多由父母恣食肥甘，或郁怒悲思，或纵情淫欲，或梅疮等毒火蕴藏于精血之中，隐于母胞，传于胎儿而成。《小儿卫生总微论方·胎中病论》曰："儿初生一二日间。有大小便不通。腹胀满而欲绝者。此胎毒之气郁闭所致也。"胎毒为病，一是胎寒、胎热、胎黄、胎搐等；二是遗毒，乃胎儿染父母梅疮遗毒所致。

此外，如近亲婚配，或怀孕时遭受重大精神刺激，分娩时的种种意外等，也可成为先天性病因，使初生儿或婴儿在出生后表现出多种异常，出现先天性心脏病、多指（趾）、唇腭裂、色盲、癫痫等。

 **知识拓展**

### 浊 毒 学 说

浊，有内外之分，外者指自然界的秽浊之气，内者为人体水液代谢障碍形成的病理产物。毒亦有内外之别，外毒，指外感之毒，如"疫毒""温毒"等；内毒多是由脏腑功能紊乱、气血阴阳失调而产生的毒性物质。浊邪可由外感湿邪困脾，运化水液失职而浊邪内生，也可因肝失疏泄，脾失健运而湿邪内生，日久成浊。毒之成因或由于外感火热，或由于脾虚湿盛，积湿成浊，久郁化热。体内浊邪日久不去可蕴结化热为毒，而体内毒邪停留日久也可积湿成浊，因此浊与毒极易互为因果，相互结合而致病，故而"浊毒"并称。浊毒既是脏腑功能紊乱及气血运行失常而产生的病理产物，同时又是一种对人体脏腑经络及气血阴阳造成严重损害的致病因素。

浊毒的性质与致病特点：①浊与湿同类，属性为阴，但浊可郁久化热生毒，故浊毒兼有阴邪与阳邪的特点。②浊毒黏滞，缠绵难愈。表现为症状黏滞和病程缠绵。③阻滞气机，耗伤气血。浊毒为有形之邪，在体内难以速去，日久阻滞气机，耗伤脏腑气血。④侵及内脏，尤易犯脾。脾胃为人体气机升降的枢纽，浊毒阻滞气机，最易导致脾胃升降失常。⑤夹痰夹瘀，易生重疾。浊毒阻滞，气机不畅，则气滞血瘀或气滞津停，而致浊毒与痰瘀互结，相兼为患而致重疾。浊毒致病临床可见面色黄而秽浊，皮肤油腻，舌红苔黄腻；痰、便、汗等排泄物臭秽；脘腹痞满、口中黏腻；浊为阴邪，易伤阳气，因此有畏寒症状；脉象多滑数或弦滑。

中医临床实践发现许多疑难疾病的发生与浊毒密切相关，如心脑血管疾病、脾胃病等。历代文献对浊毒仅有零散记录，而无系统专论。现代"浊毒"理论可以丰富中医病因学理论体系，提高对难治病的病因认识从而指导临床实践。

## 小 结

中医学将病因分成外感病因、内伤病因、病理产物性病因、其他病因四大类，并采用辨证求因的思维方法来认识病因。中医病因学的特点主要表现在几个方面：一是体现了整体观的思想，强调人与自然环境及社会环境的统一性，如认为六淫是自然界气候变化异常与人体抵抗力下降共同作用下而形成的病因。二是采用取象比类的方法来认识病因。把疾病的症状、体征与自然界某些事物现象进行联系比较，并加以概括和分类，以此来认识各种病因的性质和致病特点。同时，中医学认为"病起过用""过则为病"。如风寒暑湿燥火六气、喜怒忧思悲恐惊七情以及饮食劳逸，在正常情况下并不导致人体发病，然其太过时则会成为致病因素使人发病。

本章现代
研究概述

外感病因是指存在于自然界的致病因素，多从肌表、口鼻侵犯人体而致病，包括六淫和疠气。内伤病因是指由于情志不遂或行为不循常度，直接伤及脏腑而发病的致病因素，包括七情内伤、饮食失宜、劳逸失度。病理产物性病因是继发于其他病理过程而产生的一类致病因素，又称为继发性病因。主要包括痰饮、瘀血、结石等。其他病因主要有外伤、寄生虫、药邪、医过、先天因素等。

1. 中医学与西医学在认识病因方面有何差异？
2. 如何理解湿性黏滞？
3. 如何理解中医所谓的"无形之痰"？
4. 试述瘀血的致病特点和病证表现。

# 第八章　发　病

发病学说，是研究疾病发生的途径、类型、规律以及影响发病诸因素的基本理论。

健康与疾病相对而言，健康人在中医学中称为"平人"。《素问·调经论》曰："阴阳匀平，以充其形，九候若一，命曰平人。"健康人机体内环境阴阳相对平衡，各脏腑经络、精气血津液、形与神以及机体与外环境协调统一。疾病，是致病因素作用于人体，人体正气与之抗争，机体内环境阴阳平衡遭到破坏，各脏腑经络、精气血津液、形与神以及机体与外环境不能协调统一，出现形质损害、功能失常或心理活动障碍，表现出一系列临床症状和体征的过程。

发病，是指疾病的发生，即机体处于病邪的损害与正气的抗损害之间的矛盾斗争过程。若邪气的损害超越了正气的抗损害能力，使机体难以适应环境的剧烈或持久的变化，就会导致疾病发生。在发病过程中，历代医家既重视正气的主导作用，又不忽视邪气是致病的重要条件。《素问·评热病论》曰："邪之所凑，其气必虚。"强调正气不足是导致邪气侵袭而发病的决定性因素。《灵枢·百病始生》曰："此必因虚邪之风，与其身形，两虚相得，乃客其形。"说明邪气是致病的重要条件。《金匮要略·脏腑经络先后病脉证》曰："五脏元真通畅，人即安和""客气邪风，中人多死"。说明导致疾病发生主要有两个方面的因素：一是正虚，即机体自身的功能紊乱和代谢失调，机体抗损害能力下降；二是邪气，即外在致病因素对机体的损害。这两方面的因素在发病过程中又相互影响，机体的抗损害能力下降容易导致邪气的侵袭，而邪气的侵袭，又可使机体抗损害能力进一步下降。

在发病机理方面，《素问·咳论》曰："皮毛者，肺之合也，皮毛先受邪气，邪气以从其合也。其寒饮食入胃，从肺脉上至于肺，则肺寒，肺寒则外内合邪，因而客之，则为肺咳。五脏各以其时受病，非其时，各传以与之。"提出了"外内合邪"的发病观。《类经·邪之中人阴阳有异》曰："然必其内有所伤，而后外邪得以入之。"强调内疾是外邪得以侵袭的基础。

在发病类型上，《素问·生气通天论》曰："冬伤于寒，春必温病。"首次提出了"伏气致病"说；《伤寒论·平脉法》中明确提出了"伏气"这一概念。两者为后世医家的"伏气学说"奠定了基础。元代王履《医经溯洄集·四气所伤论》曰："且夫伤于四气，有当时发病者，有过时发病者，有久而后发病者，有过时之久自消散，而不成病者，何哉？盖由邪气之传变聚散不常，及正气之虚实不等故也。"提出了发病类型之所以不同，与正气强弱、感邪之轻重和邪留的部位及邪正交争的态势有关。

发病学说的内容，包括疾病发生的机理、影响发病的因素、发病途径、发病类型等。由于中医病因学已将病因与发病途径结合起来加以讨论，因此本章只讨论发病的基本原理、影响发病的主要因素和发病类型等内容。

# 第一节 发 病 原 理

疾病发生的原理虽然错综复杂，但从总体而论，主要是邪气的损害和正气的抗损害之间的矛盾交争过程。邪正相搏是疾病发生、发展的基本原理。邪气对机体造成损伤，而正气具有抗损伤的能力。邪气作用于人体，正气必然与之抗争，若邪气被及时消除，正能胜邪，机体"阴平阳秘"的生理状态得以保持，则不发病。反之，邪气不能及时消除，邪胜正负，机体"阴平阳秘"的生理状态遭到破坏，则发病。

## 一、发病的基本原理

发病，是邪气和正气相互作用的结果，其基本原理是：正气不足是疾病发生的内在因素，邪气是发病的重要条件，正邪斗争的胜负决定发病与否。

### （一）正气不足是疾病发生的内在因素

1.**正气的概念** 正气，简称为"正"，与邪气相对而言，泛指人体精、气、血、津液等生命物质和脏腑经络等组织结构的正常功能活动，以及在此基础上产生的各种维护健康的能力，包括自我调节能力、适应环境能力、抗病防病能力和康复自愈能力。正气的概念源于《黄帝内经》，《素问·离合真邪论》曰："夺人正气。"《素问·刺法论》曰："正气存内，邪不可干。"

正气旺盛与否，取决于以下几个因素：一是脏腑经络等组织器官结构的完好无损；二是精、气、血、津液等生命物质的充沛；三是各种机能活动正常及相互间的和谐有序。另外，也受个体精神状态、情志活动及生活方式等方面的影响。由于精、气、血、津液对于正气的盛衰常具有决定性作用，因此，人们往往以精、气、血、津液的多少作为判断正气盛衰的重要依据。

2.**正气的作用** 正气具有抗御邪气侵袭，及时驱除邪气而防止发病的作用，具体表现在以下几个方面：

（1）防邪入侵：外邪侵入机体，正气必然奋起与之抗争。若正气强盛，则既可防止外邪入侵，又可及时抑制或消除已经进入体内邪气的致病性，因此不会发生疾病。故《金匮要略·脏腑经络先后病脉证》有"不遗形体有衰，病则无由入其腠理"之说。

（2）驱邪外出：机体感邪后，正气在与邪气的抗争中，一是能够驱邪外出，以消除邪气对机体进一步的损害，防止疾病的发生；二是即使发病，邪气也难以深入，故病情轻浅，疾病易于向愈。

（3）康复自愈：对于邪气侵入机体而致的脏腑组织损伤、生理功能失常，以及精、气、血、津液亏耗或代谢障碍，若在一定限度内，正气驱邪后，还有自我调节、修复、补充的作用，可促使疾病向愈以及病后虚弱状态的自我康复，发病后亦可不治而愈。

（4）维护平衡：正气一方面可以适应内外环境的变化，维护机体的阴阳平衡协调；另一方面可以推动各脏腑经络的功能，促进全身精、气、血、津液的代谢及运行输布，从而防止"内生五邪"以及痰饮、瘀血、结石等病理产物的形成。

3.**正气与发病** 正气是决定发病的内在因素。正气的强弱对于疾病的发生、发展及其转归具有主导作用。邪气之所以能够侵袭人体而致病，多是由于机体正气虚损。

（1）正虚感邪而发病：中医学十分重视人的正气，《素问·刺法论》曰："正气存内，邪不可干。"若正气相对虚弱，抗损害能力下降，邪气乘虚而入，即可导致疾病的发生。《素问·评热病论》曰："邪之所凑，其气必虚。"《灵枢·百病始生》曰："风雨寒热，不得虚，邪不能独伤人。卒然逢疾风暴雨而不病者，盖无虚，故邪不能独伤人。此必因虚邪之风，与其身形，两虚相得，乃客其形。"

（2）正虚生邪而发病：正气不足，脏腑功能失调，精气血津液代谢失常，可产生"内生五邪"而发病；或导致痰饮、瘀血、结石等病理产物的形成而引起新的病变。

（3）正气强弱可决定发病的性质与病情：一般而言，正气较强者，感受邪气后，正气即奋起抗争，邪正斗争剧烈，多表现为实证，病位较浅，病邪易被驱除，病程较短；正气虚弱者，感受邪气后，正气抗邪无力，邪正斗争不剧烈，多表现为虚证或虚实夹杂证，病位较深，病情较重，病程较长，不易痊愈。

### （二）邪气是发病的重要条件

**1. 邪气的概念** 邪气，简称为"邪"，与正气相对，泛指各种致病因素，包括存在于外界或由人体内产生的各种具有致病作用的因素，如六淫、疠气、外伤、虫兽伤、寄生虫、七情内伤、饮食失宜、痰饮、瘀血、结石等。

邪气的概念源于《黄帝内经》，《素问·调经论》曰："夫邪之生也，或生于阴，或生于阳。其生于阳者，得之风雨寒暑；其生于阴者，得之饮食居处，阴阳喜怒。"根据邪气来源不同，可用阳邪和阴邪区分外感和内伤两类邪气。《素问·八正神明论》将邪气分为"虚邪"和"正邪"。《灵枢·刺节真邪》将邪气分为"虚风"和"正风"，指出四时不正之气（如六淫、疠气）乘虚而侵入，致病较重者，为虚邪或虚风；四时之正气（六气）因人体一时之虚而侵入，致病轻浅者，为正邪或正风。

**2. 邪气的作用** 邪气侵袭人体所造成的损害主要体现在以下四个方面：

（1）导致生理功能失常：邪气作用于人体，影响人体的功能活动，就可导致机体的阴阳失调，脏腑经络等组织器官功能紊乱，精气血津液代谢失常，从而导致疾病的发生。

（2）造成形质损害：邪气作用于人体，可对机体的脏腑官窍、筋骨皮肉造成不同程度的损害，而精气血津液等生命物质也可能受到一定的损耗。

（3）导致康复自愈能力下降：邪气作用于人体，导致机体阴阳失调，则人体正气衰减，康复自愈能力必然下降。

（4）改变体质特征：邪气作用于人体，还能改变个体的体质特征，进而影响其对疾病的易罹倾向。如阳邪致病，易伤阴气，久之可使机体转变为阴虚体质，使之易感阳热之邪；阴邪致病，损伤阳气，可使机体转变为阳虚体质，使之易感阴寒之邪。

**3. 邪气与发病** 中医学既重视正气在发病中的主导地位，也强调邪气在发病中的重要作用。邪气作为致病的重要条件，在发病中的作用主要有：

（1）导致疾病发生的重要条件：发病，是机体处于邪气的损害与正气的抗损害之间的矛盾斗争过程。无邪则无患，任何邪气都具有不同程度的致病性，在正气相对不足的情况下，邪气的入侵是导致疾病发生的重要条件。一般情况下，邪气只是发病的条件，并非决定发病与否的唯一因素。

（2）影响发病的性质、类型、病情和病位：不同类别、性质的邪气作用于人体，可以发生不同种类的疾病，并表现出不同的发病特点、病证性质或证候类型，其病情和病位也各不相同。如六淫致病，病位多起于表，发病急，传变较快；七情致病，病位多起于内，发病相对较缓，病程也较长。感受阳邪，易形成实热证；感受阴邪，易形成实寒证或寒湿证。

（3）在某些特殊情况下起主导作用：在某些特殊的情况下，邪气的毒力和致病力特别强，超越了人体正气的抗损害能力，也可以在发病中起决定性作用。如疫气是一类具有强烈致病性和传染性的病邪，由于其毒力强，对人体危害较大，不论老幼强弱，均可感染致病。故《素问·刺法论》曰："五疫之至，皆相染易，无问大小，病状相似"，并提出应"避其毒气"的预防措施。其他如高温灼伤、枪弹杀伤、虫兽咬伤、雷电击伤、中毒等，即使正气强盛，也难免不受其害。

### （三）邪正相搏与发病

邪正相搏的胜负，不仅决定发病与不发病，而且也关系着病证的性质与疾病的转归。

**1.决定发病与否**　邪气一旦伤人，正气必然奋起抗邪，正气与邪气相互斗争，而人体发病与否，即取决于正邪斗争时双方力量的消长。

（1）正胜邪退不发病：正气充足，可抵御外邪入侵，或驱邪外出，或防止内生病邪的产生，则机体不受邪气的侵袭，不出现临床症状和体征，故不发病。

（2）邪胜正负则发病：邪气亢盛，致病力强，超越了正气的抗损害能力，外邪得以侵入人体，或内生邪气亢盛，进一步损害机体，造成机体阴阳失调，出现临床症状和体征，故发病。

**2.决定证候类型**　疾病发生后，其证候类型与性质、病情轻重与转归，都与邪正胜负有关。正胜邪实，多形成实证；正虚邪衰，多形成虚证；邪盛正虚，多形成虚实夹杂证或危证。感邪轻而正气强，不易传变，病位表浅，病情轻，疗效和预后好；感邪重而正气弱，易于传变，病位较深，病情重，疗效和预后差。

## 二、影响发病的主要因素

疾病的发生，除决定于正与邪两个方面的因素外，还受到环境、体质、精神状态、先天遗传等多方面因素的影响。

### （一）环境因素

环境指人所处的自然和社会环境，主要包括气候因素、地域因素、生活工作环境和社会环境等。

**1.气候因素**　四时气候的异常变化，是滋生和传播邪气，导致疾病发生的重要条件，易形成季节性的多发病。如春季气候温暖多风，易生风温病；夏季气候炎热，湿郁热蒸，易生暑热或湿热病；秋季气候干燥，易生燥病；冬季气候寒冷，易生寒病等。特别是反常的气候，如久旱、水涝、暴热暴冷，容易促成疠气等邪气的传播，形成瘟疫流行。如麻疹、百日咳、水痘等，多发生并流行在冬春季节；痢疾等多发生并流行于夏秋季节。另外，随四季变化不同，人体正气阴阳的盛衰有所偏颇，对邪气的抗御不同。因此，不同的季节，可以出现不同的易感之邪和易患之病。

**2.地域因素**　不同的地域，由于气候特点、水土性质、生活方式、文化习俗等差异，均可影响人群的体质特点，或滋生不同的邪气，易出现地域性的常见病和多发病。如北方气候寒冷，易生寒病；东南沿海，气候温暖，易生湿热，多病疮疡；江河流域、湖泊沼泽之地，地势低洼，水湿较盛，易生湿邪致病。有些地区，由于食物、饮水中缺乏人体必需的某些物质，常导致瘿瘤等地方病发生。另外，有些人易地而居，或异域旅行，初期常有"水土不服"的表现。

**3. 生活工作环境** 不良的生活和工作环境，也可成为致病因素，从而导致疾病的发生。如生活环境阴暗潮湿或干燥闷热，空气污浊，秽物淤积，蚊蝇孳生等，均是导致疾病发生和流行的条件。如工作环境中的废气、废液、废渣、噪声，均可成为直接的致病因素。此外，各种外伤、虫兽伤、寄生虫等致病也与某些特定的环境有关。

**4. 社会环境** 人在社会中的政治地位、经济状况、文化程度、家庭情况、境遇和人际关系等的改变，均能通过人们的心理影响躯体，影响阴阳气血的运行，影响人的情志活动，如果人体不能自行调节与之适应，就会导致气机紊乱，脏腑功能失调，从而产生疾病和诱发宿疾。

## （二）体质因素

**1. 体质决定发病倾向** 体质强弱是正气盛衰的表现，而正气在发病过程中具有主导作用，因而体质决定着发病的倾向性。《灵枢·五变》曰："肉不坚，腠理疏，则善病风""五脏皆柔弱者，善病消瘅"。说明不同体质类型，其发病具有倾向性。

**2. 体质决定着个体对某些病邪具有不同的易感性或耐受性** 偏阳体质易感风、暑、热邪，耐寒；偏阴体质易感寒湿之邪，耐热。肥胖之人或痰湿内盛者，易感寒湿之邪，易患中风、眩晕之疾；瘦人或阴虚之体，易感燥热之邪，易患肺痨、咳嗽诸疾。

**3. 体质决定某些疾病发生的证候类型** 感受相同的病邪，因个体体质不同，病邪性质往往顺从体质特征而变化，可表现出不同的证候类型。如，素体阴虚阳亢者，受邪后多从热化；素体阳虚阴盛者，受邪后多从寒化；素体津亏血耗者，易致邪从燥化；素体气虚湿盛者，易致邪从湿化等。另外，若体质相近，虽感受不同邪气，也可表现为相类似的证候。

## （三）精神状态

精神状态能影响内环境的协调平衡而影响发病。精神状态的好坏，是影响正气强弱的重要因素之一。人的精神状态受社会因素、自然因素及自身因素等多方面的影响。情志舒畅，精神愉快，气机通畅，气血调和，则脏腑功能协调，正气旺盛而健康少病。如果情志异常波动，或多思善虑，非忧即怒；或痴情妄想，所愿不得；或境遇变化，情绪低沉等，均可严重地影响人体的精神状态，导致气血失调，脏腑功能失常，正气不足，从而易于感邪发病。因此调摄精神，可以使内外环境协调平衡，从而增强人体的抗病能力，减少和预防疾病的发生。

## （四）先天因素

先天因素包括遗传因素和胎传因素，二者均可影响疾病的发生。其一，遗传因素和胎传因素决定体质类型。不同的体质对病邪的易感性或耐受性不同，因此影响疾病的发生有所差异。其二，人类在遗传过程中，亲代所发生的某些疾病可相应地遗传给子代，此即所谓"遗传病"；胎儿在母体发育过程中，各种因素也可通过母体作用于胎儿，致使其出生后易患某些疾病。

# 第二节　发病类型

发病类型，是邪正相搏交争的结果反映。由于邪气的种类、性质、强弱、致病途径、所中部位的不同，以及正气强弱和体质的差异，因此在发病形式上也各不相同，主要有感而即发、徐发、伏而后发、继发、复发等几种形式。

## 一、感 而 即 发

感而即发，又称卒发、顿发，是指机体感邪后随即发病。常见于新感外邪较盛、疫气致病、情志过激、中毒（误食、接触或吸入有毒物）、各种外伤及虫兽伤等所致的疾病。这类疾病常表现出急暴突发的特点，没有明显的潜伏期。

## 二、徐　　发

徐发，又称缓发，指感邪后徐缓发病，与卒发相对而言。徐发与邪气的种类、性质，以及患者的体质状况密切相关，多见于外感湿邪，或年高体虚，机体反应能力低下，或忧愁思虑过度、房事不节、饮食偏嗜等致病，引起机体渐进性的病理改变，积以时日，久而成病，逐渐表现出明显的临床症状和体征，多为慢性、迁延性疾病。

## 三、伏 而 后 发

伏而后发，又称伏邪发病，是指感受某些邪气后，经过一段潜伏期，然后在一定的诱因作用下，或在机体抵抗力下降、邪气在体内发展亢盛的情况下，过时才出现明显的临床症状和体征而发病。《素问·生气通天论》曰："冬伤于寒，春必温病""夏伤于暑，秋为疟疾"。开创了伏气致病的先河。外伤所致的肌肤破损，经过一段时间后发为破伤风、狂犬病等亦属伏而后发。

**知识拓展**

### 伏　气

伏气又称为"伏邪"，是伏藏于体内，逾时而发的不正之气。无论外感、内伤，一切病邪，诸如六淫、疫疠之气、瘀血、痰饮、虫、毒等，若感受之后当时未能发病，邪伏于里，伺时而发即为伏邪。因此，不仅外感六淫可形成伏邪，内伤七情等亦可形成伏邪，包括了现代医学中潜伏于人体内的原虫、细菌、病毒等病原微生物及代谢产物，肿瘤，结石等一切伏藏于人体内之邪。

伏气理论肇始于《黄帝内经》，《素问·生气通天论》所述的"冬伤于寒，春必温病"，是后世伏邪理论的基础。《伤寒论·平脉法》正式提出伏气之名，用以阐释一部分外感温热病的病因病机，并以伏寒化温说为主导思想。明清时期，随着温病学说的发展，伏气温病发展到鼎盛，伏气学说逐渐突破单一的伏寒化温说，广泛用来解释多种外感热病的发病、传变和证治特点，并有效地指导着临床实践，成为温病学术的重要组成部分。其注重正、邪两方面，扶正以透邪，透邪以护正，为临床众多疑难杂病的治疗拓宽了思路。

# 四、继　发

继发，是指在原有疾病未愈的基础上，继而发生新的疾病。继发病必然以原发病为基础，二者有密切的病理联系。如小儿食积日久，可继发"疳积"；肝气郁结日久继发癥积、臌胀等。

# 五、复　发

复发，是指疾病初愈或缓解阶段，在某些诱因的作用下，引起疾病的再度发作或反复发作的一种发病形式，也称再发。由复发引起的疾病称为"复病"。

## （一）复发的基本条件

对于疾病复发的原因，可从余邪未尽、正虚未复、诱因三方面来加以认识。

**1. 余邪未尽**　是复发的首要条件。疾病初愈，病邪已去大半，犹未尽除，正因为尚有未除尽之余邪，才为复发提供了必要条件。

**2. 正虚未复**　是疾病复发的必不可少的因素。疾病过程中必然导致正气受损，疾病初愈，正气尚未完全恢复。若正气未虚，则必能祛邪至尽，亦不致出现旧病复发。

**3. 诱因**　是导致复发的直接因素。在疾病少愈之时，若饮食不当，用药不慎，情志过激，劳累过度或复感新邪等，均可或助邪或伤正，导致疾病的重新发作。

## （二）复发的特点

复发是疾病过程连续性的特殊表现形式，其主要特点：一是疾病的复发大多具有一定的诱因；二是其临床表现类似初病，但不仅仅是原有病理过程的再现，而是有诱发因素作用于旧疾之宿根，机体遭受到再一次的病理性损害，其损伤更复杂、更广泛，病情更重；三是复发的次数越多，静止期的恢复就愈不完全，预后也就愈差，并常可留下后遗症。

## （三）复发的主要类型

由于邪气的性质不同，人体正气的盛衰各异，邪正交争态势不一，因而复发的类型可以分为疾病少愈即复发、休止与复发交替和急性发作与慢性缓解交替等三种类型。

**1. 疾病少愈即复发**　多见于较重的外感病恢复期。此时若将息治疗得当，一般不会复发。若饮食不慎，用药不当，或过早操劳，使正气受损，余邪复燃，则常会引起复发。如湿温病的恢复期，进食清淡易于消化的半流质饮食，自当逐渐康复。若饮食失宜，进食不易消化的偏硬或厚味饮食，则食积与余热相搏，每易引起复发。

**2. 休止与复发交替**　此种类型在初次患病时即有宿根伏于体内，虽经治疗，症状和体征均已消除，但宿根未除，一旦正气不足，或感新邪引动宿根，而致旧病复发。"宿根"的形成，一是由于正气不足，无力祛除病邪，二是病邪性质重浊胶黏，难以清除。如哮喘病休止期宛若平人，在诱因作用下而致复发。

**3. 急性发作与慢性缓解交替**　即慢性疾病症状较轻的缓解期与症状较重的急性发作期的交替。例如胆石症在慢性缓解期症状表现较轻，若有诱因激发，则可导致疾病急性发作，症状加重。

### （四）复发的诱因

诱因是导致正邪斗争再度活跃，正邪暂时相安的局面被打破，而促使疾病复发的重要条件，常见的诱因主要有以下几种：

**1. 重感致复**　疾病初愈，因重感外邪导致疾病复发，称为重感致复。重感致复的机理为新感之邪助长余邪，或引动旧病病机，从而损害人体正气，使病理变化再度活跃致疾病复发。无论是外感性疾病还是内伤性疾病，均可因重感邪气而复发，但临床中多发生在热病初愈之后，《重订通俗伤寒论·伤寒复证》曰："瘥后伏热未尽，复感新邪，其病复作。"

**2. 食复**　疾病初愈，由于饮食失宜而导致疾病复发，称为食复。这种情况多见于脾胃相对虚弱的患者，疾病初愈，正气尚未充分恢复，饮食失宜导致脾胃再次受伤，导致疾病复发，《景岳全书·伤寒饮食宜忌》曰："新愈之后，胃气初醒，尤不可纵食，纵食则食复。"

**3. 劳复**　疾病初愈，由于形神过劳，或者房事不节，导致疾病复发，称为劳复。因劳致复，包括劳力、劳神和房劳三方面。无论外感性疾病或内伤性疾病均可发生，临床上多见于内伤性疾病，例如子宫脱垂、疝气、哮喘、中风、胸痹心痛、慢性水肿等疾患都可因过劳而引动旧病复发。

**4. 药复**　疾病初愈，由于滥施补剂，或药物调理失当，导致疾病复发，称为药复。疾病愈后，运用药物进行调理，宜选用平和之剂以缓图之，切忌急功近利，滥投补剂，否则易导致虚不受补，或壅正助邪，从而引起疾病的复发。例如温热病初愈，不可妄投温补药物。倘若过早进补，可导致热病复发。

**5. 情志致复**　疾病初愈，因情志失调而引起疾病复发，称为情志致复。过激的情志变化，直接损伤人体内脏，使气机紊乱，气血运行失常，引起疾病的复发。临床中常见的眩晕、癫狂、惊痫、瘿病、瘿瘤、梅核气等疾病，皆易受情志刺激而复发。

此外，也有疾病初愈，无明显原因而复发者，多因余邪未尽，正气尚虚，无力抑邪，致使邪气暗长，而旧病复发。某些气候因素、地域因素也可成为复发的诱因。

总之，疾病的发生或复发，主要取决于正、邪两个方面的消长变化。正邪相搏贯穿于疾病的全过程，人体的内外环境对正气的强弱和致病因素的形成以及致病性有一定的影响，从而决定着发病的形式。

 **小　结**

发病是研究疾病发生基本机制的理论。主要包括疾病发生的原理、发病类型及影响发病的多种因素等内容。

中医学认为，疾病的发生原理虽然错综复杂，但从总体而论，主要是正气和邪气相互作用的结果，是机体处于病邪的损害和正气抗损害的矛盾斗争过程。邪正相搏贯穿于疾病的全过程，在一般情况下，正气的强弱是发病的决定性因素，起着主导作用，邪气的侵袭是发病的重要条件，正邪斗争的胜负决定发病与否以及发病后的证候类型与病情、病位。疾病的发

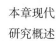

生往往与外在的环境变化及内在的体质因素、精神状态有关。由于个体正气强弱不等，体质状态不同，邪气的种类、侵入途径、所中部位、毒力的轻重也有差异，导致邪正相搏的结果不同，从而表现出感而即发、徐发、伏而后发、继发、复发等不同的发病类型。

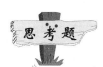

1. 何谓正气和邪气？简述正邪在发病中的辩证关系。

2. 常见的发病类型有哪些？

本章现代
研究概述

# 第九章 病 机

　　病机，即疾病发生、发展与变化的机理。病机学是研究疾病发生、发展及其传变、转归机制和规律的学说。它是以临床实践观察为依据，以阴阳五行学说、天人相应学说等为指导，以脏腑经络、气血津液等理论为基础而形成的。病机学说的主要内容包括疾病发生的机理、病变的机理和疾病演变的机理三个部分。

　　病机学说三大内容中的发病机理部分，已在第七章发病中讨论。本章主要论述病变的机理以及疾病演变的机理。研究病变机理，可以阐明疾病发生后病理变化的本质。本章主要讨论基本病机、内生五邪病机、脏腑病机等。研究疾病演变机理则是为了阐明疾病发生、发展和结局这一全过程的规律和本质。前者强调在不同阶段的病理变化，而后者则强调在动态中的病程演变规律，两者对于揭示疾病本质都有重要意义。

## 第一节　病机学说概述

　　中医病机理论奠基于《黄帝内经》。《素问·至真要大论》的"谨候气宜，无失病机""谨守病机，各司其属"，强调了病机的重要性。《素问·至真要大论》病机十九条中的"诸痛痒疮，皆属于心""诸湿肿满，皆属于脾"等奠定了脏腑病机以及六气病机的理论基础。《素问·调经论》所谓"血气不和，百病乃变化而生"等概括揭示了气血阴阳病机。《灵枢·经脉》有十二经病候，《素问·热论》中所述症状与三阴三阳经脉关系密切，从而为经络病机奠定了理论基础。

　　张仲景所著《伤寒论》沿用《素问·热论》三阴三阳的概念，深入地阐述了外感病六经病机及其演变的规律。《金匮要略》对脏腑、经络、气血、痰饮等病机有所发挥，对内科杂病和妇科病证的病机进行了系统论述。隋代巢元方撰写的《诸病源候论》是最早而较完备的病因病机和证候学专著，其内容涉及内、外、妇、儿等各科疾病的病因病机。宋代钱乙撰《小儿药证直诀》，阐明小儿"五脏六腑成而未全，全而未壮""脏腑柔弱，易虚易实，易寒易热"，实为儿科病机学的鼻祖。金元时期，中医病机学颇有发展。刘完素倡"六气皆从火化"；李东垣提出"阴火"的病机概念；朱丹溪认为"阳有余，阴不足"，提出"相火论"，阐发"六郁"病机等。既特色分明，又相得益彰。及至明清，温病学派创立了卫气营血与三焦辨证理论体系，以论述外感热病的病机规律，并作为辨证论治的依据，是对外感热病病机的重大突破。晚清时期，王清任所著《医林改错》发展了瘀血病机理论；唐宗海著《血证论》，侧重对出血机理的阐述，发展了气血病机理论。

　　新中国成立后，随着中医事业的振兴和发展，涌现出较多病机新理论，是中医病机学发展活跃的时期。如在六经病机理论中，有病理层次说、阶段说、阴阳多少说等；在卫气营血病机理论中，有热毒说；在气血痰饮病机理论中，有痰瘀同病说等。同时，随着现代自然科学方法和手段的更新，人们对于阳虚、阴虚的本质，瘀血的病机以及脾虚、肾虚的本质等进行了多方面的研究和探索。这些努力都有助于更加深入、全面地认识和阐明中医病机本质。

"病机"二字，首见于《素问·至真要大论》。病机的"病"，指病候；"机"是指机要。王冰释注曰："病机者，病之机要也。"明代张介宾谓："机者，要也，变也，功深。"（《类经·卷十三·疾病类》）。时至今日，学术界以疾病发生、发展和变化的机理作为病机的基本概念。因疾病繁多复杂，人们常从不同的角度和层次来认识疾病的内在规律，从而形成了多层次的病机理论。

第一层次是基本病机。也称为病机总纲，它侧重于从整体上探讨病机规律。任何病邪作用于人体，都会形成正邪相争，导致阴阳失衡，出现精、气、血、津液失调的病变，从而产生全身或局部的各种病理变化。因此，尽管疾病种类繁多，临床表现千变万化，但总的来说，都不离邪正盛衰、阴阳失调、气血失常、津液失常等。

第二层次是系统病机。从脏腑、经络等某一系统研究病机规律。如脏腑病机、经络病机、内生五邪等。

第三层次是研究某一类疾病病机规律，如外感病的六经传变病机、卫气营血病机和三焦传变病机等。

第四层次是研究某一病证的病机规律。如瘀血的病机、痰饮的病机、水肿的病机、感冒的病机、哮喘的病机等。

第五层次是研究某一症状的病机。例如疼痛的病机、发热的病机、咳嗽的病机等。

本章重点讨论基本病机、内生五邪病机和脏腑病机。

# 第二节　基　本　病　机

基本病机，是指机体在致病因素作用下所产生的基本病理反应，是疾病变化的一般规律，亦是各脏腑、经络系统病机和具体病证病机的基础。疾病是多种多样的，相关的病理变化更是十分复杂。不同的疾病均有其特殊的病理变化及规律，但是这些由许多不同致病因素所引起的疾病，在其发生、发展和变化过程中却有着某些共同的病理发展过程，存在着某些共同的规律。研究并掌握这些共性的病理变化规律，可以指导我们更深刻地认识各种疾病的特殊病理变化，掌握各种疾病的本质，更有效地进行辨证和治疗。

一般认为，基本病机主要包括邪正盛衰、阴阳失调、气血失常、津液失常等。

## 一、邪　正　盛　衰

邪正盛衰，是指在疾病的发生、发展过程中，致病邪气与机体正气之间相互斗争所发生的盛衰变化。邪正斗争的盛衰变化不仅关系着疾病的发生、发展和转归，更重要的是决定着病机、病证的虚实变化。

### （一）邪正盛衰与虚实变化

在疾病的发展变化过程中，正气和邪气之间不断地进行斗争，必然会导致双方力量的盛衰变化。《素问·通评虚实论》曰："邪气盛则实，精气夺则虚。"虚主要是正气衰，实主要是邪气盛。随着邪正盛衰的病理变化，相应地表现出或虚或实的病理状态。在复杂的疾病过程中，随着邪正双方力量的消长盛衰，还可以出现虚实错杂、虚实真假、虚实转化的病理变化。

**1. 虚实病机**

（1）虚：即正虚，是指正气虚而邪气不甚明显的一类病理反映。主要表现为机体的精、气、血、津液亏少和功能衰弱，脏腑、经络等组织器官及其生理功能减弱，抗病能力低下，从而表现出机体正气对于致病邪气的斗争，难以出现较剧烈的病理反应。其病机特点常可概括为"正虚邪未盛"。

虚证形成的原因：一是因为先天亏虚，多源于禀赋不足或后天失调，为素体虚弱，纯虚而无邪；二是见于疾病的后期或慢性疾病，正气大伤，正不抵邪，其病理反应低下，出现衰退、虚弱的证候。如因大病、久病而精气不足，或因大汗、吐利、大出血等耗伤气血津液，均会导致正气虚弱；更有因为邪气的损伤与破坏，致使人之气化衰减，精、气、血、津液等精微物质生化不足而虚者。

虚证的临床表现不一，多以不足、虚弱为主，常见有形体消瘦、神疲乏力、动则汗出、易于感冒、声低气微（气虚所致）；或面色萎黄、面容憔悴、头晕目眩（血虚所致）；或五心烦热、颧红盗汗（阴虚所致）；或畏寒肢冷、大便溏泄（阳虚所致）等。气血阴阳的亏虚也可发生于具体的脏腑，如心气虚、心血虚、心阴虚、心阳虚等。

（2）实：即邪实，是指邪气亢盛而正气未虚的一类病理表现。主要表现为致病邪气和机体正气的抗病能力都比较强盛，正邪相搏，斗争剧烈，病理反应亢奋，在临床上可出现一系列病理反应比较剧烈的证候表现。其病机特点可概括为"邪盛正未衰"。

实证形成的原因，一是六淫、疠气等外邪入侵；二是体内有病理产物及有形之邪滞留，如水湿痰饮、瘀血、食积、蕴毒等；三是情志内伤。上述原因均可引起脏腑、经络、气血津液功能障碍。此时，邪气盛而正气并未虚衰，故易于形成邪正俱盛而相互争持的局面，从而产生多种多样亢奋性的病理变化。

实证多见于疾病的初、中期。邪气虽盛，正气未衰，正邪相争，反应明显，在临床上出现一系列反应较剧烈的证候，诸如肌肤或经络闭塞、脏腑功能亢进或障碍，或气血壅滞，瘀结不通等。临床表现以有余、亢奋、不通等为主，常见的有邪热内蕴、痰浊壅盛、食积不化、水湿阻滞、腑实不通等病证，常见壮热、狂躁、声高气粗、腹痛拒按、二便不通、脉实有力等症状。

**2. 虚实错杂** 在疾病过程中，邪正的消长盛衰，不仅可以产生单纯的虚或实的病理变化，而且由于疾病的失治或治疗不当，以致病邪久留，损伤人的正气；或因正气本虚，无力驱邪外出，而致水湿、痰饮、瘀血等病理产物的凝结阻滞，往往可以形成虚实同时存在的虚中夹实、实中夹虚等虚实错杂的病理变化。

（1）虚中夹实：指病理变化以正虚为主，又兼夹实邪阻滞于内的病理状态。如脾虚水肿，是因脾阳不振，运化无权，而致水湿停聚，泛滥肌肤，形成水肿。其临床表现既有纳少腹胀、面色萎黄、身疲肢倦等脾气虚弱的见症，又有水湿滞留，积聚为肿的邪实之症状。其病机特点常以虚为主，实居其次。

（2）实中夹虚：指病理变化以邪实为主，又兼有正气虚损不足的病理状态。如外感热病在发展过程中，常见实热伤津、气阴两伤之象。因邪热炽盛而见高热、汗出、便秘、舌红、脉数之实热证，又兼口干舌燥、口渴引饮、尿短赤及气短喘促、乏力等邪热伤津耗气之证，病本为实为热，气津耗伤属虚，此为实中夹虚。其病机特点以实为主，虚居其次。

分析虚实错杂的病机，应根据邪正之孰缓孰急、虚实之孰多孰少，来确定虚实之主次。由于病邪所处部位不同，尚有表实里虚、表虚里实、上实下虚、上虚下实之分，临床又当详细辨识。

 **知识拓展**

### 上 实 下 虚

上实下虚指邪气盛实于上、正气虚亏于下的病理状态。又名上盛下虚。

首见于《黄帝内经》。《素问·五脏生成》曰："是以头疼巅疾，下虚上实，过在足少阴、巨阳，甚则入肾。"《素问·阴阳应象大论》曰："年六十，阴痿，气大衰，九窍不利，下虚上实，涕泣俱出矣。"《黄帝内经》所说的"下虚上实"虽有"上部有邪，下部无邪""下部阴虚，上部阳实"等多重含义，但所表达均为下部虚、上部实的复杂病理变化。《中藏经》描述"上实""下虚"的症状表现："胸膈痞满，头目碎痛，饮食不下，脑项昏重，咽喉不利，涕唾稠粘，诊其脉，左右寸口沉结实大者，上实也。……大小便难，饮食进退，腰脚沉重，如坐水中，行步艰难，气上奔冲，梦寐危险，诊其左右尺中脉滑而涩者，下虚也。"上实是指人体上部邪气偏盛，如阳亢于上、痰浊壅肺、肺热炽盛、上焦风热等。下虚指人体下部的脏腑如脾、肝、肾等阴阳气血不足。两种病理改变兼而有之，即为上盛下虚。上实多因外感六淫或脏腑失调所致，如感受风寒、风热，过食辛辣助生胃热等，亦可继发于下虚，如肝肾阴虚，阴不制阳，致阳亢于上；或肾阳不足，水泛为痰，痰饮射肺等。临床最多见的上实下虚类型为阴虚于下、阳亢于上的眩晕及肺实肾虚的喘咳。前者为肝肾阴虚，阴不制阳所致。因阴虚于下，故有腰酸腿软等肾阴虚见症；阴不制阳，阳亢于上，故有眩晕、头痛、面红、目赤等表现。后者一方面存在肾虚征象，如呼吸气短，畏寒，浮肿等；另一方面因痰浊壅肺，肺气不降而致喘咳气逆，痰多胸闷，不能平卧。上实下虚病证较为复杂，治疗时当辨别虚实的主次、部位的上下、邪正的缓急，或以攻为主，或以补为主，或先攻后补，或先补后攻，或攻补兼施。用药灵活机动，治病求本，方能获佳效。

### 上 虚 下 实

上虚下实指正气虚于上、邪气实于下的病理状态。

上虚下实首见于《黄帝内经》。《素问·脉要精微论》曰："来徐去疾，上虚下实，为恶风也。"此处"上虚下实"系指"轻取虚而无力，重按急迫而实"之脉象而言。《素问·五脏生成》曰："徇蒙招尤，目冥耳聋，下实上虚，过在足少阳、厥阴，甚则入肝。"此处的"下实上虚"是指下部实、上部虚的病机。《中藏经》进一步指出"上虚""下实"的症状表现，谓："颊赤心怔，举动颤栗，语声嘶嗄，唇焦口干，喘乏无力，面少颜色，颐颔肿满，诊其左右寸脉弱而微者，上虚也。……大小便难，饮食如故，腰脚酸重，脐腹疼痛，诊其左右尺中脉伏而涩者，下实也。"上虚下实证的治疗当遵从虚实夹杂证，权衡正虚、邪实的轻重缓急，合理安排补泻。《医权初编·医论》曰："病有先泻后补、先补后泻与补多泻少、泻少补多、补泻各半，以及屡补屡下之法，虽皆虚实夹杂之症，然治法实有一定之理。若差之毫厘，亦失之千里矣。"

上下系相对而言。上虚多指上焦心肺虚损、气血不足；下实多为下焦邪气阻滞、邪实亢盛。上虚下实为虚实夹杂的特殊类型。其形成多因虚体感邪所致。如气血不足之人感受湿热，湿热蕴结膀胱。故在眩晕、目花、乏力的同时，兼见小便频急、涩痛，短赤等征象。再如心肺气虚患者，平素心悸、气短。复被湿热所侵，湿热蕴结大肠，致腹痛、下痢赤白、里急后重等。上虚下实为虚实兼见的病理状态，其临床表现既有正虚以致上部失养的症状，如头晕、短气、心悸等，又有邪实之下部阻滞征象，如大便秘结、小便淋涩、阴痒阴肿等。临床诊治过程中当辨清虚实的主次、邪正的缓急，合理安排扶正、祛邪治疗的主次和先后。既要遵循"急则治其标"原则，以祛邪为首要；又不忘其有正虚的一面，攻邪时注意顾护正气，不使正气受损。

3.**虚实转化**　指疾病过程中邪正双方力量的对比经常发生变化，从而产生由实转虚或因虚致实的病理变化。其虚实的判定主要是根据在疾病过程中邪盛与正衰所处的矛盾主次地位。

（1）由实转虚：疾病在发展过程中，邪气亢盛，正气不衰，由于误治、失治，病情迁延，虽然邪气渐去，但是人的正气已受到损伤，因而疾病的病理变化由实转虚。例如：表寒证或表热证等外感性疾患，疾病初期多属于实，由于治疗不及时或治疗不当，护理失宜，或年高体弱，抗病能力较差，从而病情迁延不愈，正气日损，可逐渐形成形体消瘦、神疲乏力、面色无华、纳呆食少等肺脾功能衰弱之象，此为由实转虚。

（2）因虚致实：指由于正气本虚，脏腑生理功能低下，无力驱邪外出，或导致气、血、津液等不能正常运行，从而产生气滞、血瘀、痰饮、水湿等实邪停留体内的病理表现。此时，虽邪实明显，但正气亦衰，故谓之因虚致实。如肾阳虚衰，不能蒸腾气化，而形成的阳虚水停之候，既有肾脏温化功能减退的虚象，又有水液停留于体内的一派邪实之象。这种水湿泛滥，乃由肾阳不足，气化失常所致。实际上，因虚致实是正气不足，邪气亢盛的一种虚实错杂的病理变化。

相对而言，虚实错杂侧重于邪正斗争的结果，而虚实转化侧重于阐释疾病的病理过程。

4.**虚实真假**　指在某些特殊情况下，疾病的症状或现象与疾病的本质不完全一致时，出现与疾病本质不符、假象的病理状态。病机的实或虚，在临床上均有一定的征象。必须指出的是，临床上的征象，仅仅是疾病的现象。在一般情况下，现象与本质相符，可以比较客观地反映病机的虚或实。但在特殊情况下，现象与本质不完全相符时，就会出现许多与疾病本质不符的假象，主要有真虚假实和真实假虚两种病理情况。

（1）真虚假实（至虚有盛候）：即某些病证本质上属于正气虚损至极，但临床上反可见到部分类似实证的表现。出现这种假实之象的原因，多是气血不足，脏腑虚衰，运化、推动无力。如脾胃运化功能减退，可引起虚性腹胀、腹痛。腹虽胀，但松缓，不如实证之常急不缓；腹虽痛，但喜按，与实证之腹痛拒按不同。再如阳气极度衰绝，以致虚阳外越时，可见精神兴奋，面红如妆，烦躁不宁等假实之象。《景岳全书·虚实》曰："至虚之病，反见盛候。"但因疾病本质是正虚，故必有虚象可循，如脉象的虚弱无力，舌质的胖嫩、光剥等。

（2）真实假虚（大实有羸状）：指某些病证本质是邪气亢盛至极，但临床上反可见到部分类似虚羸的表现。其病机本质为实，而虚则是表面现象，为假象。多因热结肠胃、痰食壅滞、湿热内蕴、大积大聚等，致经络阻滞，气血不能畅达，出现一些类似虚的假象。如小儿因暴食而致的脘腹胀痛，泻下臭秽，并含有大量未消化的食物，称为"食积性腹泻"；或妇女因瘀血内阻而出现的崩漏下血等。《景岳全书·虚实》曰："大实之病，反见羸状。"因疾病本质是邪实，故必有邪实之象可循，如脉象的滑数有力，舌苔的黄燥、厚腻等。

总之，在疾病的发生和发展过程中，病机的虚和实，只是相对的。由实转虚、因虚致实和虚实夹杂，常常是疾病发展过程中的必然趋势。因此，在临床上不能以静止的、绝对的观点来看待虚和实的病机变化，而应以运动的、相对的观点来分析虚和实的病机。

### （二）邪正盛衰与病势的趋向和转归

在疾病的发生、发展变化过程中，由于邪正双方斗争所产生的消长盛衰变化，对疾病的趋向和转归起着决定性的作用。一般情况下，正胜邪退，则疾病趋于好转或痊愈；若邪胜正衰，则疾病可日趋恶化，甚至导致死亡。其具体的病理结局具体如下：

1. **正胜邪退**　是指在疾病的发展变化过程中，邪正斗争的结果，正气日趋强盛或战胜邪气，邪气渐趋衰减或被驱除，而使病情好转或痊愈的一种结局，是许多疾病最常见的一种转归。这种转归是由于患者正气比较旺盛，抗邪能力较强，能较快地驱除病邪；或因及时治疗，或兼而有之，使邪气难以进一步发展，而逐渐被驱除或消失，从而使脏腑经络、组织器官等的病理损伤逐渐得到康复，气血津液精等精微物质的耗伤得到修复，机体阴阳在新的基础上又获得了相对平衡，疾病即告痊愈。

2. **邪去正虚**　是指邪气虽被驱除或消失，但正气在疾病的发展变化过程中已被耗伤，而有待恢复的一种转归。多见于急病、重病的后期。此种转归多由于邪气亢盛，病势较剧，正气受到较重的损伤；或因治疗方法过于峻猛，病邪虽除而正气亦伤；或由于素体正虚，病后正气虚弱更甚等所致。这种状态一般需经过一段时间的将息调养，待正气逐渐充盛，病理性损伤逐渐得到修复，疾病可告痊愈。但若由于调养不当，重感病邪，则易导致疾病复发。

3. **邪盛正衰**　是指在疾病的发展变化过程中，邪气亢盛，正气虚衰，机体抗邪无力，使病情趋向恶化甚至死亡的一种转归。此种转归多是由于邪气过于强盛，严重损伤机体正气，或机体的正气衰弱，或失治、误治，导致机体抗御病邪的能力日趋低下，不能制止邪气的侵害作用，邪气步步深入，而机体受到的病理性损害逐渐加重，病势呈现由表入里，由阳入阴，由浅而深，由轻而重的传变与发展，病情加重，最终可导致五脏亏虚，元气衰败。若抢救不及时，则会导致死亡。如临床所见的"直中""内陷""亡阴""亡阳""气脱"等病机逆传情况。

4. **正虚邪恋**　是指在疾病的发展变化过程中，正气已大虚，而余邪未尽，由于正气一时无力驱邪外出，邪气留恋不去，致使疾病处于缠绵难愈的一种病理状态。多见于疾病后期，且常是多种疾病由急性转为慢性，或慢性疾病经久不愈或遗留某些后遗症的主要原因之一。疾病发展至正虚邪恋阶段，一般有两种发展趋势：一是在积极的治疗调养下，正气增强，邪气渐散，疾病趋于好转，或痊愈。二是治疗调养不当，或正气无力驱除余邪或病邪缠绵难祛而致正气难复，邪气留恋而转为迁延性或慢性病证，或留下后遗症。

## 二、阴　阳　失　调

阴阳失调，是指在疾病的发生发展过程中，由于邪正双方的斗争，导致机体阴阳双方失去相对的平衡与协调而出现的病理过程。

阴阳平衡协调是机体进行正常生命活动的基本条件，《素问·生气通天论》曰："阴平阳秘，精神乃治。"阴阳双方既相互制约，又相互为用，从而维持阴阳之间的动态平衡。在中医病机理论体系中，阴阳失调是分析病机的总纲，是对机体各种复杂病变的高度概括。一般说来，邪正盛衰主要是用来阐释疾病病机的虚实属性，而阴阳失调主要用来分析疾病的寒热属性。二者在阐释疾病的发生发展及转归机理时，常相互配合，联合运用。

阴阳失调，主要表现在阴阳的偏盛偏衰和由此而引起的阴阳互损、格拒、亡失等一系列病理变化。

### （一）阴阳偏胜

阴阳偏胜，是指由于阴邪或阳邪侵袭人体所导致的、以邪气盛实为主的病理变化，属"邪气盛则实"的实性病变。

《素问·阴阳应象大论》曰："阳胜则热，阴胜则寒。"明确地指出了阳偏胜和阴偏胜病机的临床表现特点。由于外感阳热病邪或某些因素导致脏腑阳气亢盛，形成阳偏胜，"阳胜则热"；外感阴寒之邪或体内阴寒性病理产物积聚，形成阴偏胜，"阴胜则寒"。阴阳相互制约，一方偏胜必然制约另一方而使之虚衰。阳胜伤阴可引起阳盛兼阴虚，进而发展为阴虚的病变；阴胜伤阳可导致阴胜兼阳虚，进而发展为阳虚的病变。《素问·阴阳应象大论》曰："阳胜则阴病，阴胜则阳病"，指出了阳偏胜或阴偏胜的必然发展趋势。

1. **阳偏胜**　是指机体在疾病过程中所表现的阳邪偏胜，脏腑、经络机能亢奋，邪热过胜的病理变化。

形成阳偏胜的主要原因，多由于感受温热阳邪，或虽感受阴邪，但从阳化热；或由于情志内伤，五志过极而化火；或因气滞、血瘀、痰湿、食积、蕴毒等郁而化热所致。

一般而言，其病机特点多表现为阳盛而阴未虚的实热证。其临床表现以热、动、燥等为特点，可见壮热、烦渴、面红、目赤、尿黄、便干、苔黄、脉数等症。

由于阴阳的对立制约属性，"阳胜则阴病"，故阳偏盛的病变必然会导致不同程度的阴液耗损，出现口舌干燥、小便短少、大便燥结等热盛伤阴的症状，但其矛盾的主要方面仍是以阳胜为主。如病变进一步发展，大量耗伤人体的阴液也可表现出不同程度的阴虚之症。若阴液大伤，病可由实转虚而发展为虚热证。

2. **阴偏胜**　是指机体在疾病过程中所表现的以阴寒偏胜，机能障碍或减退，产热不足，以及阴寒性病理产物积聚的病理变化。

形成阴偏胜的原因多是感受阴寒邪气，或是过食生冷之物，或是阴寒性病理产物积聚，寒邪中阻，从而导致阳不制阴，阴寒内胜。

一般而言，其病机特点多表现为阴盛而阳未虚的实寒证。其临床表现以寒、静、湿等为特点，可见形寒、肢冷、喜暖、口淡不渴、腹痛、溲清、便溏、苔白、脉紧或迟等症。

"阴胜则阳病"，即阴胜则伤阳，阴偏胜的病变必然会导致不同程度的阳气受损，出现面色苍白、小便清长、大便稀溏等寒胜伤阳的病状，但其矛盾的主要方面仍是以阴盛为主的实寒，如果病变进一步发展，机体的阳气严重受损，病变可由实转虚而发展为虚寒证。

### （二）阴阳偏衰

阴阳偏衰，是指人体阴阳双方中的一方虚衰不足的病理变化，属"精气夺则虚"的虚性病证。

正常情况下，阴阳双方存在着相互制约的关系，维持着相对平衡协调的状态。在疾病过程中，如果由于某种原因，出现阴或阳的某一方减少或功能减退时，则不能制约对方而引起对方的相对亢盛，形成"阴虚则阳亢""阴虚则热"的虚热性或"阳虚则阴盛""阳虚则寒"的虚寒性的病理变化。

**1.阳偏衰**　即是阳虚，是指机体阳气虚损，失于温煦，机能减退或衰弱，代谢减缓，产热不足的病理变化。

形成阳偏衰的主要原因，多为先天禀赋不足，或后天失养，或劳倦内伤，或久病损伤阳气。

一般而言，其病机特点多表现为机体阳气不足，阳不制阴，阴寒相对偏盛的虚寒证。其临床表现可见面色㿠白、畏寒肢冷、舌淡、脉迟等寒象，但尚有喜静蜷卧、小便清长、下利清谷等虚寒之象。

阳气不足，一般以心、脾、肾之阳虚为主，其中尤以肾阳不足为最。因为肾阳为人身诸阳之本。所以，肾阳虚衰（命门之火不足）在阳偏衰的病机中占有极其重要的地位。由于阳气的虚衰，阳虚则不能制阴，阳气的温煦功能减弱，经络、脏腑等组织器官的某些功能活动也因之而减弱衰退，血和津液的运行迟缓，水液不化而阴寒内盛，亦即"阳虚则阴盛"。

阳虚则寒与阴胜则寒，不仅在病机上有区别，而且在临床表现方面也有不同；前者是虚而有寒；后者是以寒为主，虚象不明显。

**2.阴偏衰**　即是阴虚，是指机体精、血、津液等阴精物质不足，阴不制阳，导致阳气相对偏盛，机能虚性亢奋的病理变化。

形成阴偏衰的主要原因，多为阳邪伤阴，或因五志过极，化火伤阴，或因过服温燥之品耗伤阴液，或久病伤阴。

一般而言，其病机特点多表现为阴液不足，阳气相对偏盛的虚热证。其临床表现可见形体消瘦、潮热盗汗、心烦失眠、口干咽燥、两颧潮红、大便干硬、小便短少等。

阴液不足，临床多见于心、肺、肝和肾，但一般以肾阴亏虚为主。肾阴为诸阴之本，"五脏之阴气，非此不能滋"，所以肾阴不足在阴偏衰的病机中占有极其重要的地位。阴偏衰时，主要表现为阴的滋润、抑制与宁静的功能减退。由于阴不制阳，阳气相对亢盛，从而形成虚热之象，如心烦、失眠、急躁易怒等，亦即"阴虚则阳亢"。

阴虚则热与阳胜则热的病机不同，其临床表现也有所区别：前者是虚而有热；后者是以热为主，虚象并不明显。

### （三）阴阳互损

阴阳互损，是指在阴或阳的任何一方虚损的前提下，病变发展影响到相对的一方，形成阴阳两虚的病理变化。阴阳互损的病机是建立在阴阳互根互用的基础上，包括阴损及阳和阳损及阴两种情况。由于肾藏精气，内寓真阴真阳，为全身阳气阴液之根本，所以，无论阴虚或阳虚，多在损及肾脏阴阳及肾本身阴阳失调的情况下，才易于发生阴阳互损的病理变化。

**1.阴损及阳**　指由于阴液亏损，累及阳气，使阳气生化不足或无所依附而耗散，从而在阴虚的基础上又导致了阳虚，形成以阴虚为主的阴阳两虚的病理变化。其主要病机特点是虚寒与虚热并存，但以虚热为主。

一般而言，"无阴则阳无以生"，精、血、津液的亏少，则阳气生化的物质不足，待发展到一定的程度，则势必出现阳虚的表现，即为阴损及阳，最终可发展成阴阳两虚证候。如临床常见的遗精、盗汗、失血等慢性消耗性病证，严重耗伤了人体阴精，因而导致化生阳气的物质严重不足，从而出现畏寒肢冷、自汗频频、下利清谷等阳虚之候。

必须指出的是，阴损及阳的病机关键在于阴虚，但最终会转化为阴损及阳的阴阳两虚证候。《理虚元鉴》指出："阴虚之久者阳亦虚，终是阴虚为本。"

**2. 阳损及阴**　指由于阳气虚损，无阳则阴无以生，累及阴液的生化不足，从而在阳虚的基础上又导致了阴虚，形成以阳虚为主的阴阳两虚的病理变化。其主要病机特点是虚寒与虚热并存，但以虚寒为主。

一般而言，阳气不足，则脏腑气化功能必然衰退，从而引发精血津液等物质的不足，而物质的缺乏，则更能进一步导致气化功能的低下，如此恶性辗转交亏，其结果势必导致肾阳、肾阴同虚。如临床常见的肾阳虚水肿证先有畏寒肢冷、腰酸而凉、少气乏力、溲清便溏等阳虚表现，继而出现形体日益消瘦，烦躁升火，甚则瘈疭等阴虚症状。

阴损及阳和阳损及阴，都是在阴偏衰或阳偏衰发展到较为严重的程度时所出现的。由于肾阴为全身阴液之本，肾阳为全身阳气之根，故阳损及阴、阴损及阳，最终以肾阳、肾阴亏虚或肾中精气亏损为主要病变。

## （四）阴阳格拒

阴阳格拒，指阴或阳的一方偏盛至极而壅盛阻遏于内，格拒另一方于外；或一方极度虚弱而导致另一方相对亢盛、雄踞于内，将衰弱的一方排斥于外，阴阳之间不相维系，从而导致真寒假热或真热假寒的病理状态。阴阳格拒是阴阳失调中比较特殊的一类病机，包括阴盛格阳和阳盛格阴两方面，病情一般较为严重。

**1. 阴盛格阳**（真寒假热）　即"格阳"，指阳虚阴盛，虚阳浮越，真寒假热的病理状态。阳气极度衰竭，阳不制阴，阴寒相对亢盛于内，逼迫衰极之阳浮越于外。其病机本质是虚寒之重证，但由于阴盛而格阳于外，或谓虚阳浮越于外，遂表现出一些假热之象，故又称之为"真寒假热"证。多见于虚寒性病变发展至严重阶段。

如阳气衰极、虚寒极盛的病人，原本表现为面色苍白，四肢逆冷，精神萎靡、畏寒蜷卧、脉微欲绝等症，在病情加重的情况下，却可出现面红如妆，烦热不宁，食欲增进、脉大无根等假热之象。该病机常被喻为"回光返照""残灯复明"。临床上还有一种阴阳上下格拒的戴阳证，系指下元虚寒，真阳浮越于上之病理状态。多见下真寒上假热之象，如腰膝酸冷、面赤如妆等，即是阴寒内盛格阳于头面所致。实际上，疾病发展到阴阳格拒的严重阶段，格阳证与戴阳证常同时出现，只是证候名称不同而已。

**2. 阳盛格阴**（真热假寒）　是指邪热炽盛，深伏于里，阳热被郁不能通达四肢，阴阳之气不相交通，相互格拒而表现出真热假寒的病理状态。究其病机本质是邪热亢盛于里的实热证，但由于格阴于外（实际是阳气被遏，不能外达），却可出现某些假寒之象，故又称之为"真热假寒"证。多见于外感热病病情发展的极期阶段。

如某些外感热病的极盛阶段，原本表现为壮热不退，烦躁不宁，呼吸气促，口渴引饮，舌红苔黄，脉数有力等症，在病情愈加严重的情况下，反见面色苍白，四肢厥冷，脉象沉伏等"热极似寒"之象。而且内热愈盛，肢冷愈重，即所谓"热深厥亦深"。这种病理变化即属于真热假寒证，《医宗金鉴·伤寒心法要诀》指出："阳气太盛，不得相荣也。不相荣者，不相入也。既不相入，则格阴于外，故曰阳盛格阴也。"

### （五）阴阳亡失

阴阳亡失，是指由于阴液或阳气突然大量亡失，而导致机体功能活动严重衰竭，生命垂危的一种病理状态，包括亡阴和亡阳两类。亡阴、亡阳是疾病的危重证候，辨别有误，或救治稍迟，死亡立见。亡阴、亡阳多在高热大汗，感染中毒，或发汗太过，或吐泻过度，或失血过多，或久病不复，正气耗竭等情况下出现，尤其是大汗淋漓，最易亡阴或亡阳。汗与血都是阴液，大汗、大出血，则阴随汗、血而消亡，而阳气也因失于依附而易散越。故亡阴者阳亦衰，亡阳者阴亦损。《医贯砭·阴阳论》曰："阳根于阴，阴根于阳；无阳则阴无以生，无阴则阳无以化。"亡阴、亡阳的主次不同，治法有别，务须明辨。

1. **亡阳**　是指机体的阳气发生突然大量脱失，而致机体属于阳的机能严重衰竭的一种病理变化。

一般地说，亡阳多由邪气太盛，正不胜邪，阳气突然性脱失所致；或由素体阳虚，正气不足，疲劳过度，阳气消耗过多所致；或过用汗法，吐、利无度，气随津泄，阳气外脱所致；亦可因慢性疾病，长期大量耗散阳气，终致阳气亏损殆尽，而出现亡阳。

阳亡则机体所有属于阳的功能将会衰竭，尤以温煦、推动、兴奋、卫外等功能为著，故亡阳病变多出现大汗淋漓、肌肤手足逆冷、面色苍白、心悸气喘、精神萎靡、畏寒嗜卧以及脉微欲绝等生命垂危之象。

2. **亡阴**　是指阴液突然性大量耗损或丢失，而致机体属于阴的机能严重衰竭的一种病理变化。

一般地说，亡阴多由于热邪炽盛，或邪热久留，而严重伤阴；或大吐、大汗、大泻等，直接消耗大量阴液；也可由于慢性疾病长期消耗阴液，日久导致亡阴。

阴液亡失，则机体所有属于阴的功能将会衰竭，尤以宁静、滋润、内守等功能为著，多见手足虽温，但大汗不止、烦躁不安、心悸气喘、体倦无力、面红或紫、脉疾数躁动等危重征象。

由于机体的阴液和阳气存在互根互用的关系，所以，阴亡，则阳无以生化或无以依附而散越；阳亡，则阴无以化生而耗竭。故亡阴可以迅速导致亡阳，亡阳也可继而出现亡阴，最终导致"阴阳离决，精气乃绝"，生命活动终止而死亡。

亡阴与亡阳的区别与联系：一是亡阴、亡阳都与气的耗损密切相关。阴和阳的功能都是在气的推动下进行的，随着气的耗损，以至消耗殆尽，这两种功能都可能衰竭。所以，气的耗损是其关键。加之有形之精血难以速生，无形之气所当急固，所以在救治亡阳、亡阴时，都要用大剂量的补气药，使气逐渐旺盛，以推动阴阳两类功能恢复正常。二是亡阳与亡阴都是功能衰竭。亡阳是机体属于阳的功能衰竭，如温煦、推动、兴奋、卫外功能的衰竭；亡阴则是机体属于阴的功能衰竭如凉润、固摄、宁静、内守等功能的衰竭。所以临床治疗时，要用鼓舞功能的药物，亡阳用温阳药，亡阴用养阴药，以分别鼓舞即将衰亡的阴精与阳气的功能。三是大汗不止使亡阴与亡阳愈来愈恶化。亡阴者"内守"功能衰竭，则汗出不止；亡阳者"卫外"功能衰竭，则大汗淋漓。久之，则气随津脱，病情恶化。故临床必须重用固摄药，以阻止气与津的继续丢失。

总之，阴阳失调的病机，是以阴阳的属性及阴和阳之间存在着的对立制约、互根互用、消长转化的理论来阐释、分析和综合机体一切病理现象的机制。因此，在阴阳的偏盛偏衰、互损、格拒、转化、亡失之间，都存在着密切的联系。阴阳失调的各种病机，并不是固定不变的，而是随着病情的进退和邪正盛衰等情况的变化而变化的。因此，必须随时观察和掌握阴阳失调病机的不同变化，方能把握住疾病发生、发展的本质。

# 三、气 血 失 常

气血失常是指在疾病过程中，由于邪正斗争的盛衰，或脏腑功能的失调，导致气、血等基本物质的不足、运行失常，或气血双方关系失调的病理变化。

气血是构成人体的基本物质，也是人体各种生理活动的物质基础。因此，人体的气血失常，必然会影响到机体的各种生理功能，从而导致疾病的发生。《素问·调经论》曰："血气不和，百病乃生。"气血失常，同邪正盛衰、阴阳失调一样，是分析研究各种临床疾病病机的基础。

## （一）气的失常

气的失常，指由于气的生成不足或耗散太过，生理功能减退及气的运行失常所导致的各种病理变化。概括而言，可有气虚和气机失调两大类。

**1.气虚** 是指由于气的不足，脏腑组织功能低下或衰退，抗病能力下降的病理变化。

气虚主要由于先天禀赋不足，或后天失养，或肺脾肾的功能失调而致气的生成不足；也可因劳伤过度、久病导致气耗散太过；或因年老体弱所致气的生理功能减退等。气虚多见于慢性疾病、老年患者、营养缺乏症、疾病恢复期以及体质衰弱等情况。

气虚病变主要以气的功能减退为特征，如推动无力、固摄失职、气化失司等异常改变，临床常见神疲乏力、少气懒言、头晕目眩、动则自汗、易于感冒、面色苍白、舌淡脉虚等症状。其中尤以神疲乏力、少气懒言最为突出。病变进一步发展，还可造成血、津液的生成不足、运行迟缓或因失于气的固摄而流失等。若某一脏腑之气不足，则表现为该脏腑功能减退的虚证，如心气不足，则推动血液运行的功能减弱；脾气虚弱，可致运化功能减退。若偏于元气虚者，可见生长发育迟缓，生殖功能低下；偏于卫气虚者，可见防御外邪的能力下降等。

因肺主一身之气，脾为后天之本、气血生化之源，故临床上所谓气虚证，以脾肺气虚最为常见。

**2.气机失调** 是指气的升降出入失常而引起的气滞、气逆、气陷、气闭或气脱等病理变化。

升降出入，是气基本的运动形式。气的升降出入运动，推动和调节着脏腑经络的功能活动和精气血津液的贮藏、运行、输布和代谢，维系着机体各种生理机能的协调。气的升降出入失常，则能影响脏腑经络及精气血津液等各种功能的协调平衡，病变涉及脏腑经络、形体官窍等各个方面。一般地说，气机失调可概括为气滞、气逆、气陷、气闭或气脱等几种情况。

（1）气滞：是指气的运行不畅甚至郁滞不通的病理变化。

形成气滞的原因主要有：情志不畅；或痰湿、食积、瘀血等阻碍气机；或外邪侵犯，抑遏气机；或脏腑功能障碍。皆可形成局部或全身的气机不畅或郁滞，从而导致某些脏腑、经络的功能障碍。

由于肝升肺降、脾升胃降，在调整全身气机中起着极其重要的作用，故气滞多发生在肺、肝、脾胃等脏腑。不同脏腑的气机阻滞，其临床表现各不相同，如肺气壅塞，见胸闷、咳喘；肝郁气滞，见情志不畅、胁肋或少腹胀痛；脾胃气滞，见脘腹胀痛，休作有时，大便秘结等。气滞的表现虽然各不一样，但共同的特点以胀、满、闷、痛为主。气滞多属于邪实为患，但亦有因气虚推动无力而滞者。如脾胃气虚，运化无力，可致中焦气机郁滞。因气虚而滞者，一般在闷、胀、痛方面不如实证明显，而气虚征象相对显著。

由于气有推动血和津液运行的作用，所以气滞则血行不利，津液输布不畅，故气滞甚者可引起血瘀、津停，形成瘀血、痰饮水湿等病理产物。

（2）气逆：是指气的上升太过，或下降不及的一种病理状态。

气逆，多由情志所伤，或因饮食不当，或因外邪侵犯，或因痰浊壅阻所致，亦有因虚而气机上逆者。

气逆病变最常见于肺、胃和肝等脏腑。肺以清肃下降为顺，若肺失肃降而上逆，则发为咳逆上气；胃气以降为和，若胃失和降，胃气上逆，发为嗳气、呃逆、恶心、呕吐；肝主升发，若肝气上逆，升发太过，发为头痛头胀、面红目赤、易怒，或为咯血、吐血等症，甚则可致清窍壅遏而昏厥。《素问·生气通天论》曰："大怒则形气绝，而血菀于上，使人薄厥。"

一般地说，气逆于上，以实为主，但也有因虚而气逆者，如肺虚肃降无力或肾虚不能纳气，可导致肺气上逆；胃虚通降无力而导致胃气上逆等。

（3）气陷：是指气的上升不足，或下降太过的一种病理变化。

气陷，多由气虚病变发展而来。脾为气血生化之源，脾宜升则健，脾气虚易导致气陷，常称"中气下陷"。主要是由于素体虚弱，或病久耗伤，或劳伤过度，或泄泻日久，致脾气虚损，清阳不升，升举无力，无力维系内脏，而发生某些内脏位置下移病变，常表现出腰腹坠胀、便意频频，形成胃下垂、肾下垂、子宫下垂、脱肛等。

由于气陷是在气虚的基础上形成的，而且与脾气虚损的关系最为密切，故常伴有面色无华、气短乏力、语声低微、脉弱无力等症。

（4）气闭：是指气闭阻于内，不能外达的病理变化。

气闭，多由情志刺激，或外邪、痰浊等闭塞气机，使气不得外达而闭塞清窍所致。

气闭的临床所见，有因触冒秽浊之气所致的闭厥、突然精神刺激所致的气厥、剧烈疼痛所致的痛厥、痰闭气道之痰厥等，其病机都属于气的外达突然严重受阻，而致清窍闭塞，神失所主。因气机闭阻，阳气不能外达，故临床多表现出突然昏厥、不省人事、四肢不温等。若气道不通，肺气闭塞，还可见呼吸困难、面唇青紫等。

（5）气脱：即气不内守而逸脱于外的一种病理变化。

气脱，多由于正不敌邪，或慢性疾病过程中正气长期消耗而衰竭，以致气不内守而外脱；或因大出血、大汗等气随血脱或气随津泄而致脱失。由于气大量脱失，全身严重气虚，从而出现功能活动突然衰竭的病理变化，表现为面色苍白、汗出不止、目闭口开、全身瘫软、二便失禁、脉微欲绝或虚大无根等危重征象。

## （二）血的失常

血的失常，一是因血液的生成不足或耗损太过所引起的血虚，二是血液运行失常而出现的血瘀、出血等病理变化。

1. **血虚** 是指血液不足，濡养功能减退的病理变化。

形成血虚的原因主要有两方面：一是生成不足，如饮食营养不足，脾胃虚弱，血液生化乏源；或肾精亏损，精不化血等。二是耗损太过，如大出血导致失血过多，而新血未能及时生成补充；或因久病不愈、慢性消耗、思虑过度等因素而致营血暗耗。

全身各脏腑、经络等组织器官，都依赖于血的濡养而维持其正常的生理功能，所以血虚病变主要是以濡养功能减退为特征，表现为全身或局部的失荣失养，功能活动逐渐衰退等虚弱证候。眩晕，面色不华，唇、舌、爪甲淡白等为血虚的临床典型症状。

心主血、肝藏血，故临床以心肝血虚证为多见。心血不足常见惊悸怔忡、面白、舌淡、脉细涩或结代等症状，还可致神失其养，出现失眠多梦、健忘等；肝血亏虚常见两目干涩、视物昏花，或手足麻木、关节屈伸不利等症。若肝血不足，导致冲任失调，又可出现妇女经少，月经愆期，闭经诸症。

2. **血运失常**　是指血液运行失常出现的病理变化，主要有血瘀和出血。

（1）血瘀：是指血液的运行迟缓，流行不畅，甚则血液停滞的病理变化。导致血瘀的因素主要有：气滞血行不畅而瘀阻；气虚血行无力而迟缓；寒邪入血，血寒而凝滞不行；邪热入血，煎灼津液，血液黏稠而不行；痰浊等阻于脉道，气血瘀阻不通，以及"久病入络"等影响血液正常运行而瘀滞。

血瘀与瘀血的概念不同，血瘀是指血液运行不畅，甚则停滞的病理状态，而瘀血则是指由于血行失常而导致的病理产物，可成为继发性的致病因素。

血瘀的病理可以出现在脏腑、经络、形体、官窍的某一局部，亦可以是全身性病变。若血液运行郁滞不畅，或形成瘀积，使脏腑经络气机阻滞，不通则痛，故病变易见疼痛，且痛有定处，甚则局部形成癥瘕积聚；若全身血行不畅，还可见唇舌紫暗，舌有瘀点、瘀斑，皮肤红缕或青紫，肌肤甲错，面色黧黑等征象。

**知识拓展**

### 癥 瘕 积 聚

癥瘕积聚是腹部肿物的四种中医病名，多由寒温失宜，饮食不节，情志失调，致脏腑之气虚弱，气血滞涩，聚结在内而逐渐形成。

癥是指腹腔内有形的坚硬结块。癥者，征也。为有形可征。腹中坚硬，按之应手，固定不动者，名曰癥。《圣济总录》曰："积气在腹中，久不差，牢固推之不移者，癥也。"《金匮要略》记载了"癥"的病名，《金匮要略·疟病脉证并治》中言："病疟以月一日发，当以十五日愈，设不差，当日尽解，如其不差，当云何？师曰：此结为癥瘕，名曰疟母。"《金匮要略妇人妊娠病脉并治》曰："妇人宿有癥病，经断未及三月，而得漏下不止，胎动在脐上者，为癥痼害……"并提出"食鲙多不消，结为癥病"。

瘕为脐下、腹部之肿块。推之可移，痛无定处。瘕者，假也。假物而成形，随气移动是也。因其虚假不牢，故谓之为瘕也。《罗氏会约医镜》曰："瘕者，得之伤血，胁间有块如石，按之痛引少腹，去来无常，肚硬而胀，食减餐泥，假物而成……总因气血俱虚，风寒袭于外，饮食滞于中，久而不化，邪并于阳为瘕。"瘕之名称源于《黄帝内经》，《素问·骨空论》曰："男子内结七疝，女子带下瘕聚。"

积是指腹腔内有形的结块，其块固定不移，痛有定处。积之名首见于《黄帝内经》。《灵枢·五变》曰："人之善病肠中积聚者，何以候之？答曰……邪气留止，积聚乃伤……"《难经·五十五难》曰："气之所积名曰积，……故积者五脏所生，……积者阴气也，其始发有常处,其痛不离其部,上下有所终始,左右有所穷处……"明确地指出了积之证候特点、生成部位。

聚,没有一定的形质,无固定部位,且痛无常处。聚之名称源于《黄帝内经》。《灵枢·五变》曰:"人之善病肠中积聚者,何以候之?少俞答曰:皮肤薄而不泽,肉不坚而淖泽,如此则肠胃恶,恶则邪气留止,积聚乃伤……。稽积留止,大聚乃起。"《黄帝内经》中的"聚"多与积并称,并未明确区分其概念,且详于论积而略于论聚。《难经·五十五难》进一步指出:"气之所聚名曰聚""聚者,阳气也""六腑所成也""其始发无根本,上下无所留止,其痛无常处,谓之聚"。明确指出,聚是阳气为病,乃六腑所成,并说明了发无定形、痛无常处为其症状特点。

---

(2)出血:是指血液不循常道,逸出脉外的病理变化。导致出血的原因主要有气虚固摄无力,血液不循常道而外逸;血分有热,迫血妄行;瘀血阻络,血不归经;外伤损伤脉络而出血等。

临床表现以各种出血为特征。肺络受损,血液妄行,则为咳血;胃络受损出血,则为呕血、便血;大肠络伤出血,则为便血;膀胱或尿道络伤出血,则为尿血;冲任脉络受损,则月经量多和经期提前;鼻窍脉络损伤,则为衄血等。此皆为血热妄行的实性病机。若病久脾气虚损,或劳倦伤脾,中气不足,统摄无权,则可致血不循经,渗溢于脉外而出血。如渗溢于肌肤,则为皮下出血或紫斑;渗溢于胃肠,则为便血;渗溢于膀胱,则可为尿血;气虚可致冲任失固,亦可渐成月经过多或崩漏不止等病证。

由于导致出血的原因不同,其出血的情况亦各不相同,若突然大量出血,可致气随血脱而引起全身功能衰竭,甚则死亡。

此外,血的病变尚有血寒、血热之别。血寒病变,除见一般的阴寒证候外,常以血脉瘀阻而引起局部疼痛为特征。血热病变,除见一般的热盛证候外,常以血行加速,脉络扩张,或迫血妄行以及血热内扰心神为特征。

### (三)气血关系失常

气和血的关系极为密切,生理上相互依存,相互为用,病理上相互影响而常致气血同病。气对血具有推动、温煦、化生、统摄的作用,故气的虚衰和升降出入异常,必然影响及血。血对气具有运载和营养的作用,故血的病变也必然累及到气。气血关系失调,主要有气滞血瘀、气虚血瘀、气不摄血、气随血脱、气血两虚等方面。

1. **气滞血瘀**　气运行郁滞不畅,导致血液运行障碍,出现血瘀的病理变化。气滞血瘀多由气机阻滞而致血瘀,而血瘀又必将进一步加重气滞,或因闪挫外伤伤及气血,气滞血瘀同时发生。

气滞血瘀的病机以气滞、血瘀并存为特征。由于肝主疏泄气机而藏血,肝的疏泄在气机调畅中起着关键的作用,关系到全身气血的运行,因而气滞血瘀多与肝的功能异常密切相关。又由于心主血脉而行血,肺朝百脉,主司一身之气,所以心肺两脏的功能失调,也可形成气滞血瘀的病机变化。

气滞血瘀在临床上多见胀满疼痛、瘀斑及癥瘕积聚等症。

2. **气虚血瘀**　气虚无力推动血行而致血瘀的病理变化。其病机以气虚为主,兼有血瘀为特征。轻者气虚无力,血行迟缓;重者则因气虚较甚,血行障碍,局部失养,则见肢体软瘫不用，甚至萎缩等。亦可因年高体弱，气虚无力，不能运血于经络，血液瘀滞，肢体失养致半身瘫痪，或肌肤干燥、瘙痒、麻木不仁等气血不荣经脉的表现。

**3.气不摄血** 因气不足，固摄血液的功能减弱，血不循经，逸出脉外，导致各种出血的病理变化。

由于脾主统血而为气血生化之源，所以气不摄血多由久病伤脾，脾气虚损而不能统血所致。由于脾气主升而主肌肉，所以脾虚不摄血而出血者，多见于尿血、便血、月经过多等下部出血以及肌衄等失血之证候，且有血色淡、质地清稀的特点。并有形体消瘦、神疲食少、面色不华、倦怠乏力、舌淡脉虚无力等脾气虚的表现。

气不摄血而出血的病变，往往因出血而气亦随之耗伤，气愈虚而血亦虚，病情进一步发展可形成气血两虚。

**4.气随血脱** 在大量出血的同时，气也随着血的流失而出现耗脱的病理变化。

气随血脱的形成以大量出血为前提，如外伤出血、妇女崩漏、产后大失血等。由于血为气母，血能载气，大量出血，则气无所依附，气也随之耗散而亡失。

气随血脱病变的发展，轻则气血两虚，重则气血并脱。临床除大出血之外，还可见冷汗淋漓、面色苍白、四肢厥冷，甚者晕厥等气脱的临床表现。

**5.气血两虚** 是气虚与血虚同时存在的病理变化。气血两虚多因久病消耗，渐致气血两伤，或先有失血，血虚不能养气，或先因气虚，血液生化无源而日渐衰少等。

气血两虚的病机同时并见气虚和血虚的表现为特征。由于气虚而推动、固摄、温煦作用低下，加之血液亏虚，失于充养，故气血两虚常见症状有面色淡白无华、少气懒言、疲乏无力、自汗、形体消瘦等。对于气血两虚的病机分析，应分清气虚、血虚的先后主次关系，以便指导临床施治。

气血是人的脏腑、经络等一切组织器官进行生理活动的物质基础，气血的生成与运行有赖于脏腑生理功能的正常。因此，病理上，脏腑功能异常会影响到全身的气血，而气血的病变也必然影响到脏腑。

# 四、津液失常

津液失常是指津液的生成、输布和排泄之间失去平衡，出现津液生成不足、耗散排泄过多，或输布排泄障碍，形成水液潴留、停阻、泛滥等病理现象。

津液生成、输布与排泄是一个复杂的生理过程，必须由多个脏腑相互协调才能维持正常，诸如肺的宣发和肃降，脾的运化转输，肾与膀胱的蒸腾气化，三焦的通调，以及肝的疏泄功能都参与其中，以肺、脾、肾三脏的作用尤为重要。因此，如果肺、脾、肾等有关脏腑生理功能异常，气的升降出入运动失去平衡，气化功能失常，均能导致津液生成、输布或排泄的失常，从而形成津液不足，或水液蓄积于体内，产生痰饮、水湿等病理变化。

## （一）津液不足

津液量的亏少，导致内则脏腑，外而孔窍、皮毛，失其濡润、滋养，而产生一系列干燥枯涩的病理变化。

津液不足多由耗伤过度所致，如外感阳热病邪，或五志化火，消灼津液，或多汗、剧烈吐泻、多尿、失血，以及大面积烧伤，或过用辛燥之物，或慢性病消耗等引起津液耗伤所致。

偶尔亦可由津液摄入严重不足引起。

津液不足的病理变化，可视津液亏损程度不同，分为伤津和脱液。由于津和液在性状、分布部位、生理功能等方面均有所不同，因而，津和液亏损不足的病机及表现也存在着一定的差异。津较稀薄，流动性较大，内则充盈血脉、濡养脏腑，外则润泽皮毛和孔窍，易于耗散，也易于补充。如炎夏季节而多汗尿少，或高热而口渴引饮，或气候干燥而口、鼻、皮肤干燥等，均以伤津为主。液较稠厚，流动性较小，可濡润脏腑，充养骨髓、脑髓、脊髓和滑利关节，一般不易耗损，一旦亏损则又不易迅速补充。如热性病后期，或久病伤阴，症见形瘦肉脱、舌光红无苔、肌肉瞤动、手足震颤等，均以脱液为主。伤津，主要是水分的减少，临床以一系列干燥失润的症状为主；脱液，则是水分和精微物质共同丢失，临床不仅有阴液枯涸的症状，而且还可表现出虚风内动、虚热内生之象。虽然伤津和脱液在病机和表现上有所区别，但由于津和液本为一体，因而生理上互生互用，病理上相互影响。伤津时未必脱液，脱液时则必兼伤津。所以说伤津是脱液之渐，脱液乃津液干涸之甚。

### （二）水湿停聚

津液的输布和排泄是其代谢中的两个重要环节。输布和排泄功能障碍，虽然各有不同，但其结果都能导致津液在体内不正常的停滞，成为内生水湿、痰饮等病理产物的重要机制。

津液的输布障碍，是指津液不能正常转输和布散，导致津液在体内环流迟缓，或在体内某一局部发生滞留，因而津液不化，水湿内生，或酿成痰饮的病理变化。导致津液输布障碍的原因很多，如脾失健运，则津液运行迟缓，清气不升，水湿内生；肺失宣降，则水道失于通调，津液不行；肾阳不足，气化失职，则清者不升，浊者不降，水液内停；三焦气机不利，则水道不畅，津液输布障碍；膀胱气化失司，浊气不降，则水液不行；肝气疏泄失常，则气机不畅，气滞则水停，影响三焦水液运行等。

津液的排泄障碍是指津液气化不利，转化为汗、尿的功能减退，而致水液潴留，上下溢于肌肤而为水肿的病理状态。津液化为汗液，主要是肺的宣发作用；津液化为尿液，并排出体外，主要是肾阳的蒸腾气化功能和膀胱的开合作用。因此肺、肾的生理功能衰退，不仅影响到津液的输布，还明显地影响着津液的排泄过程。其中肾阳的蒸腾气化功能贯穿于整个津液代谢的始终，在津液排泄过程中同样起着主要作用。当肺气失于宣发，腠理闭塞，汗液排泄障碍时，津液代谢后的废液，仍可化为尿液而排出体外。但是如果肾阳的气化功能减退，尿液的生成和排泄障碍，则必致水液停留为病。

津液的输布和排泄障碍是相互影响和互为因果的，最终都是导致津液在体内的停滞。其在临床主要是形成湿浊困阻、痰饮凝聚、水液贮留等病变。

### （三）津液与气血关系失常

津液与气血关系失常，临床常见津停气阻、气随津脱、津枯血燥、津亏血瘀、血瘀津停等病理表现。

**1.津停气阻**　水液停蓄与气机阻滞同时存在的病理变化。津停气阻的形成主要是由于津液代谢障碍，水湿痰饮内停，导致气机运行阻滞；或因气的升降出入运动失调，气机不行，影响津液代谢而水停；或水停而加重气机阻滞从而形成津停气阻。其病理表现，因津气阻滞部位的不同而异。如痰饮阻肺，则肺气壅滞，宣降不利，可见胸满咳嗽、痰多、喘促不能平卧等病症；水湿停留中焦，则阻遏脾胃气机，导致清气不升，浊气不降，可见脘腹胀满、嗳气食少等症；水饮泛溢四肢，则可阻滞经脉气机，而见肢体沉重、胀痛不适等症。

2. **气随津脱** 因津液大量丢失，气无所附，气随津液外泄而耗伤，乃至亡失的病理变化。气随津脱多由高热伤津，或大汗出，或严重吐泻、多尿等，耗伤津液，气随津脱所致。

由于津能载气，所以，凡吐下等大量失津的同时，必然导致不同程度的气随津泄。轻者津气两虚，如暑热邪气致病，迫使津液外泄而大汗出，不仅表现有口渴饮水、尿少而黄、大便干结等津伤症状，而且常伴有疲乏无力、少气懒言等耗气的表现；重者则可致津气两脱，如剧烈腹泻，在大量损耗津液的同时，出现面白肢冷、呼吸气微、脉微欲绝等气脱的危重证候。诚如《金匮要略心典·痰饮》所曰："吐下之余，定无完气。"

3. **津枯血燥** 由于津液亏乏失润，导致血燥虚热内生，或血燥生风的病理变化。由于津血同源，津液是血液的重要组成部分，所以，津伤可致血亏，失血可致津少。如高热耗伤津液，或因烧伤引起津液损耗，或因阴虚内热而津液暗耗等，均可导致不同程度的血液亏少，使其润养功能减退，从而形成津枯血燥的病机变化，常见的临床表现有心烦、鼻咽干燥、肌肤甲错、皮肤瘙痒、手足蠕动等症。

4. **津亏血瘀** 因津液亏损而导致血液运行瘀滞不畅的病理变化。由于津液是血的重要组成部分，因此津液充足则血行滑利。如因高热、大面积烧烫伤，或大吐、大泻、大汗出等，引起津液大量耗伤，则可致血量减少，血液浓稠而运行涩滞不畅，可在津液耗损的基础上，发生血瘀病变。其临床表现除津液不足的症状外，还可见到面唇紫暗、皮肤紫斑、舌体紫暗或有瘀点瘀斑等血瘀表现。清代周学海《读医随笔·卷三》曰："夫血犹舟也，津液水也，医者于此，当知增水行舟之意。"

5. **血瘀津停** 血液瘀滞与津液停蓄同时并见的病理变化。由于气、血、水三者的运行密切相关，因此其病理变化不仅有气滞血瘀、水停气阻，而且血液运行与水液输布的失常，在病理上常相互影响。如血瘀日久，气机不行，可致津液输布代谢障碍，水液停蓄；反之若水液代谢严重受阻，痰湿内生，水饮停滞，则气机不畅，亦可影响血液运行而致血瘀。无论是血瘀导致水停，还是水停导致血瘀，大都同时存在不同程度的气机阻滞。而且气、血、水三者之间互为因果，可以形成病理上的恶性循环。

# 第三节　内　生　五　邪

内生五邪，是指在疾病的发展过程中，由于机体阴阳失衡，气血失常，脏腑功能失调所形成的类似风、寒、湿、燥、火外邪致病的病理状态。因病起于内，故分别称之为"内风""内寒""内湿""内燥"和"内火"，但因无"内暑"，统称之为内生"五邪"。

内生五邪与外感六淫的不同点：内生五邪由脏腑及精气血津液功能失常而产生；六淫由自然界气候变化失常而产生。内生五邪病机所致病证，多为里证、虚证或虚实夹杂证；外感六淫病因所致病证，多为表证、实证。

## 一、内　风

风气生动，即是"内风"。《素问·阴阳应象大论》曰："风胜则动。"由于"内风"与肝的关系较为密切，故又称肝风或肝风内动，《素问·至真要大论》曰："诸风掉眩，皆属于肝。"内风常由阳热太盛，燔灼肝经，或阴虚血少，阴不制阳所致，出现眩晕、动摇、抽搐、震颤乃至卒然昏倒，不省人事等类似风动的病理状态。内风的病机，主要有肝阳化风、热极生风、阴虚风动、血虚生风等。

### （一）肝阳化风

肝阳化风，多指肝阳亢逆而化风的病理变化，常常由肝阳上亢进一步发展而来。多因情志内伤，肝气郁结，郁久化火而亢逆，或因操劳过度，耗伤肝肾之阴，阴虚不能制阳，抑或暴怒伤肝，肝气亢逆所致。病机特点为既有肝肾阴虚，阴不制阳的下虚，又有肝阳升发，风阳上扰之上实，兼有动风之象。临床表现有眩晕欲仆、筋惕肉瞤、肢麻震颤，甚则口眼喎斜、半身不遂。重者血随气逆可出现卒然厥仆。

### （二）热极生风

热极生风，又称热盛动风。即指火热炽盛，燔灼肝经，劫伤肝阴，筋脉失养，化而为风的病理变化，多见于热性病的极期。病机特点乃邪热炽盛，伤及营血，燔灼肝经，筋脉失其柔顺之性，而致风动。临床以高热、痉厥、抽搐、目睛上吊等为常见症状，可伴有神昏、谵语的神志症状。

### （三）阴虚风动

阴虚风动，为阴虚而内生之风。多见于大汗、大吐、大泄；或热病后期；或久病伤阴，导致阴气和津液大量亏损。病机特点是津液枯竭，阴气大伤，筋脉失于濡养，阴不能制阳，从而阳气相对亢盛，而致虚风内动。临床可见手足蠕动、筋挛肉瞤等动风之象，亦可见低热起伏、舌红少苔、脉细等症状。

### （四）血虚生风

血虚生风，为血虚基础上产生的内风之象。常因生血不足或失血过多，或久病耗伤营血，肝血不足，筋脉失养，或血不荣络，虚风内动。病机特点是起病缓慢，风象轻浅。临床可见肢体麻木不仁，筋肉跳动，重者可有手足拘挛不伸。

此外，临床尚有血燥生风、脾虚生风。血燥生风证，多由久病耗血，或年老精亏血少，或长期营养缺乏，生血不足，或瘀血内结，新血生化障碍所引起。其病机是血少津枯，失润化燥，肌肤失于濡养，经脉气血失于和调，于是血燥而化风，风象更为轻浅。临床多见皮肤干燥、瘙痒、落屑，或肌肤甲错等症状。

脾虚生风，又名慢惊风、慢脾风，以小儿为多见。由于脾气虚弱，无以濡养血脉，遂致风气内动，发为拘急、抽搐等症状。其病机特点，多由先天禀赋薄弱，脾胃虚弱，饮食不节，损伤脾胃所致。临床表现除了手足抽搐，常伴有神倦懒言、面色淡黄或青白相间，唇暗，四肢不温，昏睡露睛，大便色青或下利清谷等症状。

## 二、内 寒

寒从中生，又称"内寒"，是指机体阳气虚衰，温煦气化功能减退，虚寒内生，或阴寒之气弥漫的病理状态。

内寒多因先天禀赋不足，阳气素虚，或久病伤阳等损伤阳气，以致阳气虚衰。脾、肾阳虚是形成内寒的主要病机。《素问·至真要大论》曰："诸寒收引，皆属于肾。"肾阳为人身阳气之根本，且脾阳根于肾阳，故阳虚为寒多与肾阳虚衰有关。脾肾阳虚，失其温煦之功，寒从内生，临床一般可见畏寒喜暖，四肢厥冷，呕吐清水，下利清谷，倦怠嗜卧，舌质淡胖，苔白滑，脉沉迟等症状。

阳气虚衰，则气化功能减退，水液代谢障碍，浊阴潴留，形成水湿、痰饮等病理产物的停积。《素问·至真要大论》曰："诸病水液，澄彻清冷，皆属于寒。"临床表现多为涕唾痰涎稀薄清冷，尿频清长，或身体浮肿，泄泻等症状。

血得温则行，得寒则凝。阳气虚衰，往往不能温煦血脉，血脉收缩挛急，血流涩滞不行，甚者血寒致瘀。临床可见筋脉拘挛，肢节痹痛，痛处固定，遇寒加重，得温痛减，脉涩、紧或迟等症状。

# 三、内　湿

湿浊内生，又称"内湿"，是指由于脾运化水湿的功能障碍，导致津液代谢失常，从而引起湿浊蓄积停滞的病理状态。脾主运化水液，故内湿的形成多与脾虚有关，《素问·至真要大论》曰："诸湿肿满，皆属于脾。"

内湿多因过食肥甘，饮酒过度，恣食生冷，内伤脾胃，或素体肥胖，喜静少动，以及劳倦思虑等，终致气机不利，津液输布障碍，聚而成湿，甚至积而成水。内湿的病机要点主要是脾胃气虚，水湿停聚。

脾主运化有赖于肾阳的温煦气化。所以，命火衰微，火不生土，致脾阳不振，脾失健运，湿从中生。

湿性重浊黏滞，易阻滞气机，故其临床症状多为头身困重，脘腹胀闷，分泌物和排泄物秽浊不清，苔滑腻等，且常随湿邪阻滞部位的不同而异。如，湿犯上焦，则胸闷咳嗽；湿阻中焦，则脘腹胀满、食欲不振、口中甜腻、舌苔厚腻；湿滞下焦，则腹胀便溏、小便不利；水湿泛溢于皮肤肌腠，则发为水肿；湿滞经脉，则见头重如裹，肢体重着或屈伸不利，《素问·至真要大论》曰："诸痉项强，皆属于湿。"总之，仍以湿阻中焦脾胃最为常见。

# 四、内　燥

津伤化燥，又称"内燥"。是指机体津液不足，人体各组织器官和孔窍失于濡润，而出现干燥枯涩的病理状态。内燥之起，多因久病伤津耗液，或汗、吐、下太过，或亡血失精导致津液亏少，以及热性病过程中的热盛伤津所致。《素问·阴阳应象大论》曰："燥胜则干。"临床常见干燥不润的症状。具体表现有肌肤干燥不泽，起皮脱屑，甚则皲裂，毛发焦枯，口唇燥裂，舌红少津，鼻干目涩，大便燥结，小便短少等。《素问玄机原病式·六气为病》曰："诸涩枯涸，干劲皴揭，皆属于燥。"

内燥病变可发生于各脏腑组织，以肺、胃、大肠尤为多见。如，燥伤肺气，可兼见干咳无痰，甚则咯血；以胃燥为主，可兼见食少、舌红少苔；若津枯肠燥，可兼见大便燥结等症。

# 五、内　火

火热内生，又称"内火"或"内热"，是指由于脏腑阴阳偏盛偏衰，或由于邪气郁结而产生的火热内扰、机能亢奋的病理状态。

火热内生有虚实之分，其病机主要有如下几个方面。

## （一）阳盛化火

人体之阳气在生理情况下，有温煦脏腑经络等作用，中医学称之为"少火"。阳盛化火，又称"阳气过盛为火"。是指体内阳的功能过于亢奋，以致代谢旺盛，产热增多，呈现出一派火热之象的病理状态。这种情况中医学称之为"壮火"。阳盛化火仅指由于饮食、体质等因素或其他病理情况，使内在阳气亢盛的状态。阳气过盛，机能亢奋，必然使物质的消耗增加，从而耗伤人体正气，即《素问·阴阳应象大论》所言之"壮火食气"。

## （二）邪郁化火

邪郁化火包括两方面的内容：一是外感六淫病邪，在疾病过程中，皆可郁滞而从阳化热化火，如寒郁化热、湿郁化火等。二是体内的病理性代谢产物（如痰湿、瘀血、结石等）和食积、虫积等，都能郁而化火。邪郁化火的机理，主要是由于这些因素导致人体之气的郁滞，气郁则生热化火。

## （三）五志化火

五志化火，又称为"五志过极化火"。常指由于情志刺激，影响了脏腑精气阴阳的协调平衡，造成气机郁结或亢逆。气郁日久则化热、化火。如情志内伤，抑郁不畅，则常引起肝郁气滞，气郁化火，发为肝火；或思虑气结，气结日久，生热化火。

## （四）阴虚火旺

此属虚火。常见于热病后期，伤及肾阴，或久病虚劳等，导致阴虚内热、水亏火旺。一般而言，阴虚火旺多集中在机体上部出现火热征象，如虚火上炎所致的齿衄、牙痛、咽痛、颧红等；而阴虚内热多出现全身性的虚热征象，如骨蒸潮热、五心烦热、面部烘热、盗汗、咽干口燥、舌红少苔、脉细数无力等。

内生火热，可见于各脏腑，如心火、肝火、相火（肾火）及胃火等，由于脏腑之部位、功能各不相同，其病变和证候也各不相同。

# 第四节　脏腑病机

脏腑病机，是指疾病在其发生、发展过程中，脏腑生理功能失调、阴阳气血失衡的内在机理。脏腑病机在中医病机学说中占有极其重要的地位，无论外感、内伤等病因所导致的疾病，都是以脏腑生理功能失调、阴阳气血失衡为基本病理变化。每个脏腑因其自身的生理特性及功能不同，阴阳气血失衡产生的病理变化也有所差别。脏腑阴阳代表着各脏腑的生理功能状态，脏腑气血是各脏腑功能活动的物质基础，因而脏腑阴阳失衡、气血失常等都可以出现各脏腑功能失调的病理变化。脏腑病机主要包括五脏病机、六腑病机、奇恒之腑病机。

# 一、五 脏 病 机

五脏病机是指五脏生理功能失常、气血阴阳失衡而产生的病理变化。五脏阴阳，以肾阴肾阳为根本，故各脏阴阳失衡，久必及肾；五脏气血，皆由脾胃所化生，故各脏气血亏虚与脾胃关系密切。一脏病变，可能产生其他各脏病变。由于各脏生理特性、生理功能不同，阴、阳、气、血的变化不同，各脏病机也不同。

## （一）心病病机及常见病症

心病病机：心病以心主血脉、心藏神功能失调为主要病理变化。

**1. 心主血脉功能失调** 以心气（阳）不足、心血不足、脉道不通为主要的病理变化。心气充沛对心的生理功能发挥主导作用。心气（阳）不足，心搏无力，频率或节律失调，血液运行失常。心阳不足，则不足以"化赤"，致血不充沛。

因久病体虚，劳倦过度等所致心气（阳）不足则面色淡白无华，少气乏力，心悸怔忡，脉弱或微细或结代等。心血不足则面色苍白，唇淡舌淡，头晕眼花，心悸怔忡，脉细等。脉道不通则面色青紫晦暗，心胸憋闷疼痛，唇舌紫暗，心悸怔忡等。

**2. 心藏神功能失调** 以心血（阴）不足为主要的病理变化。心血能养心神，血是神志活动的物质基础之一。或因劳倦过度或久病暗耗阴血所致心血不足，心失所养，心动不安，则心悸怔忡、失眠、喜笑不休、狂乱、神昏谵语等。或因外邪入里化火或七情化火所致心火亢盛，心火内炽，扰乱心神，则心烦、失眠、狂躁谵语等。或因久病耗伤阴液等所致心阴不足，虚热内扰，心神不安，则心悸、怔忡、心烦、失眠等。

心病常见病症：心悸、怔忡、心烦、心痛、失眠、喜笑不休、狂乱、神昏谵语、脉结代等。

## （二）肺病病机及常见病症

肺病病机：肺病基于肺为娇脏的特性，以肺气宣降失司、通调水道功能失职为主要病理变化。

**1. 肺气宣降失司** 肺为娇脏，不耐寒热，外感风寒或风热（燥）之邪经口鼻犯肺，肺气被束、宣降失职，肺气上逆，则咳嗽、气喘。肺气失宣则鼻咽不利。临床见于外感表证。

多因久病咳喘等导致肺气（阳）虚弱或肺阴不足，肺失宣降，肺气上逆，则咳嗽、气喘。肺气不利，阻滞气机则胸闷、胸痛。肺气（阳）虚，卫表不固，腠理失密，则见自汗、恶风、易感冒。肺阴不足，虚火灼伤肺络，络伤血溢，则痰中带血。肺病常伴鼻、咽喉等肺系病证。肺气虚则鼻塞，肺阴虚则鼻干、鼻痒、鼻衄、声音嘶哑、失音（金破不鸣），邪热犯肺则鼻翼煽动、鼻红肿生疮、咽喉疼痛、失音（金实不鸣）。

**2. 通调水道功能失职** 肺为华盖，为水之上源。或因风邪外感，肺宣降失司，通调水道失职，津液不布，聚而为痰，则咯痰；或因燥热伤肺，虚热内生，炼津为痰，则咯痰；或因风邪外感，水液代谢失职，风水相搏，水湿不化，溢于肌肤则头面部浮肿。

肺病常见病症：咳嗽、气喘、咯痰、哮、胸闷疼痛、声哑失音、咳血、痰中带血、自汗、易感冒、浮肿等，以咳、痰、喘为临床常见。

### （三）脾病病机及常见病症

脾病病机：脾病以运化、升清、统血失职为主要病理变化。

**1. 运化失职**　以运化水谷及运化水液功能失职为主要的病理变化。多因饮食不节、劳倦思虑或久病伤及脾气（阳），脾气（阳）虚弱，运化无力，水谷不化，则食少纳呆。食后脾气被困，则腹胀或痛。脾气（阳）虚，失于升清，或水湿不化流注肠中则便溏。脾气（阳）虚，气血生化不足，肢体失养，则肢倦乏力。脾气（阳）虚，失于运化水液，水湿停聚，泛溢肌肤则肢体浮肿，水湿困于头则头重如裹，滞于胸膈则胸闷、呕吐。

**2. 升清失职**　多因脾气虚进一步发展，脾不升清，气血乏源，上窍失养，则神疲乏力、头晕目眩、耳鸣头痛等。脾虚气陷，升举无力，气坠于下，则见脘腹坠胀、脱肛、阴挺等内脏下垂之症。脾气下陷，谷道失约，谷气下流，则久泄不止。

**3. 统血失职**　久病及脾或劳倦等损伤脾气，气不摄血，血溢脉外，则见便血、崩漏、肌衄等出血病症。

脾病常见病症：腹胀或痛，食少纳呆，便溏，肢倦乏力，浮肿，脘腹坠胀、脱肛、阴挺等内脏下垂之症，便血，崩漏，肌衄等。

### （四）肝病病机及常见病症

肝病病机：肝病基于肝失条达，以疏泄失职、藏血失职、肝风内动、易犯他脏为主要病理变化。

**1. 疏泄失职**　多因情志不遂，郁怒伤肝，或外邪侵扰，使肝气疏泄不及、气机不畅、经脉不利，则胸胁、少腹、乳房、巅顶等肝经循行部位胀痛。肝失条达，则情志抑郁，善太息。火热内扰或肝气疏泄太过，肝气亢逆，则头目胀痛、面红目赤、急躁易怒。肝气郁日久气不行津，津聚为痰，痰气交阻在咽为梅核气、在颈项为瘿瘤、瘰疬。肝气郁滞，气血失和，冲任失调，则月经不调、痛经、闭经等。肝气郁滞，脉气紧张，则脉弦。

**2. 藏血失职**　多因脾虚生化乏源等所致肝血不足，血海空虚，则月经量少，肝血不足，魂不守舍，则失眠多梦。肝血（阴）亏虚，筋脉失养，则肢体麻木，虚风内动则震颤、抽搐。肝血（阴）不足，头目失于濡养，则头晕目眩、视物模糊等。

**3. 肝风内动**　多因肝肾阴虚日久，阴不制阳，阳亢化风，则眩晕、头摇等。肝主筋，风动筋挛则项强肢颤。肝阴（血）亏虚，筋脉失养，则肢体麻木，虚风内动则震颤、抽搐。多因外感温热病邪，邪热亢盛，热闭心神，燔灼筋脉，热盛引动肝风，筋脉挛急，则四肢抽搐，颈项强直，甚则角弓反张，两目上视，牙关紧闭。

**4. 易犯他脏**　肝病最易上侮肺金，中乘脾胃，上逆冲心，下竭肾阴，旁攻脏腑，流窜经络。以肝胆同病、肝乘脾胃、肝火犯肺为常见。

肝病常见病症：情志抑郁，善太息，急躁易怒，胸胁、少腹、乳房、巅顶痛，头晕目眩，肢体麻木，项强肢颤，抽搐，目疾，月经不调等。

### （五）肾病病机及常见病症

肾病病机：肾病以藏精、主水液、纳气功能失职，他脏久病及肾为主要病理变化。

**1. 藏精失职**　以生长、发育、生殖功能失职及气化功能失职为主要的病理变化。多因先天禀赋不足或后天失养，肾精不充，小儿精亏无以化生气血，骨髓不充，脑失所养，则发育迟缓、智力低下；肾精不足，生殖无源，不能兴动阳事，则成人性欲减退，生育功能低下，男子精少不育，女子经少闭经、不孕。肾精不足，精亏髓少，则健忘、头晕耳鸣、齿摇发脱，早衰。肾精不足，不养腰府，则腰酸膝软或痛。

或因肾阴素亏或久病耗伤肾阴，腰膝失养，则腰膝酸软而痛。阴虚髓减，脑失所养，则头晕耳鸣。肾阴不足，阴不制阳，虚火妄动，则男子阳强易举，阳痿早泄；女子经血乏源，经少闭经或阴虚火旺，迫血妄行，导致崩漏。

或因素体阳虚或久病耗伤肾阳，腰膝失于温煦，则腰膝酸软而冷痛。肾阳亏虚，命门火衰，则性欲冷淡，男子阳痿不育，女子宫寒不孕。肾阳（气）亏虚，收摄失职，精关不固，则男子滑精早泄，女子白带清稀量多，胎动易滑等。

或因素体阳虚或久病伤肾所致肾阳（气）亏虚，气化失司，收摄失职，则二便异常，如尿频清长，夜尿频多，五更泄泻。

**2. 主水液失职**　多因素体虚弱久病及肾等致肾阳（气）亏虚，水液输布失常，泛溢肌肤则水肿，小便量少。

**3. 纳气失职**　多因久病咳喘等致肾气亏虚，纳气无权，则呼多吸少，气不得续，动则喘甚。

**4. 他脏久病及肾**　肾阴、肾阳是脏腑阴阳的根本，"久病及肾"，他脏阴阳失调的病证日久累及肾，或损其阴，或伤其阳。以肝肾阴虚、心肾不交、肺肾阴虚、脾肾阳虚、心肾阳虚常见。

肾病常见病症：腰酸膝软或痛、头晕耳鸣、发育迟缓、智力低下、健忘、齿摇发脱，男子阳痿遗精、精少不育，女子经少闭经、不孕，水肿，二便异常，呼多吸少等。

# 二、六 腑 病 机

六腑病机是指六腑生理功能失常、气血阴阳失衡产生的病理变化。六腑以为通降失常主要病理特点，由于各腑生理特性、生理功能不同，各腑病机也不同。

## （一）胆病病机及常见病症

胆病病机：胆病以贮藏和排泄胆汁、主决断功能失调为主要病理变化。胆附于肝，肝胆互为表里。多因情志所伤，肝失疏泄，致胆分泌排泄障碍，胆汁不循常道，胆汁上溢则口苦；胆汁外溢则黄疸。因素体胆气虚怯，则善恐易惊、惊悸、失眠多梦。

胆病常见病症：口苦、黄疸、惊悸、失眠、胆怯易惊等。

## （二）胃病病机及常见病症

胃病病机：胃病以受纳、腐熟功能失调，胃失和降、胃气上逆为主要病理变化。多因饮食不节等损伤胃气（阳）、胃阴，胃失和降，纳运失常，则食少纳差。胃失和降，气机阻滞则胃脘疼痛。胃失和降，胃气上逆，则恶心、呕吐、呃逆、嗳气等。

胃病常见病症：食少纳差、胃脘疼痛、恶心、呕吐、呃逆、嗳气等。

## （三）小肠病病机及常见病症

小肠病病机：小肠病以泌别清浊功能失调为主要病理变化。多因饮食不节，伤及胃肠，清浊不分，水液并于糟粕，则泄泻，小便短少。

小肠病常见病症：泄泻、小便短少等。

### （四）大肠病病机及常见病症

大肠病病机：大肠病以传导功能失调为主要病理变化。或因素体阴津不足或邪热伤津，肠道失润，传导失职，则便秘。或因食积胃肠，传导失司，则便秘。或因饮食不洁，传导失职，则肠鸣、腹痛、泄泻。或因湿热蕴结于大肠，气机阻滞，则腹胀、腹痛、里急后重。

大肠病常见病症：便秘、泄泻、腹胀、腹痛、里急后重等。

### （五）膀胱病病机及常见病症

膀胱病病机：膀胱病以贮存、排泄尿液功能失调为主要病理变化。多因肾气不固，膀胱失约，则尿频、尿急、遗尿、小便失禁。或因气化失司，膀胱不利，则尿少、水肿、尿闭。或因湿热之邪蕴结膀胱，气化不利，下迫尿道，则尿频、尿急、尿痛。

膀胱病常见病症：尿频、尿急、尿痛、水肿、尿闭、遗尿、小便失禁等。

### （六）三焦病病机及常见病症

三焦病病机：三焦病以通行诸气、水液的功能失调为主要病理变化。

三焦病常见病症：全身气化功能障碍、水液代谢障碍等。

## 三、奇恒之腑病机

奇恒之腑病机是指奇恒之腑生理功能失常而产生的病理变化。

### （一）脑病病机及常见病症

脑病病机：脑病以精髓不足和感觉运动异常为主要病理变化。多因肾中精气亏虚，精不生髓，脑髓空虚，致脑的功能失调，则精神、意识、思维活动，智力下降，耳目失聪，言语应答迟钝，肢体痿弱不用。

脑病常见病症：听、视、言、嗅、味、语言应答、肢体活动异常等。

### （二）髓和骨病病机及常见病症

髓和骨病病机：以髓和骨病为主要病理变化。多因先天不足、后天失养；邪热久留，消烁阴液；下焦虚寒，精血不足等，致骨髓空虚，则生长发育迟缓，骨质松脆。

髓和骨病常见病症：生长发育迟缓、骨质松脆易折等。

### （三）脉病病机及常见病症

脉病病机：脉病以脉道不利、脉道失约为主要病理变化。或因阳气素虚；痰浊内阻，气机不畅；津液枯涸，脉失濡养；寒凝血脉等，致脉道不利，则疼痛。或因热灼脉络，迫血妄行；气虚不摄；瘀血阻滞，血不归经，致脉道失约，血溢脉外，则出血。

脉病常见病症：疼痛、出血等。

### （四）女子胞病病机及常见病症

女子胞病病机：女子胞病以月经不调、孕产失职为主要病理变化。多因心、肝、脾、肾等脏腑功能失常，冲任气血不足，女子胞失养，导致月经不调、痛经、不孕。

女子胞病常见病症：月经不调、痛经、不孕等。

# 第五节　病证传变

疾病处于不断的运动变化之中，任何疾病一旦发生，都要经历一个变化发展的过程。传变，是指疾病在机体脏腑经络组织中病位的传移和性质的变化。从本质上讲，它是疾病发展过程中不同时间和不同层次上，人体各种脏腑经络及精气血津液等各种病理改变。

由于致病因素的差异，患病者体质的强弱，外在环境条件的不同，以及医护措施得当与否，都能影响到疾病的发展和演变，因而疾病的过程是复杂多变的。所以，探明疾病的这些演变规律和影响因素，有利于进一步揭示疾病的本质，更好地为临床服务。

## 一、病证传变的形式

疾病传变，通常有两种形式：第一种是病位的传变，第二种是病性的转化。

### （一）病位传变

病位，指疾病的部位。人是一个有机的整体，机体的表里、脏腑之间，都有经络相互沟通联络。因此，某一部位的病变，可以向其他部位波及扩展，从而引起该部位发生病变，这就是病位的传变。常见的病位传变主要是表里之间的传变和脏腑之间的传变。在外感疾病和内伤疾病中，两者的传变各有不同。

一般而言，外感病发于表，其基本传变形式可以看作浅深的传变，即由表入里，由浅入深，或向相反方向传变，这称为表里出入；内伤病起于脏腑，其发展变化过程是由患病脏器波及其他脏器，所以内伤病的基本传变形式是脏腑之间的传变。

掌握病位的传变规律，实际上是用动态的观点认识疾病的变化发展，以便把握病势发展规律，从而抓紧时机进行治疗，以达到"善治者治皮毛，其次治肌肤，其次治筋脉，其次治六腑，其次治五脏"（《素问·阴阳应象大论》），立足早治、预防的目的。

1. **表里出入是外感疾病的基本传变形式**　表里，亦称内外，代表病位层次的浅深；出入，代表疾病演变的趋势。表里是一个内外相对的概念。其所指的病位层次并不是固定的。例如，病在皮肤、毛窍、肌肉、经络等为外属表，在脏腑、骨髓等组织器官为内属里；倘若以皮毛与经络相对而言，则皮毛属表，经络属里；在经络之中，则三阳经为表，三阴经为里；以脏与腑相对而言，则腑为表，脏为里。人体之间彼此联系，脏腑、经络、肌腠、血脉等皆表里相通，病变可以由表入里，也可以由里出表。

表里传变的发展趋势如何，取决于正邪双方力量的对比。一般条件下，表邪入里，多由于正气渐损，正不胜邪所致；里邪出表，多为机体正气来复，抗邪有力，最终驱邪外出。表邪入里，病情加重，病机发展为"逆"；里邪出表，则病趋好转，病机发展为"顺"。

（1）表邪入里：即表病入里。指外邪侵袭人体，首先客于肌表，产生表证的病机变化和症状，而后内传入里，出现里证的病机变化和症状。

表邪入里，常见于外感疾病的初期或中期，是疾病向纵深发展的反映。例如，外感风寒失治，郁久化热入里，而致肺热壅盛，出现身热、咳喘等；又如风寒在表，误用清热泻下法，可形成泻利等里证；再如麻疹病人因护理不当，抵抗力低，表邪亦可以入里。此外，某些疾病，如湿温病，常常有邪气内传入里的自然发展趋势。

表邪入里，多有规律依次相传。《素问·缪刺论》曰："夫邪之客于形也，必先舍于皮毛，留而不去，入舍于孙脉，留而不去，入舍于络脉，留而不去，入舍于经脉，内连五脏，散于肠胃，阴阳俱感，五脏乃伤。此邪之从皮毛而入，极于五脏之次也。"《素问·痹论》曰："五脏皆有合，病久而不去者，内舍于其合也。故骨痹不已，复感于邪，内舍于肾；筋痹不已，复感于邪，内舍于肝；脉痹不已，复感于邪，内舍于心。"但也有不按层次规律传变的，如寒邪直中太阴，还有温病的"逆传心包"等。

（2）里邪出表：即指病邪原本位于脏腑等在里层次，经过适当治疗，在邪正斗争中，邪气由里透达于外的传变过程。在外感病中的里病出表，多为表邪内陷入里后，再度传表。如麻疹内陷以后，因护理得当，治疗正确，使疹子重现而透发；又如伤寒三阴病变转化为三阳病变等，都属于里病出表的病理过程。如《灵枢·邪气脏腑病形》所言"邪入于阴经，则其脏气实，邪气入而不能客，故还之于腑。"

人体表里是相对的，也是多层次的。所以，在表里出入的传变中，可以有介于表里之间的阶段，即半表半里。伤寒的少阳病机，温病的邪伏募原病机，都被称为半表半里，都出现了介于表与里之间的证候，其发展趋势既可达表也可入里，是比较特殊的一类病机。

**2. 外感疾病传变** 一般而言，外感病发于表，发展变化过程是自表入里、由浅而深的传变。故外感病基本传变形式是表里出入。同时，临床上因为病邪性质不同，感邪途径不同，其病位传变的形式与过程亦随之有所差异。概括起来，主要有六经传变、卫气营血传变和三焦传变。

（1）六经传变：即指疾病的病位在六经之间的相对传移。此为感受风寒之邪致病的基本传变形式。六经指三阳、三阴，六经传变实际上是张仲景对伤寒病六个不同发展阶段的病变规律和本质的概括。

六经由表入里传变的基本形式是先三阳后三阴，一般顺太阳、阳明、少阳、太阴、少阴、厥阴的次序传变，说明阳气由盛而衰，疾病由轻到重的发展过程。也有邪气不经三阳经而直入三阴经，称为直中三阴，其中以直中少阴为多见。当正气来复时，病势可由阴转阳地传变，如厥阴转出少阳。

（2）卫气营血传变：即指温热病过程中，病变部位在卫、气、营、血四个阶段的传移变化，此为温热病邪致病的基本传变形式。卫分是温病的初期阶段，病位在肺卫；气分为温病的中期，病位在胃、肠、脾及肺、胆；营分是温病的严重阶段，病位在心包及心；血分属温病的晚期，病位在肝、肾及心。

卫气营血传变，一般从卫分开始，发展传为气分，再入营分，继而血分。反映病邪由浅入深，病势由轻而重的发展过程，称为"顺传"。若邪入卫分后，不经过气分阶段，而直接进入营分或血分，内陷心包，称为"逆传"，它实际上反映了传变过程中渐进与暴发的不同。此外，卫气营血传变，亦有起病即在气分、营分，或"卫气同病"。更有营分之邪，可因病势向外而转出气分，称为"透营转气"等种种之不同。

（3）三焦传变：即指病变部位循上、中、下三焦而发生传移变化。此为感受温热病邪，包括湿热病邪致病的基本传变形式。三焦是人体上、中、下部位的划分，也是诸气与水液上下运行的通路，因而也可作为病位转移的途径。三焦传变，实际上是对温热病三个不同发展阶段的病变规律和本质的概括。

温热病邪多自口鼻而入，首先侵犯上焦肺卫。病邪深入，则从上焦传入中焦脾胃，再入下焦肝肾。这是疾病由浅入深，由轻而重的一般发展过程，此为"顺传"；倘若病邪超越一般传变规律，从肺卫直接传入心包，则病情较为凶险，此为"逆传"。

总而言之，外感病的具体传变形式，伤寒多六经传变，温病多卫气营血、三焦传变，而疠气为病，往往不同的疠气，可能有其各自特殊的传变规律。但无论是六经传变、卫气营血传变还是三焦传变，其基本形式仍然都是表里浅深层次的传变，只是突出了各自的传变特点。

**3. 内伤疾病的传变形式**　内伤疾病是七情过极、劳倦损伤、饮食失调等致病因素导致气机紊乱，脏腑受损所导致的一类疾病。因此，内伤疾病的基本病位在脏腑。人体脏腑之间生理上密切相关，病理上则可通过经络、精气血津液等相互影响。脏腑病变的彼此影响，互相传变，是人体疾病较为普遍的一种传变形式，它集中反映了内伤疾病发展变化的一般规律。脏腑之间的传变大致包括五脏之间、六腑之间、脏与腑之间的传变三方面内容。

五脏之间传变，经过历代医家的长期观察研究，五脏之间生理上互相关联，病理上常常互相影响和互相传变。临床常见如肝病传脾、肺病及肾，又如心与肺、心与脾等。每两脏之间病理传变的情况都不尽相同，在心肺之间，临床常见心血与肺气病变的表现；心脾之间，则多以心血、心神与脾运病变常见。当然，古人总结的按照五行属性与生克关系而相互传变的规律，对于疾病的演变和转归，也有一定的指导意义。

六腑之间传变，则主要根据其结构和功能特点来分析六腑之间的传变关系。例如胃、胆、小肠、大肠等腑与腑之间，结构相连接，功能相协助，常常彼此累及。临床常见肠腑传导不利，致胃气不降，甚则上逆；胆失疏泄，致胃与小肠功能失常等。

脏与腑之间的传变，主要是按脏腑之间表里关系进行传变。由于相合脏腑之间，有经脉相联络，气血阴阳相流通，所以病多传变。某一脏或腑的病变，可循经传与相表里的脏或腑，从而发生相表里的脏腑同病。《素问·咳论》曰："五脏之久咳，乃移于六腑。脾咳不已，则胃受之……肺咳不已，则大肠受之。"这里脾胃之间，肺与大肠之间，病气都可以相互移易。例如肺与大肠之表里相合，肺气失于肃降，可致大肠腑气不通，故肺病可传至大肠，大肠病又可累及于肺。

## （二）病性转化

病性，即病机的性质，它决定着病证的性质。疾病在发展过程中，既有病位的传移，也有病证性质的转化。

寒与热是机体阴阳失调所导致的两种性质相反的病机。寒与热，是阴阳盛衰的体现，它既可由邪气亢盛引起的阴阳偏盛所致，也可因机体的阴虚、阳虚而变化，即所谓"阳胜则热，阴胜则寒""阳虚则寒，阴虚则热"。因此，寒热的转化，实则由阴阳的消长和转化导致，它必然涉及虚实的转化，出现寒热虚实错综复杂的病机转化。

**1. 由热转寒**　即先为热性病机，后转变为寒性病机的病理过程。由热转寒最常见的形式即由实热证转化为虚寒证。如外感高热患者，由于大汗不止，阳随汗脱；或因吐泻过度，阳（气）随津脱，病机就由实热证转化为虚寒证，可以出现冷汗淋漓、体温骤降、四肢厥冷、面色苍白、脉微欲绝等亡阳危证。

**2. 由寒化热**　即先为寒性病机，后转变为热性病机的病理过程。由寒化热最常见的形式是由实寒证转化为实热证，即通常所说的寒邪化热入里。如太阳表寒证，卫阳被遏，初则恶寒重、发热轻、无汗、脉浮紧，继则从阳化热，出现阳明里热证，可有高热、不恶寒反恶热、心烦、口渴、脉洪大等实热证表现。

总而言之，寒热病性转化有其一般规律：阴盛阳虚体质，易从寒化、从湿化；阳盛阴虚体质，则易从热化、从燥化；受邪脏腑经络属阴者，多从阴而化寒、化湿；受邪脏腑经络属阳者，多从阳而化热、化燥；误治伤阳，则从寒化；误治伤阴，则从热化。上述病性转化的发生，有突变，有渐变。一般来说，外感病的病性转化较为迅速，内伤杂病的病性转化则较为缓慢。

# 二、影响病证传变的因素

疾病的传变受各种因素影响，其中病邪的性质和邪正力量的对比，起着决定性的作用。它不仅决定疾病传变与否，而且决定着传变的方向和速度。以外，病证传变又是人体内外各种因素共同影响的结果。这些因素主要有以下几种：

## （一）体质因素

体质主要从两方面对疾病的传变发生影响。一是影响正气之强弱，从而参与决定发病与传变的迟速。如，素体壮盛者，一般不易感受病邪，一旦感邪则发病急速，但传变少，病程短；体素阳虚者，则易于感邪，且邪易深入，病势缓，病程缠绵而多变。二是在邪正相争中，对病邪的"从化"具有重要作用。如，素体阳盛者，邪从火化较多，疾病易向阳热实证演变；素体阴盛者，邪从寒化多见，疾病易向实寒或虚寒等证演变。《医宗金鉴·卷三十六》曰："人感受邪气虽一，因其形脏不同，或从寒化，或从热化，或从虚化，或从实化，故多端不齐也。"

## （二）环境因素

《素问·宝命全形论》曰："人以天地之气生，四时之法成。"人与自然环境有密切的联系。气候变化、地理环境、生活状况、社会环境等都对疾病的传变产生影响。如在冬春寒冷的季节，极易感受寒邪，外寒入里引动内饮而发喘哮。又如，久居高峻干燥地域之人，疾病传变易于化热、化燥，而久居卑湿之地者，病变多湿盛热微，易于伤气伤阳。社会环境、生活工作环境，如饮食、劳逸、情志对疾病传变亦有影响。情志对疾病传变的影响，主要通过干扰气机而发生作用。若个人社会境遇不佳，或人际关系紧张，则往往导致悲忧抑郁，疾病的发展不仅可以转为内伤，甚至造成恶化以至卒然死亡。

## （三）邪气因素

邪气是影响疾病传变的重要因素，疾病传变的迟速以及病位、病性的传变等都受到邪气的影响。

## （四）生活因素

生活因素包括情志、饮食、劳逸等因素，主要通过作用于正气进而影响疾病的传变进程。

本章现代
研究概述

## （五）诊治因素

正确的辨证治疗，合理的组方用药以及恰当及时的调治措施，可以阻断、中止疾病的发展传变，或者使疾病转危为安，由重变轻，甚至痊愈。反之，用药不当或者失治误治，则可能损伤正气，助长邪气，导致变证迭起，坏证丛生，以致预后不良。

## 小 结

本章重点阐述了病机的概念、特点及层次，基本病机，内生五邪病机，脏腑病机及病机传变等。

（1）病机的概念、特点及层次：病机是疾病发生发展和变化的机理。病机学说肇始于《黄帝内经》，经历代医家补充完善而形成了多层次的病机学说。

（2）基本病机：分别介绍了邪正盛衰、阴阳失调、气血失常、津液失常等基本病机的概念、类型、变化规律等内容。

邪正盛衰，关系着疾病的发生、发展和转归，而且影响着病证的虚实变化。邪正之间的盛衰变化既可表现为相对单纯的虚证和实证，又可表现为虚中夹实和实中夹虚的虚实错杂，或由实转虚和因虚致实的虚实转化，也可表现为本质与征象不一的真虚假实和真实假虚。

阴阳失调，是疾病发生、发展的根本机制，包括阴阳偏盛、阴阳偏衰、阴阳互损、阴阳格拒、阴阳亡失。阴阳失调的病机变化主要影响和决定着疾病的寒热。

气血失常，概括了气和血的不足及其各自生理功能的异常，气和血互根互用的功能失常等病理变化。气的失常包括气虚、气机失调（气滞、气逆、气陷、气闭、气脱）；血的失常包括血虚、血瘀、出血；气血关系失常表现为气滞血瘀、气虚血瘀、气不摄血、气随血脱、气血两虚等病理变化。

津液失常，概括了津液的输布失常，津液的生成和排泄之间失去平衡而致津液不足，水湿停聚以及津液与气血关系失常等病理变化。津液不足多由津液生成不足、耗散和排泄过多而致伤津和脱液的病理变化；水湿停聚多由肺、脾、肾功能障碍所致，多表现为湿浊困阻，痰饮凝聚，水液潴留等病理变化；津液与气血关系失常，多表现为常停气阻、气随津脱、津枯血燥、津亏血瘀、血瘀津停等病理变化。

（3）内生五邪：在疾病过程中由于脏腑气血阴阳的功能失调所产生的五种病理变化，即内风、内寒、内湿、内燥、内火等病理状态。

（4）脏腑病机：脏腑病变发生、发展以及相互影响的病理机制。五脏病机的基本病理是五脏气血阴阳失调。六腑病机的共同特点是通降功能的失调。

（5）病机传变：病机传变包括病位传变、病性转化。影响病证传变的因素有环境因素、体质因素、邪气因素、生活因素。

1. 试用虚实分析阴阳失调病理变化。
2. 阴阳偏衰既可导致相对一方亢盛，又可导致相对一方虚损不足，对此应如何正确理解和分析？
3. 亡阳与气脱有何区别与联系？

# 第十章　养生与防治原则

## 第一节　养　　生

### 一、养生的基本概念

养生一词，首见于《庄子·内篇》，古籍中又称为摄生、道生等，即养护生命之义，是为了预防疾病、保健强身、延缓衰老而进行的各种保健活动的总称。

中医养生学，是在中医理论指导下，研究人类生命规律，探索衰老机理，寻找增强生命活力，预防疾病以及延年益寿的原则和方法的学科。生长壮老已是人类生命的自然规律，中医学将天赋寿命称为"天年"。养生就是通过各种调摄保养，以增强体质，提高机体对外界环境的适应能力及抗病能力，从而减少或避免疾病的发生，并使机体处于阴阳协调、身心健康的最佳状态，从而延缓衰老的进程。所以，养生对于预防疾病、提高人类健康水平和延年益寿具有十分重要的意义。

### 二、养生的基本原则

养生原则，是指实施养生活动时所必须遵循的总的法则。古人在长期的养生实践活动中，不断地研究人体生命活动现象和规律，探索衰老的机理，研究致病和导致早衰的原因和条件，并在中国古代哲学和传统文化的影响下，逐渐形成了一系列的养生原则。

#### （一）顺应自然

顺应自然指人们在掌握自然规律的基础上，主动采取各种措施，使人体生理活动与自然变化节律相应，保持机体内外环境的协调统一，以达到延年益寿的目的。《素问·宝命全形论》提出："人以天地之气生，四时之法成。"人类生存于自然界中，人的生命活动与自然界息息相关。在自然界的变化中，存在着以四时、朔望、昼夜为标志的周期性节律变化，并由此产生了气候变化和物候变化所呈现的生长化收藏规律等。人类在长期的进化过程中，形成了与之相应的生理节律和自我调适的能力。《素问·四气调神大论》根据四季变化提出了"春夏养阳，秋冬养阴"的养生原则。人若能顺应自然而摄生，机体则能处于阴阳和谐的健康状态；若违逆自然，则易罹患疾病。

## （二）形神兼养

形，指形体，即脏腑身形；神，指以五神、五志为特征的心理活动。形神兼养，是以形神统一的生命观为理论基础，使形体与精神协调统一，达到身心和谐的养生目的。即养生时不仅要注意形体保养，还要注意精神调摄，使两者相互协调，才能保持健康，臻于长寿。形者神之质，神者形之用；形为神之基，神为形之主。故无形则神无以生，无神则形不可活。可见，形神相互依存、不可分离，而这种"形神合一"或"形与神俱"的生命观，是"形神兼养"养生原则的理论依据。

中医养生注重"静神"与"动形"结合，即所谓"守神全形"和"养形全神"。形神兼养以"静神"为首务，神明则形安。神为生命的主宰，宜清静内守，精神得以修养，才能使寿命得以延长。正如《素问·上古天真论》所言："恬惔虚无，真气从之，精神内守，病安从来。"形神兼养还需"动形"，形盛则神旺，形体的动静盛衰也关系着精、气、神的兴衰存亡。可见，动以养形，静以养神，实现动静结合、刚柔相济，从而达到调神与强身的有机统一，则有益于人体健康长寿。

## （三）保精护肾

保精护肾是利用各种手段和方法调养肾精，使精气充足，体健神旺，从而达到延年益寿目的的养生原则。肾为先天之本，肾中精气关系到人体生长、发育、生殖等功能及机体阴阳平衡的调节。《金匮要略·脏腑经络先后病脉证》曰："房室勿令竭乏。"说明保精护肾的原则首当节欲保精，不可纵欲无度以耗竭其精。若性生活过度，必致肾中精气亏损而使人易于衰老或患病，故中医将房劳过度看作是疾病的主要病因之一。保精护肾之法除房室有节外，尚有运动保健、按摩固肾、食疗保肾、针灸药物调治等。

## （四）调养脾胃

调养脾胃，是指利用各种手段和方法调护保养脾胃，增强脾胃功能，以营养脏腑经络和四肢百骸的养生原则。脾胃为后天之本，气血生化之源，而脾胃之强弱直接关系到人体盛衰、生命寿夭。《景岳全书·脾胃》曰："土气为万物之源，胃气为养生之主。胃强则强，胃弱则弱，有胃则生，无胃则死，是以养生家当以脾胃为先。"健脾益气、滋养胃阴等是调养脾胃的有效方法，脾胃为气机升降之枢纽，临床调养中应注意脾胃气机之升降，用药勿过寒过燥，以防过偏损伤脾胃。

## （五）因人施养

因人施养，是根据年龄、性别、体质、职业、生活习惯等不同特点，有针对性地选择相应养生方法的原则。人类本身存在着较大的个体差异性，这种差异不仅表现于不同种族之间，而且也存在于不同个体之间。不同个体在形态、生理和心理上存在着差异，因此养生应当因人施养，方能有益于健康。

在以上养生原则的指导下，中医有丰富的养生方法，不同方法作用于人体不同的系统、层次，发挥不同的效能。养生方法主要包括以下几个方面：

**1.顺时摄养**　是指顺应四时气候、物候变化的规律，从精神、起居、饮食、运动诸方面进行综合调摄的养生方法，重在协调人体功能活动和精神变化与外环境的关系。

**2. 调摄精神**　主要采用怡养心神、调摄情志、调剂生活等各种心理调节方法，以保持心理平衡，从而维护和增强心理健康。具体实施方法很多，归纳起来可分为节制法、疏泄法、转移法和情志制约法等。

**3. 运动养生**　神宜静，形宜动，可采用太极拳、五禽戏、八段锦、易筋经、气功和武术等传统健身术以达到强身健体的目的。

**4. 调摄起居**　主要包括起居有常、劳逸适度、节欲保精等具体调摄方法，使各脏腑功能协调，生命活动有序有度。

**5. 饮食调养**　遵循定时、定量和膳食结构合理的基本原则，做到饮食有节，饮食卫生，平衡膳食。

**6. 针药养生**　通过针灸按摩和药物来保健，调整经络气血，通达营卫，协调脏腑，调和阴阳。此外，还可以选择适宜养生的学习、工作和居住环境，达到机体内外环境和谐统一。

总之，养生应综合各种方法，顺应四时、动静结合、劳逸结合、补泻结合、形神兼养，从整体着眼，进行全面又个性化地调理保养，使机体内外协调，达到预防疾病、保健强身、延缓衰老的目的。

# 第二节　治　未　病

中医"治未病"理念源远流长，其萌芽最早可追溯至殷商时期。进入春秋战国时期，诸子百家的养生文化为中医"治未病"理论的形成奠定了基础。"治未病"一词首见于《黄帝内经》，《素问·四气调神大论》指出："圣人不治已病治未病，不治已乱治未乱，此之谓也。夫病已成而后药之，乱已成而后治之，譬犹渴而穿井，斗而铸锥，不亦晚乎？""治未病"是医学追求的最高境界，其中蕴藏着丰富的预防思想，主要包括未病先防、既病防变和愈后防复三个方面。

## 一、未　病　先　防

未病先防，是指在疾病未发生之前，采取各种措施，增强机体的正气，抵御病邪的侵袭，以防止疾病的发生。这是中医预防疾病，防重于治思想的突出体现。从发病学角度来看，正气不足是疾病发生的内在因素，邪气是发病的重要条件。因此，未病先防主要应从扶助机体正气和防止病邪侵袭两个方面入手。

### （一）扶助机体正气

《素问·刺法论》曰："正气存内，邪不可干。"指出正气充足，机体抗病能力较强，不易患病。《素问·评热病论》曰："邪之所凑，其气必虚。"指出正气不足，机体抗病能力弱，容易患病。因此，采取各种措施增强体质，提高正气的抗邪能力是未病先防的关键所在。《景岳全书·脾胃》曰："凡先天之有不足者，但得后天培养之力，则补天之功，亦可居其强半。"除采用顺应自然的养生措施外，调畅情志、锻炼身体、饮食有节、起居有常、针灸推拿及药物调养等方法，也是增强体质、提高正气抗邪能力的有效手段。

### （二）防止病邪侵袭

未病先防，除了增强机体正气的抗病能力外，还应采取避其邪气、药物预防等方法，从而防止病邪对人体的侵害。

**1. 避其邪气**　《素问·上古天真论》曰："虚邪贼风，避之有时。"躲避邪气侵袭，包括顺应四时，防止四时不正之气的侵袭，如春天防风、夏日防暑、秋天防燥、冬天防寒等；躲避疫毒，防止疠气之染易；日常生活和工作中要用心防范，防止外伤和虫兽伤害；讲究卫生，防止环境、水源和食物污染等。

**2. 药物预防与人工免疫**　药物预防是指事先服食某些药物以提高机体的免疫能力，从而达到预防疾病之目的。《素问·刺法论》曰："小金丹……服十粒，无疫干也。"近年来，在中医理论指导下，用中草药预防疾病也取得了良好效果，如用板蓝根、连翘、大青叶预防流感、腮腺炎等。

人工免疫是指通过接种疫苗、菌苗、类毒素等，使人体产生主动免疫，提高抗病能力，从而预防某些疾病的发生。如接种卡介苗、乙型肝炎疫苗、新型冠状病毒疫苗等，对预防结核病、乙型病毒性肝炎、新型冠状病毒肺炎等疾病的发生起到了关键作用。

## 二、既 病 防 变

既病防变，即在疾病发生的初始阶段，力求做到早期诊断、早期治疗，以防止疾病的发展及传变。

### （一）早期诊治

在疾病过程中，由于邪正斗争的消长，疾病的发展可能会出现由浅入深、由轻到重、由单纯到复杂的病理变化。在疾病的诊治方面，中医学特别强调早期诊断和早期治疗。在疾病的初始阶段，病位较浅，病情多轻，正气未衰，如能早期诊治，疾病较易治疗，且传变也较少。《素问·阴阳应象大论》曰："邪风之至，疾如风雨，故善治者治皮毛，其次治肌肤，其次治筋脉，其次治六腑，其次治五脏。治五脏者，半死半生也。"说明诊治越早，疗效越好，如果不及时诊治，病邪就可能步步深入，使病情越趋复杂、深重，从而错失治疗良机或酿成大患。

### （二）防止传变

防止传变，是指认识和掌握疾病发生发展规律及其传变途径，进行早期诊治，从而防止疾病的进一步发展。防止传变主要包括阻截病传和先安未受邪之地两个方面。

**1. 阻截病传**　各种疾病都有一定的传变规律和途径，当邪气侵犯人体后，根据其传变规律进行早期诊治干预，阻截其病传，可防止疾病进一步发展与恶化。如伤寒病的六经传变，病初多在肌表太阳经，病变发展则可传变至他经，而太阳病阶段就是伤寒病早期诊治的关键，在此阶段如能正确有效地治疗，则是防止伤寒病病势进一步发展的最好措施。又如温病多始于卫分证，而卫分证阶段也是温病早期诊治的关键所在。

**2. 先安未受邪之地**　是指临床诊治疾病中，不但要对疾病所属病位进行诊治，且应根据疾病的发展和传变规律，对尚未受邪而有可能即将被传及之处给予事先调养，防止疾病传变。

在具体运用中，可根据五行生克乘侮规律、经络相传规律等，实施一些预见性治疗，防止疾病进一步发展。《难经·七十七难》曰："上工治未病……所谓治未病者，见肝之病，则知肝当传之于脾，故先实其脾气，无令得受肝之邪，故曰治未病焉。"主张在治疗肝病的同时常配以调理脾胃的药物，使脾气旺盛而不受邪，以防肝病传脾。又如温热病伤及胃阴时，其病变发展趋势易耗及肾阴，清代医家叶天士据此传变规律提出了"务必先安未受邪之地"（《温热论》）的预防原则，主张在甘寒以养胃阴的方药中加入咸寒滋养肾阴的药物，以防止肾阴耗损。由此可见，根据疾病传变规律，先安未受邪之地，便是杜绝疾病发展和传变的有效途径和方法。

## 三、愈后防复

愈后防复，是指在疾病初愈、缓解或痊愈时，要注意从整体上调整阴阳，维持阴阳平衡状态，防止疾病复发及病情反复。患者初愈后，阴阳刚刚达到新的平衡，机体处于不稳定状态，此时应扶助正气，消除宿根，避免诱因，防止复发。愈后防复包括防止复感新邪、防止食复、防止劳复、防止药复等。如《素问·热论》在论述热病的护理与饮食禁忌时指出："病热少愈，食肉则复，多食则遗，此其禁也。"此外，根据气候变化，预先做好各种防护措施，以及保持心情舒畅，对于预防疾病的复发也起到积极的作用。

## 第三节　治　　则

中医治疗疾病的主导思想和核心内容是治病求本。治病求本，是指在治疗疾病时，必须寻找出疾病的本质，并针对其本质进行治疗。《素问·阴阳应象大论》曰："治病必求于本。"治病求本是整体观念和辨证论治的体现，是中医治疗疾病的指导思想，位于治则治法理论体系的最高层次。

治则就是治疗疾病所必须遵循的基本原则，对临床治疗、处方、用药、针灸等具有普遍的指导意义。治则是针对疾病所表现出的共性病机即基本病机而确立，基本病机包括邪正盛衰、阴阳失调、脏腑失调、精气血津液失常等，因此，治标与治本、正治与反治、扶正祛邪、调整阴阳、调理脏腑、调理精气血津液及三因制宜等，均属于基本治则范畴。

治法是在治则指导下制定的治疗疾病的具体治疗大法、方法和措施。其中治疗大法是针对不同病机的证候而确立的，如汗、吐、下、和、清、温、补、消八法，其适应范围相对较广，是治法中的较高层次。治疗方法是在治疗大法的指导下，针对某一证候所确立的具体治疗方案，如辛温解表、镇肝息风、健脾利湿等。治疗措施，是在治法指导下对病证进行治疗的具体技术、方式与途径，包括药治、针灸、按摩、导引、熏洗等。

治则与治法二者既有区别，又有联系，治则是治疗疾病时指导治法的总原则，具有很强的原则性和指导性；治法则是从属于一定治则的具体治疗大法、治疗方法及治疗措施，其针对性及可操作性较强，较为具体而灵活。

　**知识拓展**

### 八法概述

中医"八法"包括汗、吐、下、和、温、清、消、补八种治法，是清代程钟龄根据历代医家对于治法的归类进行总结的。程氏在《医学心悟》中说："论病之源，以内伤外感四字括之。论病之情，则以寒热虚实表里阴阳八字统之。而治病之方，则又以汗、和、下、吐、消、清、温、补八法尽之。"

汗法，又称解表法，指通过发汗，开泄腠理，逐邪外出的治法；吐法，是运用具有催吐作用的药物或方法，引起呕吐，排出停留在胃及胸膈之上痰涎、宿食、毒物等病邪的治法；下法，是通过通便、下积、泻实、逐水等，使停留于胃肠的宿食、燥屎、冷积、瘀血、结痰、停水等从下窍而出，以祛邪除病的治法；和法，是通过和解或调和的作用以祛除病邪的治法；温法，是通过温中、祛寒、回阳、通络等作用，祛除寒邪和补益阳气的治法；清法，是通过清热泻火，以清除火热之邪的治法；消法，是通过消食导滞和消坚散结，使积聚之实邪渐消缓散的治法；补法，是补益人体脏腑气血阴阳不足的治法。

临床上对于复杂的病证，八法的运用常根据病情进行配合，如汗法同补法、下法、消法的并用等。还有以下为补、以补为消之类，正如《医学心悟》所言："一法之中，八法备焉。病变虽多，而法归于一。"

# 一、治标与治本

治标与治本，首见于《素问·标本病传论》。标与本的概念是相对的，标本关系常用来概括说明事物的现象与本质、因果关系以及病变过程中矛盾的主次先后等。一般而言，从邪正关系来说，人体正气为本，致病邪气为标；从病因与症状关系来说，病因为本，症状为标；从疾病先后来说，旧病、原发病为本，新病、继发病为标；从疾病病位来说，病在内在下为本，病在外在上为标，脏腑精气病为本，肌表经络病为标等。

在复杂多变的病证中，常有标本缓急的不同，因而在治疗上就有先后缓急之别。标本治法的临床应用，在某些情况下，标病甚急，如不及时解决，可危及患者生命或影响"本"病治疗，则应采取"急则治其标，缓则治其本"的法则，先治其标病，后治本病。若标本并重，则应标本兼治。

## （一）缓则治本

缓则治其本，多用在病情缓和、病势迁延、暂无急重病状的情况，对慢性病或急性病恢复期的治疗具有十分重要的指导意义。如肺痨咳嗽，其本多为肺肾阴虚，故治疗不能单纯使用一般的止咳法治其标，而应滋养肺肾之阴以治其本，本病得愈，咳嗽也自然消除。再如气虚自汗，以气虚不摄为本，出汗为标，单用止汗法一般难以奏效，此时应补气以治其本，气足则自能收摄汗液。

## （二）急则治标

《素问·标本病传论》曰："先病而后生中满者，治其标……小大不利，治其标。"中满、大小便不利，都是较急重的症状，故当先治疗。如水臌病人，当腹水大量增加，腹部胀满，呼吸喘促，大小便不利的时候，应先治疗标病的腹水。大小便不利，可用利水、逐水法，待腹水减轻，病情稳定后，再调理肝脾，治其本病。另外，在先病为本、后病为标的关系中，有时标病虽不危急，但若不先治则将影响本病的整个治疗方案时，也当先治其标病，如心脏病患者轻微感冒，应先将感冒治好，方可使心脏病的治疗方案得以进一步实施。

### （三）标本兼治

当标本并重或标本均不太急时，应标本兼治。如在热性病症过程中，热盛伤津耗阴后，临床可见身热、腹硬满痛、大便燥结、口干渴、舌燥苔焦黄等，此属邪热里结为本，阴液受伤为标，标本俱急，治当标本兼顾，可用增液承气汤治之。因泻下与滋阴同用，泻其实热可以存阴，滋阴润燥则有利于通下，标本同治方可收到相辅相成之功。

总之，病证变化有轻重缓急、先后主次之不同，因而标本治法运用也就有先后与缓急、单用或兼用的区别，这就是中医治疗原则性与灵活性有机结合的体现。因此，区分标病与本病的缓急主次，有利于从复杂病变中抓住关键，做到"治病必求于本"。

## 二、正治与反治

正治与反治，是指所用药物性质的寒热、补泻功效与疾病的本质、现象之间的从逆关系，《素问·至真要大论》曰："逆者正治，从者反治。"

### （一）正治

正治，是指采用与病证性质相反的方药治疗的一种治则。由于采用的方药性质与病证性质相逆，如寒证用热药，热证用寒药，故又称为"逆治"。正治适用于表象与本质相一致的病证。常用的正治法主要有以下四种。

1.**寒者热之** 是指寒性病证表现为寒象，用具有温热性质的方药进行治疗，即以温热药治疗寒证。如表寒证用辛温解表方药，里寒证用辛热温里方药等。

2.**热者寒之** 是指热性病证表现为热象，用具有寒凉性质的方药进行治疗，即以寒凉药治疗热证。如表热证用辛凉解表方药，里热证用苦寒清里方药等。

3.**虚则补之** 是指虚损性病证表现为虚象，用补益类方药进行治疗，即以补益药治疗虚证。如阳虚证用壮阳方药，阴虚证用滋阴方药，气虚证用补气方药，血虚证用养血方药等。

4.**实则泻之** 是指实性病证表现为实象，用攻邪泻实类方药进行治疗，即以祛邪法治疗实证。如食积证用消食导滞方药，水饮内停证用逐水方药，血瘀证用活血化瘀方药，湿阻证用祛湿方药等。

### （二）反治

反治是指治疗用药的性质顺从病证假象而治的一种治则。由于采用的方药性质与病证中假象的性质相同，故又称为"从治"。反治适用于表象与本质不完全一致的病证。究其实质，用药的性质虽然是顺从疾病的假象，但也是逆其病证本质，故仍然是在"治病必求于本"思想指导下针对疾病本质而进行的治疗。常用的反治法主要有以下四种。

1.**热因热用** 即以热治热，是指用温热性质的方药治疗具有假热征象的病证。适用于阴盛格阳的真寒假热证。由于阴寒充塞于内，逼迫阳气浮越于外，故可见身反不恶寒，面赤如妆等假热之象，但由于阴寒内盛是病本，故同时也可见下利清谷，四肢厥逆，脉微欲绝，舌淡苔白等内真寒的表现。因此，当用温热方药以治其本。

2.**寒因寒用** 即以寒治寒，是指用寒凉性质的方药治疗具有假寒征象的病证。适用于阳盛格阴的真热假寒证。如热厥证中，由于里热盛极，阳气郁阻于内，不能外达于肢体发挥温煦作用，并格阴于外而见手足厥冷，脉沉伏之假寒之象。但细究之，患者手足虽冷，但躯干部却壮热而欲掀衣揭被，或见恶热，烦渴饮冷，小便短赤，舌红绛，苔黄等里有真热的征象。这是阳热内盛，深伏于里所致。其外在的寒象是假，里热盛极才是病之本质，故须用寒凉药清其真热，而假象方能消失。

**3. 塞因塞用**　即以补开塞，是指用补益性质的方药治疗具有闭塞不通症状的虚性病证。适用于因体质虚弱、脏腑精气功能减退而出现闭塞症状的真虚假实证。如血虚致闭经者，因血源不足，故当补益气血以充其源，血足则经自来。又如脾气虚弱，出现纳呆，脘腹胀满，大便不畅时，乃因脾气虚衰无力运化所致，当采用健脾益气的方药治疗，使其恢复正常运化及气机升降，则诸症自减。

**4. 通因通用**　即以通治通，是指用通利性质的方药治疗具有通泄症状的实性病证。适用于因实邪内阻出现通泄症状的真实假虚证。一般情况下，泄泻、崩漏、尿频等病症，多用止泻、固冲、缩尿等法。但这些通泄症状如果出现在实性病证之中，则当以通治通。如食滞内停，阻滞胃肠所致的腹痛泄泻，不仅不能止泻，相反还应消食导滞以攻下，推荡积滞，使食积去而泻自止。又如瘀血内阻，血不循经所致的崩漏，如使用止血药，则瘀阻更甚，血更难循其经而见出血难止，此时当活血化瘀，瘀去则血液归经后而出血自止。

总之，正治与反治的相同之处，都是针对疾病本质而治，故同属于治病求本的范畴。其不同之处在于，正治适用于病变本质与其外在表现相一致的病证，而反治则适用于病变本质与临床征象不完全一致的病证。此外，还有一种"反佐"法，在前人著作中亦常把它列为"反治"范围，但究其内容，实为制方、服药的具体方法。

# 三、扶正与祛邪

正邪相搏中双方的盛衰消长，决定着疾病的发生、发展与转归，正能胜邪则病退，邪能胜正则病进。因此，治疗疾病的一个基本原则，就是扶助正气，祛除邪气，改变邪正双方力量的对比，从而使疾病早日向好转、痊愈的方向转化。

## （一）扶正祛邪的概念

扶正，即扶助正气、增强体质，提高机体的抗邪及康复能力。适用于各种虚证，即所谓"虚则补之"。益气、养血、滋阴、壮阳、填精、补津以及补养各脏腑的精气阴阳等，均是在扶正治则下确立的具体治疗方法。而在具体治疗手段方面，除内服汤药外，还有针灸、推拿、食疗、形体锻炼等。

祛邪，即祛除邪气，消除病邪的侵袭和损害，并抑制亢奋有余的病理反应。适用于各种实证，即所谓"实则泻之"。发汗、涌吐、攻下、消导、化痰、活血、散寒、清热、祛湿等，均是在祛邪治则下确立的具体治疗方法，其具体措施也同样是多种多样的。

## （二）扶正祛邪的运用

扶正与祛邪，其方法虽然不同，但两者相互为用、相辅相成。扶正使正气充足，有助于机体抵御和祛除病邪，即所谓"正胜邪自去"；祛邪能够排除病邪的侵害和干扰，则有利于正气的维护，即所谓"邪去正自安"。扶正祛邪在运用上必须遵守三个原则：其一，攻补应用合理，即扶正用于虚证，祛邪用于实证；其二，把握先后主次，对虚实错杂证，应根据虚实的主次与缓急，决定扶正祛邪运用的先后与主次；其三，扶正不留邪，祛邪不伤正。

1. **单独运用** 单用扶正，适用于正气虚损、邪气不盛的虚性病证或真虚假实证。扶正时应注意以下几点：其一，要分辨虚的属性，如属气虚、阳虚者，应采用补气、温阳的方法治疗；阴虚、血虚的患者，则采用滋阴、养血的方法治疗。其二，要分清虚损的部位，是一脏一腑之虚，还是数脏数腑之虚，从而分别采用单补或兼补之法。其三，要权衡虚损程度，以确定采取峻补、缓补、重补、轻补或平补之法。如极虚之人，垂危之病，非大剂汤液峻补，不能挽回；而一般性的虚证，只需平和之品以缓补；此外，尚有虚不受补者，更宜以轻淡之品先和胃醒脾，须待胃气旺盛，方可峻补。

单用祛邪，适宜于邪气盛、正气不虚的实性病证或真实假虚证。祛邪时应注意以下几点：其一，要辨清病邪的性质，如六淫、疠气、水湿痰饮、气滞瘀血、食积、虫积，均属于祛邪的对象，只有分清上述病邪的性质，掌握其特性，才能使祛邪做到有的放矢，从而收到药到病除之效。其二，要分辨病邪所在部位，结合正气抗邪之势，因势利导，就近祛邪。如根据病邪所在部位之上、中、下和表里之不同，应分别采用涌吐、消导理气、泻下、发汗之法以治疗。其三，要权衡病邪的程度，以确定方药的轻重缓急。其四，祛邪应中病即止，有时邪去七八，即宜兼顾正气，以免用药太过而伤正。

2. **同时运用** 扶正与祛邪同时应用，即攻补兼施，适用于虚实夹杂的病证。由于邪实与正虚并存，若单纯扶正，则易恋邪；单纯祛邪，又恐伤正，故当攻补兼施。如气虚感冒，症见发热恶寒，精神疲乏，少气懒言，可用益气解表之法以攻补兼施。

对于正虚为主，或正虚较重的虚实夹杂证，当以扶正为主，兼以祛邪，补中兼攻，缓攻其邪。对于邪实为主的虚实夹杂证，或邪实而正虽未虚，当以祛邪为主，兼以扶正。

3. **先后运用** 扶正与祛邪的先后运用，也适用于虚实夹杂证，主要是根据虚实的轻重缓急而变通使用。

先扶正后祛邪：即先补后攻，适应于以正虚为主，机体不能耐受攻伐者。此时兼顾祛邪反而伤及正气，故当先扶正以助正气，正气能耐受攻伐时再予以祛邪，可免"贼去城空"之虞。如某些虫积病人，因正气太虚弱，不宜驱虫，应先健脾以扶正，使正气得到一定恢复之时，然后再驱虫消积。《类经·气味方制治法逆从》曰："若正气既虚，则邪气虽盛，亦不可攻。盖恐邪未去而正先脱，呼吸变生，则措手不及。故治虚邪者，当先顾正气，正气存则不致于害。"

先祛邪后扶正：即先攻后补，适应于以下两种情况：一是邪盛为主，若兼扶正反会助邪；二是正虚不甚，邪势方盛，正气尚能耐攻者。此时先行祛邪，邪气速去则正亦易复，再补虚以收全功。如瘀血所致的崩漏，瘀血不去，则崩漏难止，故应先用活血祛瘀法，然后再补血。

总之，扶正祛邪的应用，应知常达变，灵活运用，根据具体情况而选择不同的用法。

# 四、调整阴阳

疾病的发生，从根本上说就是阴阳失调，出现偏盛偏衰的结果。对于阴阳的偏盛偏衰，《素问·至真要大论》曰："谨察阴阳所在而调之，以平为期。"因此，调整阴阳，损其有余，补其不足，恢复阴阳的相对平衡，是临床治疗的根本治则之一。

## （一）损其有余

损其有余，即"实则泻之"，适用于人体阴阳中任何一方偏盛有余的实证。如阳热亢盛的实热证，应用"热者寒之"的方法以清泻其阳热，且因"阳胜则阴病"，每易导致阴气亏减，此时不宜单纯清其阳热，还须兼顾阴气的不足，即在清热的同时配以滋阴之品，即祛邪为主兼以扶正。而阴寒内盛的实寒证，则用"寒者热之"的方法以温散其阴寒，且因"阴胜则阳病"，每易导致阳气不足，此时不宜单纯地温散其寒，还须兼顾阳气的不足，即在散寒的同时配以扶阳之品，同样是祛邪为主兼以扶正之法的运用。此即《素问·阴阳应象大论》所言："阴胜则阳病，阳胜则阴病。"所以，在损其有余时，必须注意细辨有无阳盛伤阴、阴盛伤阳的情况存在，并给予必要的兼顾治疗。

## （二）补其不足

补其不足，即"虚则补之"，适用于人体阴阳中任何一方或双方虚损不足的病证。包括阴阳互制之调补阴阳、阴阳互济之调补阴阳、阴阳并补、回阳救阴。

1. **互制补虚**　由于阴阳之间是相互制约的，在一方偏衰时，常可导致另一方出现相对的亢盛。如阴虚则不能制阳，阳即相对亢盛，从而出现一系列虚热的征象；阳虚则不能制阴，阴即相对偏盛，从而出现一系列虚寒的征象。对于虚热证，治当滋阴以制阳，又称为滋阴清热、阳病治阴，或"壮水之主，以制阳光"（《重广补注黄帝内经素问·至真要大论》）；对于虚寒证，治当补阳以制阴，又称为温阳散寒、阴病治阳，或"益火之源，以消阴翳"（《重广补注黄帝内经素问·至真要大论》）。

2. **互根补虚**　由于阴阳之间互根互用，故在治疗阴阳某一方偏衰的病证时，组方用药可利用此关系以阴中求阳，或阳中求阴。所谓阴中求阳，是指治疗阳偏衰时，在补阳剂中适当佐用滋阴药，如右归丸的组方；阳中求阴，是指治疗阴偏衰时，在滋阴剂中适当佐用补阳药，如左归丸的组方。此即《景岳全书·新方八阵》所曰："故善补阳者，必于阴中求阳，则阳得阴助而生化无穷；善补阴者，必于阳中求阴，则阴得阳升而泉源不竭。"

3. **阴阳并补**　对于阴阳互损所致的阴阳两虚证，采用补阴与补阳兼顾的方法治疗。运用阴阳并补之法，首先要分清阴阳虚损之主次，或补阳配合滋阴，或滋阴配合补阳；其次要注意调理脾胃以健中气，中气健则化源足，使气血旺盛，阴阳调和则虚损易于恢复。

4. **回阳救阴**　此法适用于阴阳亡失者。亡阳者，当回阳以固脱；亡阴者，当救阴以固脱。亡阳与亡阴都是一身之气的突然大量脱失，故治疗时都须兼以峻剂益气，常用人参等药。

## （三）损补兼用

在阴阳偏盛的病变中，由于阴阳之间的相互制约，常会引起对方的偏衰，因此，在治疗中应在损其有余的同时，兼补其不足。如阴胜则阳病，治宜温散阴寒，同时佐以扶阳；阳胜则阴病，则宜清泻阳热，同时佐以滋阴。反之，若在阴阳失调的病理变化中，由于阴阳偏衰，导致另一方亢盛明显，治宜以补其不足为主，兼损其有余。如知柏地黄丸、大补阴丸，在滋阴同时加用清热的药物，以治疗阴虚内热较为明显的病证，即属于损补兼用之例。

总之，运用阴阳学说指导治疗原则，其最终目的在于选择有效的调整阴阳之措施，以使阴阳失调复归于协调平衡。

# 五、调 理 脏 腑

人体是以五脏为中心的有机整体，脏与脏、脏与腑、腑与腑之间，在生理上相互协调、相互为用，在病理上也相互影响。因此，在治疗脏腑病变时，既要考虑一脏一腑阴阳气血的失调，又要注意调整各脏腑之间的关系，使之重新恢复平衡状态，这就是调理脏腑的基本原则。

## （一）顺应脏腑生理特性

（1）顺应脏腑气机特性进行调理：顺畅脏腑之性，也是调理脏腑功能的重要环节。就脏腑气机而言，肝喜条达而恶抑郁，故治疗肝病重在疏肝解郁以畅其性，兼柔其体；肺主宣发肃降，凡导致肺失宣降而出现的咳喘、胸闷时，治疗则应宣肺散邪、降气宽胸；脾宜升则健，胃宜降则和，其病变多表现为升降反作，故脾病之治重在益气升提，李东垣强调"惟当以辛甘温之剂，补其中而升其阳"（《脾胃论·饮食劳倦所伤始为热中论》），以遂脾升之性，而胃病之治当以和胃降逆为主。再如六腑之特性，大多以通为顺、以降为和，通降受阻则成病态，而顺畅其性，以通为用。

（2）顺应脏腑喜恶特性进行调理：古代医家喜用苦欲或喜恶来概括脏腑的生理特性。脾喜燥恶湿，故对脾病的治疗，无论温阳益气，还是芳香化湿及燥湿、淡渗等，用药宜温燥以顺其性，即使阴虚之证，补阴亦须甘润气轻之品，慎用阴柔滋腻之药。胃喜润恶燥，故对胃病的治疗宜用甘润之品以顺畅其性，而忌过用温燥之剂，以免有碍其性。

## （二）调理脏腑阴阳气血

脏腑是人体生命活动的中心，脏腑阴阳气血是人体生命活动的根本，脏腑的阴阳气血失调是脏腑病变的基础。因此，调理脏腑阴阳气血是调和脏腑的基本原则。

脏腑的生理功能不一，其阴阳气血失调的病机变化也不尽一致。因此，应根据脏腑病机变化，虚实寒热，予以虚则补之、实则泻之、寒者热之、热者寒之的治疗。如肝藏血而主疏泄，以血为体，以气为用，性主升发，宜条达舒畅，病机特点为肝气肝阳常有余，肝阴肝血常不足等，其病变主要有气和血两个方面，气有气郁、气逆，血有血虚、血瘀等。故治疗肝病重在调气、补血、和血，结合病因予以清肝、滋肝、平肝。

## （三）调理脏腑间关系

### 1.根据五行生克规律调理脏腑

（1）补母泻子：根据五行母子关系和五脏相关理论，治疗上则有"虚则补其母，实则泻其子"的方法。当五脏中任何一脏发生病变时，通过补其母或泻其子的方法，则可达到间接补泻本脏的目的。对于五脏虚证，虚则补其母，如滋水涵木法（滋肾养肝法）、益火补土法（温肾健脾法）、培土生金法（健脾补肺法）、金水相生法（滋养肺肾法）、益木生火法（补肝养心法）等；对五脏实证，实则泻其子，如肝实泻心、心实泻胃等。

（2）抑强扶弱：根据五行相克理论和五脏相关学说确立的抑强扶弱治则，既可用于相克不及，也可用于相克太过。抑强即泻其克者之强，扶弱即补其被克者之弱，抑木扶土、培土制水、佐金平木、泻南补北等都属于抑强扶弱治则指导下的具体治疗方法。

## 2. 根据脏腑相合关系调理脏腑

（1）脏病治腑：脏与腑互为表里，当五脏出现病变时，可以通过治腑而达到治脏。如心合小肠，心火上炎之证则可通利小肠，使心经之热从下而出，使心火自降。

（2）腑病治脏：脏与腑互为表里，当六腑出现病变时，可以通过治脏而达到治腑。如肾合膀胱，膀胱气化失司，水液代谢障碍，可以通过补肾而增强膀胱气化功能。

（3）脏腑同治：即脏腑兼治，治脏病时兼顾治腑，治腑病时兼顾治脏。如脾与胃，脾主运化，胃主受纳，纳运相得；脾主升清，胃主降浊，升降相因；脾喜燥而恶湿，胃喜润而恶燥，燥湿相济。所以，脾病常伤及胃，胃病常伤及脾，临床上当脾胃同治。

（4）虚则补脏：五脏藏精气而不泻，以藏为主。五脏六腑皆可表现为虚证，五脏之虚自当补脏，六腑之虚亦可借补脏以扶正。如膀胱气化无力而致的小便频数，甚则遗尿，虽病在膀胱之腑，但补肾固涩以加强膀胱气化功能，则尿频自愈。

（5）实则泻腑：六腑传化物而不藏，以通为用，以降为和。五脏六腑可表现为实证，六腑之实证可泻腑以祛邪，而五脏之实证也可借泻腑达到祛邪的作用。如阳明热结可用承气汤以荡涤胃肠之实热，肝胆湿热可清泄肠道、渗利小便，使湿热从二便而出，前者是腑实泻腑，后者是脏实泻腑。

# 六、调理精气血津液

精气血津液是构成人体和维持人体生命活动的基本物质，在脏腑功能活动中相互依存、相互促进和相互转化。它们在生理上密切联系，病理上也可相互影响，常需同时加以调理，从而恢复其协调平衡。

## （一）调精

（1）精亏宜补：精亏是指肾精亏虚或水谷之精不足的一种病理变化。由于精的生成主要来源于先天之精和水谷之精，与肾、脾胃等的生理功能密切相关。补精时，应注意调补其相关脏腑，肾精亏虚者，主要表现为生长发育迟缓、生殖功能低下或不能生育等，治当补肾填精；水谷之精不足者，主要表现为面色萎黄、肌肉瘦削、神疲乏力等，治当健脾益胃。而对于生殖之精或水谷之精大量丢失的脱精证，则当分别予以补肾固精或补脾摄精之法。

（2）精瘀当疏：败精、浊精郁结滞留于阴器脉络，出现下腹或睾丸重坠，或肝失疏泄所致的男子不排精等精瘀证，治当疏精、通络、散结。

## （二）调气

（1）气虚宜补：气虚是指脏腑之气虚衰，功能下降，出现神疲乏力，少气懒言，自汗，活动后诸症加重，舌淡脉虚等为主要临床表现的一种病理变化。由于气的生成主要来源于先天之精气、水谷之精气和自然界的清气，与肾、脾胃、肺等的生理功能密切相关。补气时，应注意调补其相关脏腑，尤其要以补脾胃之气为主。

（2）调理气机：针对气机紊乱出现的不同证候予以相应调理方法，如气滞则疏、气陷则升、气逆则降、气脱则固、气闭则开。同时还要顺应脏腑气机的升降规律而选择应用，如肝气宜疏、脾气宜升、胃气宜降等。

### （三）调血

（1）血虚宜补：血虚是指血液不足或血的濡养功能减退，出现面色淡白或萎黄，眼睑、口唇、舌质、爪甲颜色淡白，舌淡，脉细无力等为主要临床表现的一种病理变化。由于心主血、肝藏血、脾胃为气血生化之源、肾精可以化为血，所以血虚多与心、肝、脾胃、肾等脏腑密切相关。治疗时当以补血为主，但要注意调补相应脏腑的功能，尤以调补脾胃为重点。

（2）调理血运：血对全身的营养和濡养作用，依赖于血的正常运行，故应针对血运行失常出现的不同证候予以相应调理方法，如血瘀则行、血脱则固、血寒则温、血热则凉、出血则止等。

### （四）调津液

（1）津液亏虚宜滋补：津液亏虚是指体内津液亏少，脏腑、组织、官窍失却滋润、濡养、充盈，出现口渴尿少，口、鼻、唇、舌、皮肤干燥及大便秘结等为主要临床表现的一种病理变化。津液来源于饮食水谷，主要依赖脾胃及有关脏腑的生理功能共同生成。若脾胃功能减弱或失调，会影响津液生成，导致津液不足。治当从健脾胃入手，采用滋阴生津、滋补阴液、敛液救阴等法，同时还应针对津液亏虚的不同原因采取相应治法，如清热止呕、固表止泻等。

（2）水湿痰饮宜祛除：人体内水液代谢与肺、脾、肾、肝、三焦等脏腑生理功能密切相关，如果它们的功能失调，则会引起水液代谢障碍，产生水湿痰饮等病理改变。因此，水湿痰饮的调治，多从肺、脾、肾、肝、三焦等脏腑入手，采用发汗、化湿、利湿、燥湿、逐水、利水、化痰等祛除水湿痰饮之法。

### （五）调理精气血津液的关系

精气血津液在生理上相互滋生、相互转化，在病理上也相互影响，因此调理精气血津液的关系失常时，也应着重调理双方及多方关系。

#### 1. 调理精气

（1）疏利精气：情志失调或其他因素引起气机不畅时，可导致精阻而出现男性阴部坠重或排精障碍，治当采用疏利精气之法。

（2）补气填精：精气相关，精能化气，气能生精。故精亏不化气可致气虚，气虚不化精可致精亏，治当采用补气填精之法。

#### 2. 调理气血

气与血在病理上互相影响，气病可以治血、血病可以治气。

（1）补气生血：气能生血，气旺则血生，气虚可致血虚或气血两虚，治当以补气为主，兼顾补血养血。

（2）调气行血：气能行血，气虚或气滞可致血行减慢而瘀滞不畅，出现气虚血瘀或气滞血瘀，治当补气活血或理气活血。气机逆乱，则血行也随之逆乱，如肝气上逆，血随气逆，常可导致昏厥或咯血，治当降气止血。

（3）益气摄血：气能摄血，气虚不能摄血可导致血离经脉而出血，治当补气摄血。

（4）养血益气：血为气之母，血有生气、养气的作用，故血虚气亦虚，治当养血益气。

（5）益气固脱，止血补血：血能载气，血脱可致气脱，应当以益气固脱为主。因"有形之血不能速生，无形之气所当急固"（清代程国彭《医学心悟·医门八法》），故应先益气固脱以止血，待病势缓和后再进补血之品。

**3. 调理气津**　气与津液在生理上相互为用，病理上互相影响，治疗需要调理两者关系的失常。气虚而致津液不足者，当补气生津；气不行津者，当行气以行津；气不摄津者，当补气摄津；气随津脱者，当补气以固脱，辅以补津；津停而致气滞者，宜在治疗水湿痰饮的同时辅以行气之法。

**4. 调理精血津液**　精血可以相互化生，称为"精血同源"，故治疗精亏，在填精的同时可佐以补血；治疗血虚，在补血的同时可佐以填精。血和津液也可相互化生，称为"津血同源"，故临床上常有津血同病而见津血亏少或津枯血燥等病理改变，治疗当采取补血养津或养血润燥之法。

# 七、三 因 制 宜

三因制宜，是指治疗疾病时根据季节气候、地域环境以及人体的体质、性别、年龄等不同因素而制定的治疗原则，即因时、因地和因人制宜，这也是治疗疾病过程中应遵循的一个基本原则。

## （一）因时制宜

根据时令季节气候特点制定出适宜的治疗原则，称为"因时制宜"。《灵枢·岁露论》曰："人与天地相参也，与日月相应也。"年月季节、昼夜晨昏等时间因素，可影响自然界不同的气候和物候特点，同时对人体生理活动和病理变化也有一定的影响，故应注意不同天时气候、时间节律条件下的治疗宜忌。

一般而言，春夏季节，气候由温渐热，阳气升发，人体腠理疏松开泄，即使外感风寒，也不宜过用辛温发散药物，以免开泄太过，耗伤气阴；而秋冬季节，气候由凉变寒，阴盛阳衰，人体腠理致密，阳气内敛，此时若非大热之证，则当慎用寒凉药物，以防伤阳。《素问·六元正纪大论》所言"用寒远寒，用凉远凉，用温远温，用热远热，食宜同法"正是这个道理。

此外，《素问·八正神明论》曰："月始生，则血气始精，卫气始行；月郭满，则血气实，肌肉坚；月郭空，则肌肉减，经络虚，卫气虚，形独居。"并据此提出"月生无泻，月满无补，月郭空无治，是谓得时而调之"的治疗原则，即提示治疗疾病时还需根据月令考虑每月的月相盈亏变化规律，这在针灸及妇科的月经病调治中较为常用。而某些病证如阴虚的午后潮热、脾肾阳虚之五更泄泻等，还具有日夜的时相特征，亦当考虑在不同时间实施治疗。此外，针灸中的"子午流注针法"，即根据不同时辰而有取经与取穴的相对特异性，则是择时治疗的最好体现。

### 知识拓展

#### 中医时间治疗学概述

中医时间治疗学是以阴阳五行学说、整体观念和辨证论治原则为指导思想，根据人体生理病理受气候与日月推移等自然现象的影响，呈现出一定的时间节律，对疾病进行诊断和择时治疗的学说。《素问·六节藏象论》曰："谨候其时，气可与期，失时反候，五治不分，邪僻内生。"《素问·脏气法时论》曰："合人形以法四时五行而治。"指出要顺应自然择时治疗。《素问·刺疟》曰："凡治疟，先发如，食顷，乃可以治，过之则失时也"，强调治疗要善于把握时机，充分说明了时间治疗学的重要性。主要包括择时用药和择时针灸两个方面。

1. 择时用药　依据人体时间节律与四时变化规律，结合人体气机的升降和营卫的运行规律，考虑药物的升、降、浮、沉及药物寒、热、温、凉四性，扶正与祛邪及病邪的位置等，通过选择最佳时间用药，最大限度地发挥治疗作用，并减轻药物毒副作用和降低使用剂量的一种方法。

（1）根据四时变化选择用药：《伤寒论》中有"春宜吐、夏宜汗、秋宜下""白虎汤立夏后，立秋前乃可服，立秋后不可服"等因季立法治疗观点。

（2）根据药性药效选择服药时间：如发汗解表药宜午前服。午前为人体阳中之阳分，此时发汗可以增强药效。《此事难知》曰："汗无太早，非预早之早，乃早晚之早也。谓当日午以前为阳之分，当发其汗。午后阴之分也，不当发汗。故曰汗无太早，汗不厌早，是为善攻。"

2. 择时针灸　根据经脉气血人体流注时间的不同，择时进行针灸可取得更好的疗效。《素问·八正神明论》曰："凡刺之法，必候日月星辰四时八正之气，气定乃刺之。"《针灸甲乙经》曰："随日之长短，各以为纪，谨候气之所在而刺之是谓逢时。病在于阳分，必先候其气之加于阳分而刺之。病在于阴分，必先候其气之加于阴分而刺之。谨候其时，病可与期，失时反候，百病不除。"针灸治疗中的"子午流注法"就是辨证循经按时针灸取穴的一种具体操作方法，它是依据经脉气血受自然界影响的盛衰变化规律而制定的。

## （二）因地制宜

根据不同地域环境特点制定适宜的治疗原则，称为"因地制宜"。不同地区，由于地势高低、气候条件及生活习惯各异，人的生理活动和病变特点也不尽相同，所以治疗用药应根据当地环境及生活习惯而有所变化。如我国西北高原地区，气候寒冷，干燥少雨，其民依山陵而居，经常处在风寒环境之中，多食鲜美酥酪骨肉和牛羊乳汁，体质较壮，故外邪不易侵犯，其病多为内伤；东南地区，滨海傍水，平原沼泽较多，地势低洼，温热多雨，其民食鱼而嗜咸，大都皮肤色黑，腠理疏松，病多痈疡，或较易外感。《素问·五常政大论》曰："地有高下，气有温凉，高者气寒，下者气热。"西北方天气寒冷，其病多外寒而里热，应散其外寒，而凉其里热；东南方天气温热，因阳气外泄，故生内寒，所以应收敛其外泄的阳气，而温其内寒。这就是因为地势不同，而治法各有所宜的缘故。此外，有一些疾病的发生与不同地域的地质水土状况密切相关，如地方性甲状腺肿、大骨节病、克山病等地方性疾病，治疗这些疾病也必须依据不同地域情况而实施适宜的治疗手段和方法。

## （三）因人制宜

根据病人年龄、性别、体质、心理状态、生活习惯以及病史等不同个体差异来制定适宜的治疗原则，称为"因人制宜"。如清代徐大椿《医学源流论·病同人异论》曰："天下有同此一病，而治此则效，治彼则不效，且不惟无效，而及有大害者，何也？则以病同人异也。"

**1.年龄**　不同年龄生理状况和气血盈亏不同，治疗用药也应有所区别。老年人生机减退，气血亏虚，患病多虚证，或虚实夹杂，治疗虚证宜补，有实邪时攻邪也应慎重，用药量应比青壮年较轻，中病即止；小儿生机旺盛，但脏腑娇嫩，气血未充，易寒易热，易虚易实，病情变化较快，故治小儿病忌投峻攻，少用补益，用药量宜轻。

**2.性别**　男女性别不同，各有其生理、病理特点，治疗用药亦当有别。妇女生理上以血为本，以肝为先天，病理上有经、带、胎、产诸疾及乳房、胞宫之病。月经期、妊娠期用药当慎用或禁用峻下、破血、重坠、开窍、滑利、走窜及有毒药物；而带下病以祛湿为主；产后诸疾则应考虑是否有恶露不尽或气血亏虚，从而采用适宜的治法。男子生理上以精气为主，以肾为先天，病理上精气易亏，多见精室疾患及男性功能障碍等特有病证，宜在调肾的基础上结合具体病机施治。

**3.体质**　因先天禀赋与后天生活环境不同，个体体质存在着一定的差异。一方面，个体体质对病邪有各自的易感性；另一方面，患病之后由于机体的体质差异与反应性不同，病证就有寒热虚实之别或"从化"的倾向，因而治法方药也应有所不同。偏阳盛或阴虚之体，当慎用温热之剂；偏阴盛或阳虚之体，则当慎用寒凉之品；体质壮实者，攻伐之药量可稍重；体质偏弱者，则应采用补益之剂。此外，患者若素有某些慢性疾病或职业病，以及受情志因素、生活习惯等影响，诊治时也应引起高度重视。

**4.社会心理**　每个人都在社会中扮演着多种角色，有其特定的地位，并由此决定其物质生活与心理活动，从而影响其生理病理过程。故诊治时需考虑个体所在的社会环境及自身的心理状况。《素问·移精变气论》曰："闭户塞牖，系之病者，数问其情，以从其意。"《石室秘录·意治法》曰："医者，意也。因病患之意而用之，一法也；因病症之意而用之，又一法也；因药味之意而用之，又一法也。"指出医生治病，既要着眼于疾病的证候表现，更要注意了解病人的性情好恶等心理活动，在遣方用药上也应考虑到病人的心理特点。

三因制宜的原则，是中医治疗的一大特色，体现了整体观念和辨证论治在中医治疗上的原则性与灵活性，只有把疾病与天时气候、地域环境、患者个体诸因素等有机结合起来，并加以全面考虑，才能使治疗效果得到进一步提高。

## 📚 小　结

生长壮老已是人类生命的自然规律，健康与长寿是人类永恒的追求。中医养生学，是中医理论与实践的有机结合。养生原则，遵循"天人合一"的思想，要顺应自然规律来养生；人体形神一体，故养生要形神共养，以神为本；先天、后天并重，故要保精护肾、调养脾胃；同时养生也要因人而异。

"治未病"思想体现出中医防重于治、防治结合的鲜明特色，包括未病先防、既病防变和愈后防复。

中医学的治疗原则，是建立在阴阳五行、脏腑经络、精气血津液、病因病机等理论基础之上的。它是以整体观念和辨证辨病为基础，从探求病因着手，辨别虚实、寒热，结合病人的内在因素和自然环境等各方面的条件而制定的。其中治病求本是中医治疗疾病的主导思想，正治反治、扶正祛邪、调整阴阳、调理脏腑、调理精气血津液、三因制宜均为临床辨证施治必须遵循的总则，任何具体的治疗方法都从属于一定的治则。

本章现代
研究概述

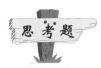

1. 如何理解中医"治未病"理论？
2. 正治法与反治法有何异同？常用的正治法与反治法有哪些？
3. 如何正确运用扶正与祛邪？
4. 如何理解"因人制宜"？

# 主要参考书目

广州中医药大学，《中医基础理论体系现代研究》编委会，2002. 中医基础理论体系现代研究：基础与临床[M]. 广州：广东科技出版社.

何裕民，刘文龙，1996. 新编中医基础理论[M]. 北京：北京医科大学、中国协和医科大学联合出版社.

李德新，2001. 中医基础理论[M]. 北京：人民卫生出版社.

孙广仁，郑洪新，2012. 中医基础理论[M]. 北京：中国中医药出版社.

王新华，2001. 中医基础理论[M]. 北京：人民卫生出版社.

吴敦序，1995. 中医基础理论[M]. 上海：上海科学技术出版社.

严灿，吴丽丽，2019. 中医基础理论[M]. 北京：中国中医药出版社.

印会河，1984. 中医基础理论[M]. 上海：上海科学技术出版社.

印会河，童瑶，2006. 中医基础理论[M]. 2版. 北京：人民卫生出版社.

张光霁，严灿，2017. 中医基础理论[M]. 北京：科学出版社.